콘택트렌즈 교실

박용복
김수복 지음

전파과학사

【지은이】

박용복

현   미광콘택트렌즈연구소 소장
저서 :『콘택트렌즈基礎』
　　　『現場콘택트렌즈』

김수복

현   미광콘택트렌즈연구소 기획실장
　　 콘택트렌즈 실기지도강사

머리말

콘택트렌즈의 역사는 이미 시작되었고 앞으로도 인간의 문명발달과 더불어 지난날과 비교할 수 없을 정도로 변화하고 있으며 이것은 과학기술의 혁신에 따른 편리함과 안전함으로 이어지고 있습니다.

안경은 수백 년 동안 변화와 발전을 거듭하여 완성단계에 와 있지만, 콘택트렌즈는 실용화하여 몇 십 년 정도밖에 사용되지 않았고 그 성능이나 제조기술은 끝을 알 수 없으며 또한 미래성이 인정되고 있어 지금도 급속도로 진보하고 있습니다.

『콘택트렌즈 교실』은 연구 개발의 결과에 대한 상호전달과 합리적인 체계에 있어서 다소 미흡한 점이 있다고 생각합니다만 그 토대 위에서 계속될 것이며, 선의의 경쟁을 통해 관심을 집중시키고 산학협동에 의한 상호교류와 협력으로 발전의 기틀을 마련하고자 합니다.

그 동안『現場 콘택트렌즈』를 사랑해 주시고 많은 질책과 조언도 아끼지 않으신 대학의 교수님과 학생 그리고 실무자 여러분께 지면을 빌어 심심한 사의를 표하며 아울러 기쁜 마음과 강한 자신감에 앞서 가슴 벅찬 사명감과 무거운 책임감으로 다시 집필하여 출간하게 되었습니다.

저자는 10년 이상 현장에서 몸소 체험한 경험과 연구결과를 재정리하고 꼭 필요한 부분을 엄선하여 누구나 쉽게 관련된 지식을 얻을 수 있도록 학문적인 체계를 갖추고자 노력했습니다.

따라서 이 교재는 실무지침서로서 콘택트렌즈를 전공하거나 이 분야에 종사하는 분들의 확실한 이해를 돕고자 노력하였으며, 현장에 나가서 실제 응용할 수 있도록 실무자가 겪는 어려움을 보완하고자 했습니다.

전체 내용은 눈의 구성과 굴절, 콘택트렌즈의 광학 및 기준, 처방, 관리, 제조의 순으로 되어 있으며, 한 분야에 치우치지 않고 심도있게 다루면서 요점정리를 위한 표를 곁들여 놓아 학습효율을 높이도록 하였습니다.

　끝으로 이 교재가 더욱 내실을 기할 수 있도록 끊임없는 지도와 물심양면으로 많은 도움을 주신 본사 김쌍기 사장님과 그리고 좋은 교재로 만들어 주신 전파과학사 손영일 사장님을 비롯한 직원 여러분의 노고에 깊은 감사를 드립니다.

　특히 많은 고생을 하며 자료수집과 기획 및 편집에 심혈을 기울인 김상우, 윤경숙, 서정미 연구원에게 이 공을 돌리며 모두 함께 출판의 기쁨을 나누고자 합니다.

1996년 7월

미광콘택트렌즈연구소 연구실에서
저자 박용복 · 김수복

차례

제1편 눈의 구성과 굴절

제2편 콘택트렌즈의 광학 및 기준

제 4 편 콘택트렌즈의 관리

눈의 구성과 굴절

제1장 눈의 구조

눈(eye, ocular)은 인간이 가지고 있는 오감 중에 가장 뛰어난 감각기관으로 외부정보의 대부분을 시각으로 얻는다. 따라서 눈은 광선의 자극을 받아 시신경을 통하여 뇌에 전달하며, 안구(eye ball)와 부안기(accessory organs) 그리고 전달을 담당하는 시신경(optic nerve)으로 구성된다.

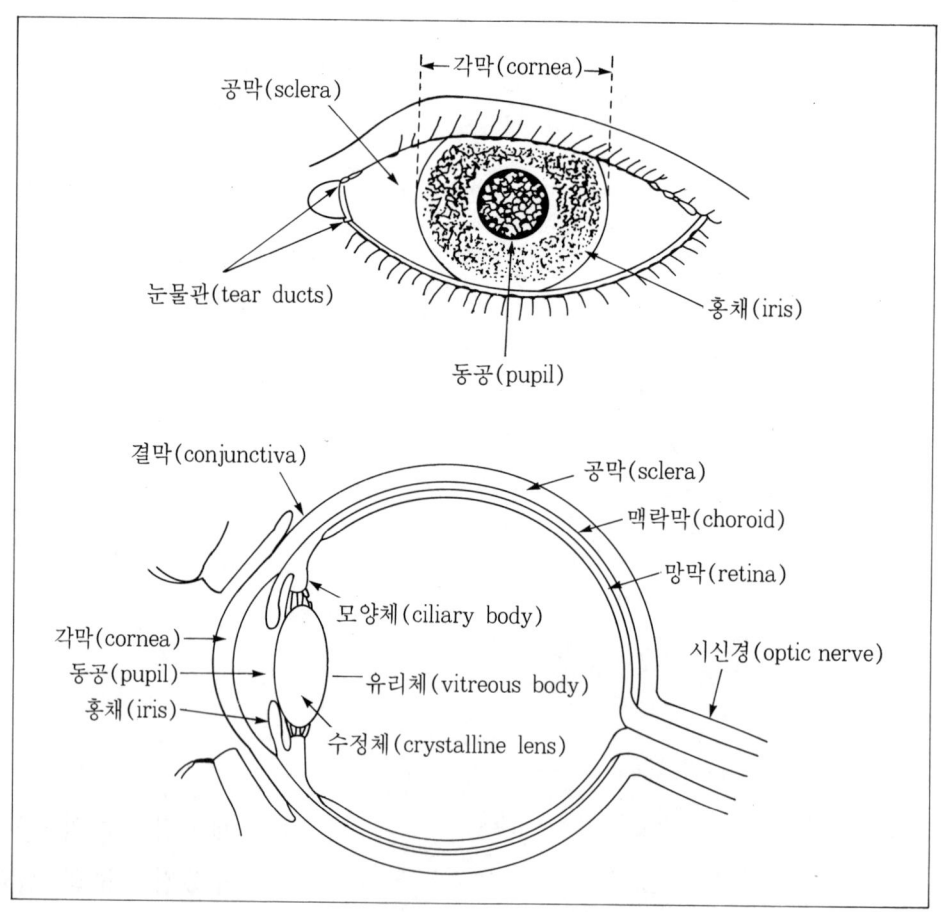

그림 1-1. 눈의 구조

표 1-1. 눈의 구성

A. 안구(eye ball)

   A) 외막(outer coat)-각막(cornea):상피(epithelium)

                                      Bowman막(Bowman's membrane)

                                        실질(stroma)

                                        Descemet막(Descemet's membrane)

                                        내피(endothelium)

                                        공막(sclera)

   B) 중막(middle coat)-홍채(iris)

                           모양체(ciliary body)

                           맥락막(choroid)

   C) 내막(inner coat)-망막(retina):고유망막(ratina proper)

                                  모양체 부위(pars ciliary)

                                  홍채 부위(pars iris)

   D) 안 내용물(ocular contents)-수정체(lens, crystalline lens)

                                  유리체(vitreous, vitreous body)

                                  방수(aqueous hummor)

B. 부안기(accessory organs)

   A) 눈썹(eyebrow)

   B) 안와(orbit)

   C) 안검(eyelid)

   D) 결막(conjunctiva)

   E) 누기(lacrimal apparatus)

   F) 외안근(extraocular muscle)

C. 시신경(optic nerve)과 시로(visual pathway)

1. 안구

눈을 구성하는 핵심기관인 안구(Eye ball)는 둥근 모양으로 직경 25mm, 무게 7g 정도로 외막, 중막, 내막과 그 내용물로 구성되어 있다.

1) 외막(outer coat)

외막은 2부분으로 나누어지는데, 앞쪽에 있는 17%의 무혈관성(avascularity) 섬유층인 각막(cornea)과 후면 83%의 공막(sclera)으로 이루어져 있고, 형상에 따라 콘택트렌즈의 임상전문가들에게 많은 지식이 요구되며 흥미를 유발한다.

(1) 각막(cornea)

각막은 안구 면적의 1/14 정도이고 매끈한 표면을 가진 투명조직으로 직경[1]은 가로 12mm, 세로 11mm, 중심부 두께가 약 0.5~0.7mm, 전면만곡반경 7.8mm, 후면만곡반경 7.2mm의 타원형이며, 표면적은 약 1.3cm²로 콘택트렌즈와 직접 접촉하는 부분이다. 또한 각막의 기능은 광학계로서의 매우 중요한 역할과 안구 내부를 보호하는 역할이다.

이것은 가시광선인 파장 400~750nm의 빛을 렌즈계에 굴절시켜 망막상에 결상하는 볼록(凸)렌즈의 역할을 한다. 굴절이상이 있는 경우 각막의 외형에 따라 크게 근시(myopia)와 원시(hyperopia) 그리고 난시(astigmatism)로 분류할 수 있다.

각막신경학(corneal neurology)에서 보면 각막의 지각신경은 3차신경(trigaminal nerve)인 안신경(ophthalmic nerve)의 모양체 신경(ciliary nerve)으로서 압각과 촉각 그리고 냉각이 있다. 그렇지만 온각은 각막에는 없고 검연부 결막에 있다고 알려져 있다.

신경구조망은 3가지로 나누는데 하나는 각막실질 1/3 깊이에서 각막의 중

---

1) 각막의 직경은 만곡도가 크기 때문에 정확하게 측정하기는 어렵고 홍채의 직경을 외견상으로 파악하는 방법이 있는데 이를 가시홍채직경(visible irs horizontal diameter)이라 한다.

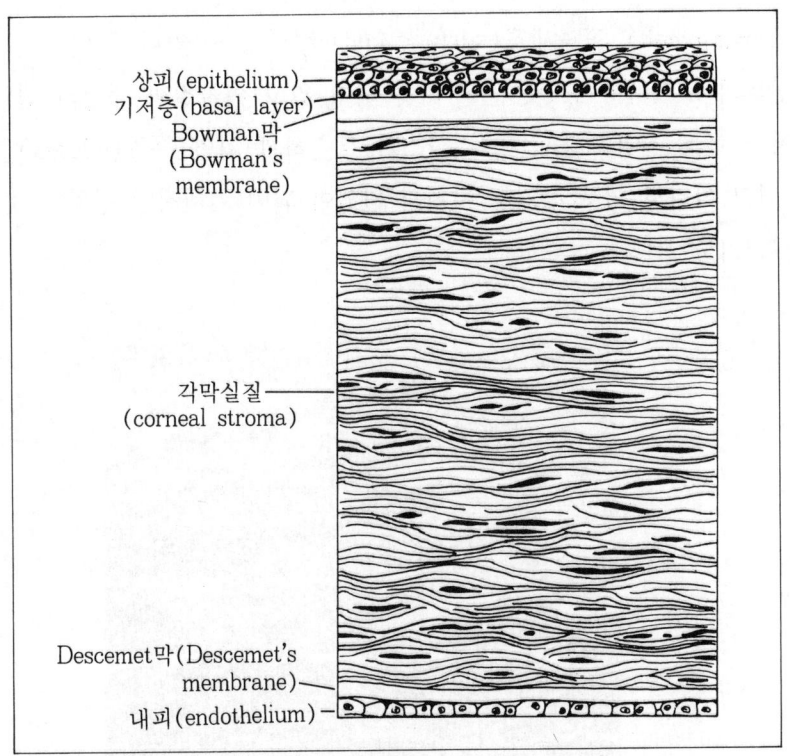

상피(epithelium)
기저층(basal layer)
Bowman막
(Bowman's
membrane)

각막실질
(corneal stroma)

Descemet막(Descemet's
membrane)
내피(endothelium)

그림 1-2. 각막의 단면도

앙부에, 또 하나는 2/3 깊이에서 Bowman막 아래 그리고 나머지 하나는 상
피 내의 각막 주변부에 분포한다.

정도의 차이는 있을 수 있지만 이 4가지 감각 중에서 통각과 냉각은 예민하
나 촉각과 온각은 그렇지 못하다. 또한 통각은 중심 광학부가 가장 예민하며
연령과 더불어 그 민감도는 떨어진다. 경선방향으로 보면 가로주경선 쪽으로
통각이, 세로주경선 쪽으로 냉각이 예민하다.

각막의 단면은 여러 층으로 구성되어 있으며 그림 1-2에서 알 수 있듯이
상피(epithelium), Bowman막(Bowman's membrane), 각막실질(corneal
stroma), Descemet막(Descemet's membrane)과 내피(endothelium)의 순
으로 이루어져 있다.

각막상피(corneal epithelium)는 5~6개의 얇은 층의 세포로 구성되어 있
으며 구결막(bulbar conjunctiva)의 상피막으로 기저세포(basal cell), 익상

세포(wing cell), 표층세포(surface cell)로 나눌 수 있다.

상피의 부드러운 표면은 투명하게 되어 있고 이물질과 세균의 침입에 대항하지만 렌즈 착용으로 인하여 산소가 부족하게 되면 부종(edema)을 일으키게 되고 따라서 외부 시기능 저하의 원인이 되며 기계적인 상처나 눈물순환을 방해하기도 한다.

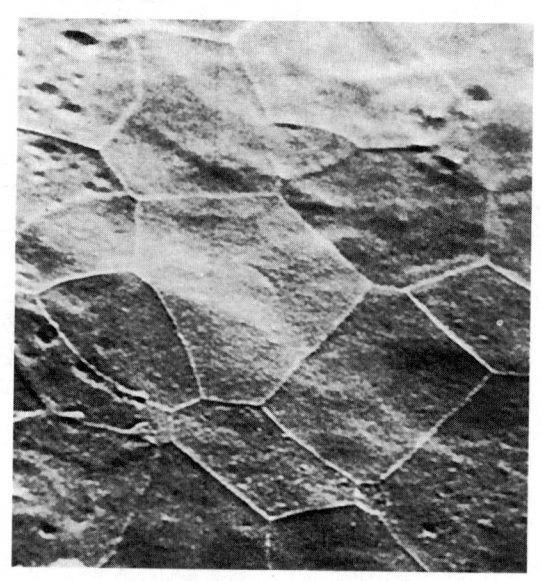

그림 1-3. 각막상피

각막조직을 유지시키는 데는 상피보다 내피의 역할이 중요하며 내피의 손상이 상피의 손상보다 더 큰 영향을 미친다. 즉 내피세포의 손상은 부종과 투명성 상실의 원인이 되나 상피의 손상은 일시적으로 국한된다. 가끔 콘택트렌즈의 착용으로 인하여 산소부족에 따른 부종을 일으키기도 하며, 통증은 표피의 상실부위에 비례한다.

상피의 재생(epithelial regeneration)은 기저세포의 세포분열로 이루어지며, 건강한 눈을 가진 환자의 완전한 치료기간은 1~2일 정도 걸린다. 하지만 기저층(basal layer)은 상피의 재생속도보다 늦은 편이다.

Bowman막은 두께가 8~14μm이며 배열이 불규칙한 교원섬유(collagen

fiber)이고 상피가 부착된 몸체로 이물질의 침입을 방지하고 천공상처(pe-netrating wound)로부터 실질(stroma)을 보호하며, 일단 파괴되면 완전히 재생되지 못하고 반흔이 남는다. 이 막과 각막실질과의 사이에는 명확한 경계는 없고 실질의 특별한 층이라고도 한다.

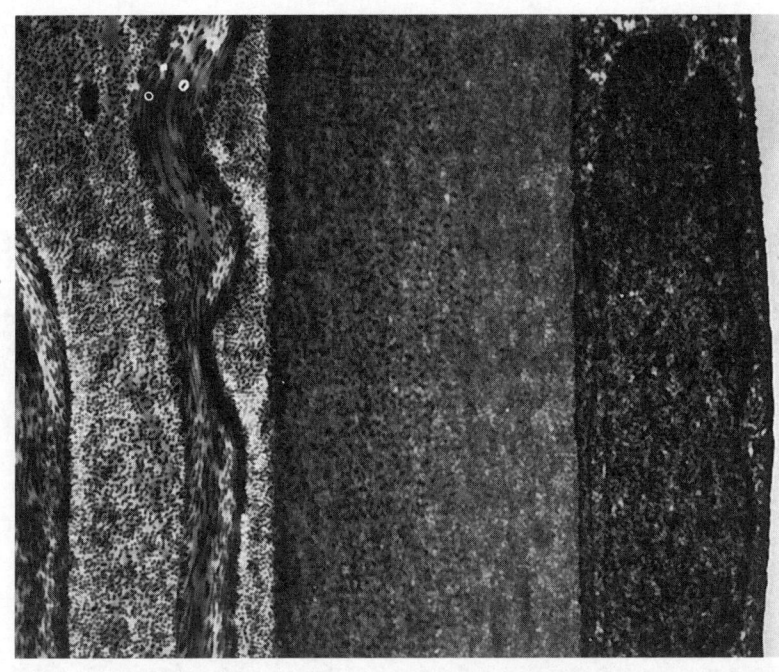

그림 1-4. 각막실질, Descemet막, 내피

각막실질(corneal stroma)은 각막 전체의 약 90%를 차지하는 조직으로 두께 1.3∼2.5 μm이며, 100∼200개의 판상이 규칙적으로 배열된 교원섬유와 실질세포가 친수성 다당류(hydratied polysaccharide)와 결합되어 각막본체를 형성하고 일정한 굴절률을 유지하기 위해 교원섬유의 두께와 간격을 간섭하며 1% 이상 빛을 산란하지 않도록 하여 각막의 투명성을 갖도록 하지만, 만약 교원섬유가 손상을 받으면 치료해도 투명하게 되지 않는다.

Descemet막은 교원섬유와 당단백질로 구성되고 나이를 먹으면 두꺼워진다. 이는 내피에서 기본이 되는 투명하고 탄력성이 있는 막이며 각막실질의 일부로 상처를 입게 되면 홈이 생기면서 치료된다.

각막내피(corneal endothelium)는 단층의 평평한 6각형의 세포(cuboidal cell)로 이루어져 있으며, 재생능력이 거의 없고 반투과성(semipermeable)이며 펌핑작용(pumping mechanism)으로 수분과 이온의 평형을 유지하고 각막에 영양을 공급한다.

또한 각막윤부(limbus)는 각막을 결막과 공막으로 연결하고 있는 각막과 공막 사이의 1mm 정도의 부위로, 모세혈관이 있고 각막에 약간의 영양을 공급하는 역할을 한다.

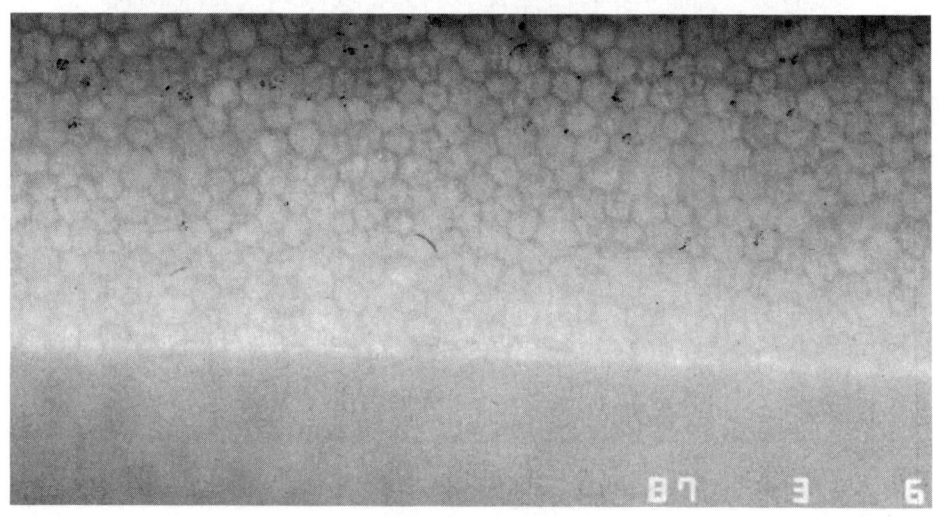

그림 1-5. 각막내피

이 조직을 이루는 각 세포들은 영양소와 산소를 공급받아 신진대사(metabolism)에 이용하고, 망막의 시세포는 활동전류 형태의 정보신호로 바꾸어 중추에 전달하는 복잡한 과정으로 이루어져 있다.

(2) 공막(sclera)

공막은 치밀한 섬유성 조직으로 백색이고 단단하여 눈의 형태를 유지시킨다. 외면은 탄력섬유(elastic fiber)층이고, 공막실질은 교원섬유로 되어 있다.

내면은 갈색판(lamina fusca)으로 melanocyte에 의해 갈색으로 보이고 맥락막(choroid)과 연결되어 있어 어린이는 얇아 푸른색을, 노인은 연황색을 나타내기도 한다.

공막의 영양분은 공막과 맥락막의 혈관망에서 공급받으며, 또한 신경이 많이 분포되어 있어 염증이 발생하면 심한 통증을 일으킨다.

2) 중막(middle coat)

중막은 혈관성 조직으로 포도막(uveal tract)이라고도 하며 엉성한 결합조직으로 홍채와 모양체 그리고 맥락막으로 구성되어 있다.

(1) 홍채(iris)

홍채의 직경은 약 12mm, 두께 0.5mm 정도로 풍부한 색소와 혈관을 가지며, 중앙에 동공(pupil)이 있다. 이 동공은 입사하는 빛의 양을 조절하는 조리개 역할을 한다.

홍채는 보통 흑갈색으로 보이지만 인종별, 개인별 및 동일인의 양쪽 눈에도 차이가 있을 수 있으며 전내피층(anterior endothelial membrane), 전경계층(anterior limiting layer), 실질(stroma), 후막층(posterior membrane) 그리고 후상피층(posterior epithelial membrane)의 다섯 층으로 구성되어 있다.

홍채의 혈액공급은 모양체에 형성된 대홍채동맥륜(major arterial circle of iris)의 홍채실질(iris stroma)로부터 소홍채동맥륜(minor arterial circle of iris)을 형성하여 이루어지고, 정맥혈은 와정맥(vorticose vein)을 통하여 배출한다.

(2) 모양체(ciliary body)

모양체는 홍채뿌리 부위의 뒷면을 연결하는 부위로 수정체의 조절과 방수생산 및 배출기능을 가진 모양체근으로 이루어져 있으며, 안쪽으로는 홍채의 색소상피와 연결되어 있는 모양체상피가 있다. 대홍채동맥륜을 통하여 혈액을 공급받고, 감각신경은 부교감신경의 지배하에 있다.

(3) 맥락막(choroid)

맥락막은 망막과 공막 사이에 위치하여 색소와 혈관이 풍부한 암갈색의 막으로, 망막세포상피와 시세포의 혈관으로 공막을 통하여 입사하는 광선을 차단하며 영양관계도 담당하고 있다. 모양체 부위 및 홍채 부위는 시각능력이 없는 맹막시부(blind portion of retina)라 한다.

3) 내막(inner coat)

(1) 망막(retina)

내막은 망막을 말하며, 카메라의 필름에 해당하는 투명한 신경조직으로 두께는 0.3mm 정도이다. 망막은 크게 3부위로 나누는데 즉, 시각기가 있는 고유망막(retina proper)과 시각의 기능이 없는 모양체 부위(pars ciliary) 그리고 홍채 부위(pars iris)이다.

또한 그림 1-6과 같이 아주 복잡하고 많은 혈관을 볼 수 있으며, 여러 종류의 세포를 가지고 있다.

고유망막(retina porper)은 망막시부(optic portion of retina)라 하고, 시신경(optic nerve)으로부터 거상연(ora-serrata) 쪽으로 점차 얇아지는 활막구조(smooth membrane)이며 많은 색소를 포함하고 투명하며 맥락막에 붙어 있다.

망막의 혈액은 망막 외측 1/3은 맥락막 모세혈층으로부터, 안쪽 2/3는 망막 중심동맥의 분지로부터 공급된다.

(2) 망막의 특수부위

황반(macula)은 황색색소가 있고, 이곳의 타원형 함몰부를 중심와(fovea)라 하며 물체의 초점이 맺히고 상을 선명하게 결상하는 역할을 한다. 이 중심와와 광학계의 대응점을 이은 선 즉 광축과는 5° 정도 어긋나 있는데 이를 시축(visual axis)이라 하며 원시안이 근시안보다 크다.

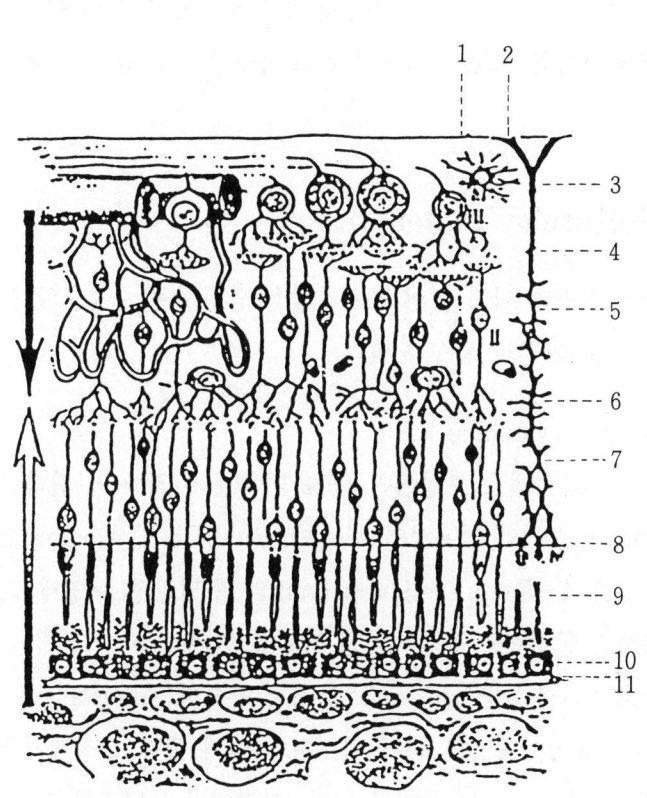

1. 내경계막(internal limiting membrane)
2. Müller 세포로 형성된 기저막(basement membrane formed by Müller cells)
3. 신경섬유층과 신경절세포(nerve fiber layer and ganglion cells)
4. 내망상층(inner plexiform layer)
5. 내핵층(inner nuclear layer)
6. 외망상층(outer plexiform layer)
7. 외핵층(outer nuclear layer)
8. 외경계층(external limiting membrane)
9. 간상체와 원추체층(layer of rods and cones)
10. 색소상피(figment epithelium)
11. Bruch막(Bruch's membrane)

그림 1-6. 망막의 구조

시신경유두(optic disk)는 시신경섬유로만 구성되고 시세포가 없어 생리적 암점이라 하며 거상연 또한 시세포가 없고 부분적으로 톱니와 같은 모양을 하고 있다.

4) 안 내용물(ocular contents)

안 내용물은 각막과 함께 빛의 조절결상을 담당하는 수정체와 안구 속을 채워주는 유리체 및 안방과 방수가 있다.

(1) 수정체(lens, crystalline lens)

수정체는 볼록(凸)렌즈 모양이며 65%의 수분과 35%의 단백질로 되어 있고 불용성 albuminoid와 가용성인 M-B-crystalline 및 albumin으로 나눌 수 있다. 또한 두께 4~5mm, 직경 9~10mm의 무혈관성 투명체로 수정체낭의 모양을 변화시켜 굴절력을 증감시키는 작용을 한다.

수정체 구조는 수정체낭(lens capsule), 전면상피(anterior epithelium), 수정체섬유(lens fiber) 등으로 되어 있으며 나이가 들어 수정체의 탄력성이 떨어지면 노안(presbyopia)의 원인이 되며, 수정체가 투명도를 상실하여 혼탁된 상태가 되면 백내장(cataract)[2]의 요인이 되기도 한다.

(2) 유리체(vitreous, vitreous body)

유리체는 초자체라고도 하고 99% 이상의 수분과 점성액체 및 고체성분으로 구성되어 있다. 액체는 히알루론산(hyaluronic acid)[3], 수용성 단백(albumin, globulin), 비타민 C, 대사산물 등이며 고체성분은 섬유로서 교원단백이 주를 이루며 유리체의 외층에 많이 농축되어 있다.

영양은 모양체와 맥락막으로부터 공급을 받으며, 안구의 전용적 중에서 약

---

2) 국내 실명원인 중 30% 정도를 차지한다. 충혈과 통증은 없으나 안개낀 것처럼 흐리게 보이는 증상으로 시력이 점차 떨어져 실명하게 된다. 대표적인 것은 눈의 노화현상에 기인한 노인성 백내장(senile cataract)과 수정체 내의 다량의 당이 sorbitol로 과다하게 전환되어 발생하는 당뇨성 백내장(diabetic cataract)이 있다.
3) 동물조직 중의 산성다당류

4/5를 채우고 있는 겔상(gel phase)의 무색투명한 무혈관성 조직으로 이는 내압에 의해 눈의 둥근 모양을 유지한다. 유리체막은 유리체의 바깥을 싸고, 유리체의 기저부는 망막에 부착되어 있다.

(3) 안방(aqueous) 및 방수(aqueous humer)

안방이란 각막과 유리체 사이의 불안전한 공간을 말하며 전방(anterior chamber)과 후방(posterior chamber)으로 구분할 수 있으며 방수로 채워져 있다.

방수는 각막과 수정체의 영양을 공급하며, 이것의 출입과 균형이 맞지 않아 안구 내에 안압(tension)[4]이 상승하고, 이로 인해 안기능의 장애가 생기면 녹내장(glaucoma)[5]의 원인이 된다.

2. 부안기

부안기(accessory organs)는 시각기능을 원활하게 하기 위한 부속기능을 가진 것으로 눈썹, 안와, 안검, 결막, 누기, 외안근 등으로 구성되어 있다.

1) 눈썹(eyebrow)

눈썹은 이마에 있는 눈썹과 속눈썹(eyelash)이 있는데 이물질의 침입을 방지할 뿐만 아니라, 외부에서 입사하는 강한 빛을 산란시켜 눈부심을 막아주는 역할을 한다.

---

4) 방수의 일정한 생산 및 배출의 결과로 유지되는 안구 내의 압력으로 안구의 모양과 굴절률의 결정적 요인이 된다. 정상인의 안압은 10~21mmHg이고 평균치는 15~16mmHg이다.
5) 안압의 상승으로 인하여 눈이 팽팽하게 된 상태로 방수의 배출이 막힌다든지 필요 이상으로 많이 생성되어 일어나는 안질환이다. 급성과 만성이 있으며 스트레스와 같은 정신적 요인이 많이 작용하는 것으로 알려져 있다.

2) 안와(orbit, eye socket)

안와는 얼굴의 정중성 양측에 있는 뼈로 안구의 후면을 둘러싼 피라밋형 공간이며, 4벽(상벽, 바닥, 내벽, 외벽)과 7개의 뼈(전두골, 협골, 상악골, 누골, 접형골, 사골, 구개골)로 이루어진 폐쇄와로 안구는 안와지방으로 싸여 보호되고 있다.

3) 안검(eyelid)

안검은 상하안검(눈꺼풀, upper & lower eyelid)으로 안구를 바깥에서 덮고 있어 보호 역할을 하고 눈에 이물질이 들어가는 것을 방지한다.

또한 눈물(lacrimal fluid)의 배출을 돕고, 분당 8~20회 정도 순목(blink ; 눈깜박임)[6]하여 골고루 퍼지도록 펌핑작용을 촉진하며 각막에 산소와 영양을 공급한다. 뿐만 아니라 눈에 들어간 이물질을 배출하고 수면 중 안구 노출을 방지하며 크기를 변화시켜 입사광을 조절한다.

안검의 표면은 피부로 되어 있고 안쪽은 결합조직인 검판(tarsus)으로 물렁뼈 같은 탄력성 섬유조직이고, 검판과 안와연(orbital margin) 사이엔 안와경막(orbital septum)이 있어 사이를 서로 연결해 준다.

검판 내에는 검판선(tarsal gland)이라는 Zais선(Zais gland)과 Meibom선(Meibom gland)을 포함한 피지선(sebaceous gland)이 있으며 이 선이 곪으면 맥립종(다래끼, hordeolum)이 생긴다.

4) 결막(conjunctiva)

결막은 투명한 점막조직이고 검결막(palpebral conjunctiva), 구결막(bulbar conjunctiva) 그리고 원개결막(fornix conjunctiva)으로 나누며 유연평활하고, 눈물 및 결막분비선에서 분비되는 액체로 젖어 있어 눈을 깜박일 수 있

---

6) 순목은 의식하지 않고 규칙적으로 일어나는 순목(spontaneous blink)과 외부의 자극에 의해 반사적으로 일어나는 순목(reflex blink)이 있다. 순목상태가 불안정하면 눈물 교환에 이상이 생겨 건안증후군(dry eye syndrome)을 유발한다.

게 하고 각막의 투명도를 유지한다.

5) 누기(lacrimal apparatus)

누기는 눈물을 분비하는 누선(lacrimal gland)과 이것을 운반하는 작은 관인 누도(lacrimal duct)로 구성된다. 주누선은 상안검 거근에 불안정하게 분리되어 있는 안와부(orbital part)와 안검부(palpebral part)로 구분되며, 부누선(accessory lacrimal gland)[7]은 결막원개와 안검에 많이 있고 또한 안검에서 설명한 피지선이 있다.

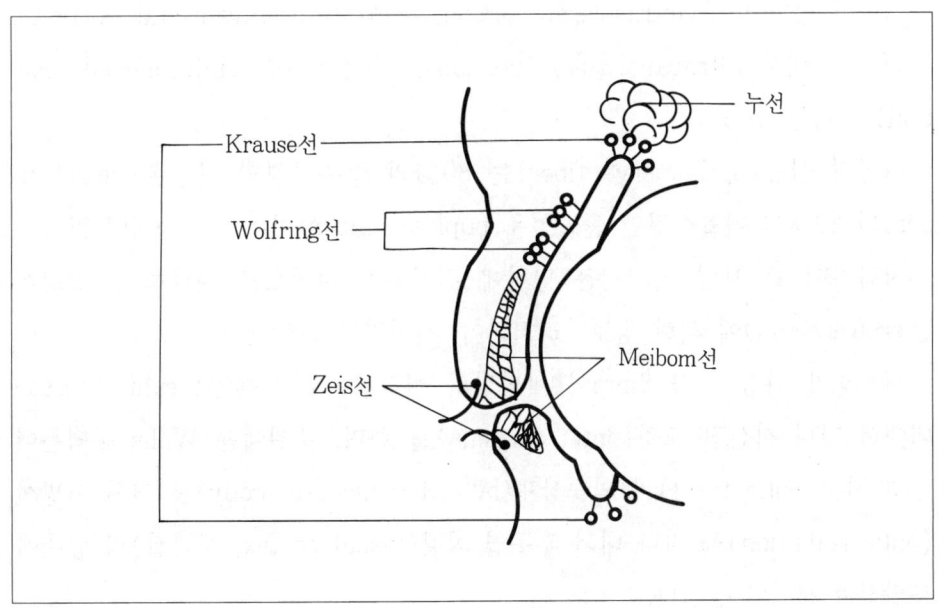

그림 1-7. 결막낭과 눈물분비선

누도는 누점(lacrimal punctum), 누소관(lacrimal canaliculus), 누낭(lacrimal sac), 비루관(nasolacrimal duct)의 순으로 구성되며 하비도(infranasal neatus)로 이어진다.

---

7) 부누선은 Krause선과 Wolfring선이 있다.

6) 외안근(extraocular muscle)

외안근은 4개의 직근[8]과 2개의 사근[9]으로 이루어져 있고 그 외에 1개의 상안검(upper eyelid) 거상근육이 있으며 이들의 공동작용으로 안구의 근육 운동이 이루어진다.

3. 시신경과 시로

시신경은 망막의 신경세포로 백만 개 정도의 축삭(axon)으로 구성된 신경 줄기이며 공막 내부(intrascleral portion), 안와 내부(intraorbital portion), 시신경관 내부(Intracanalicular portion), 두개강 내부(intracranial portion)로 나눌 수 있다.

시신경 섬유(optic nerve fiber)는 80%의 중추신경인 시섬유(visual fiber)와 20%의 자율신경인 동공섬유(pupillary fiber)이며 재생능력이 없다.

시각 전도를 보면 입사광은 망막에 결상되어 시세포를 자극하고, 신경계 (nerve system)에 의해 정보처리화되어, 시신경에 전달된다.

시신경의 직경은 약 3mm이며 망막의 신경섬유로 두개강(cranial fossa) 내에서 만나 시신경 교차(optic chiasma)를 하며, 주위에는 Willis 동맥륜이 있고 시색(optic tract)과 외슬상체(lateral geniculate body)를 거쳐 시방선 (optic radiation)을 지나 대뇌 후두엽 피질(visual cortex, 시피질)의 중추에 도달하여 시각이 생긴다.

이 시각 전도의 경로를 시로(visual pathway)라고 한다. 물체를 입체적으로 볼 수 있는 기능은 시신경의 반교차로 인하여, 좌우 안에 각각 감지된 것을 뇌 안에서 합성하기 때문이며 이를 양안시라고 한다.

---

8) 상직근(rectus superior), 하직근(rectus inferior), 내측직근(rectus medialis), 외측직근 (rectus lateralis)

9) 상사근(obliquus superior), 하사근(obliquus inferior)

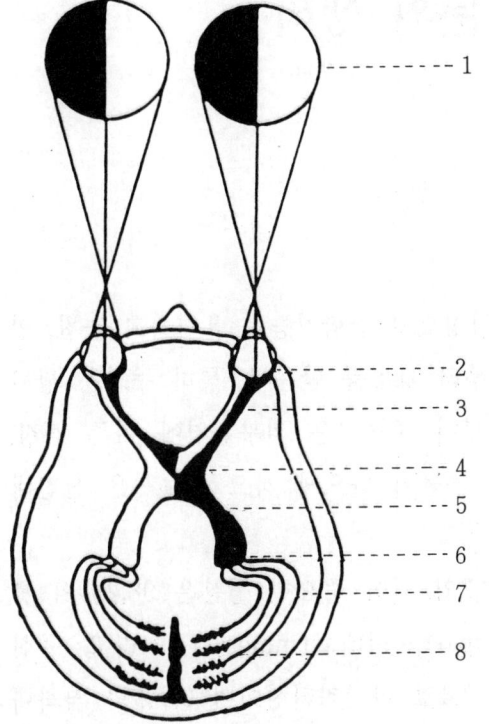

1. 시야(visual field)
2. 망막(retina)
3. 시신경(optic nerve)
4. 시신경 교차(optic chiasma)
5. 시색(optic tract)
6. 외슬상체(lateral geniculate body)
7. 시방선(optic radiation)
8. 대뇌 후두엽 피질(visual cortex)

그림 1-8. 시로(visual pathway)

제2장 눈의 생리

1. 눈물층

각막은 누기, 안검, 결막, 방수의 영향으로 광학기능을 유지하고 눈썹, 안검, 홍채에 의해 외부의 위험성으로부터 보호를 받는다. 특히 누기는 생리작용의 가장 중요한 눈물의 분비처로서 주누선은 외부환경에 따른 감정, 이물감, 통증 등에 의해 반사적으로 눈물이 나오게 하고 부누선은 신진대사에 의해 나오게 한다.

눈물(tear, lacrimal fluid)은 표 2-2와 같이 주요한 성분은 98.2%의 물(water)과 단백질(protein), 지질(lipid), 미네랄(mineral) 그리고 뮤신(mucin) 등으로 구성되어 있다. pH 7.4로 약알카리성이며 0.9%의 염화나트륨(NaCl) 등장액(isotomic solution)이다.

표 2-1. 눈의 생리

A. 눈물층(tear films)
  A) 지질층(lipid layer, superficial oily layer)
  B) 수분층(aqueous layer, middle fluid layer)
  C) 점액층(mucin layer, deep mucoid layer)

B. 각막대사(corneal metabolism)
  A) glucose 대사(metabolism of glucose)
  B) 전해질과 물(electrolyte and water)
  C) 각막의 산소 공급(corneal oxygen supply)

C. 눈의 방어장치(ocular defence system)

표 2-2. 눈물의 구성성분

구성성분	함량
Water	98.2%
Na$^+$	120~145Eq/ml
K^{+2}	16~22Eq/ml
Cl$^-$	128~145Eq/ml
HCO$_3$$^-$	26Eq/ml
Glucose	2.6~10mg/100ml
Urea	5~25mg/100ml
Amino acids	7.58mg/100ml
Proteins	0.3~0.7%(600~800mg/ml)
	Albumin 58.2%
	Globulin 23.9%
	Lysozyme 17.0%
Glycoproteins(mucin)	
Mucopolysaccharides	
Cholesterol	180~210mg/100ml
Total lipid	180~220mg/100ml
Phospholipids	
Lecithin	
Fatty acids	

눈물의 분비량은 평균 $1.2\mu l$/min이고 0.5~$2.2\mu l$/min 범위에 있다. 분비량이 증가한다고 해서 반드시 눈물량이 증가하는 것은 아니며, 분비량이 증가하면 배출효율은 상승하여 결막낭 내에 눈물량의 증가를 최소화한다. 대개 눈물은 여성이 남성보다 분비량이 많고, 노인은 떨어진다.

눈물은 누선에서 분비되어 결막, 각막을 젖게 하고 이물질을 씻어 누호(lacrimal lake)에 모이게 하고 누점(lacrimal punctum)으로부터 누소관(lacrimal canaliculus)으로 흡수되어 비루관(nasolacrimal duct)을 지나 하비도(infranasal neatus)로 흘러 내려간다.

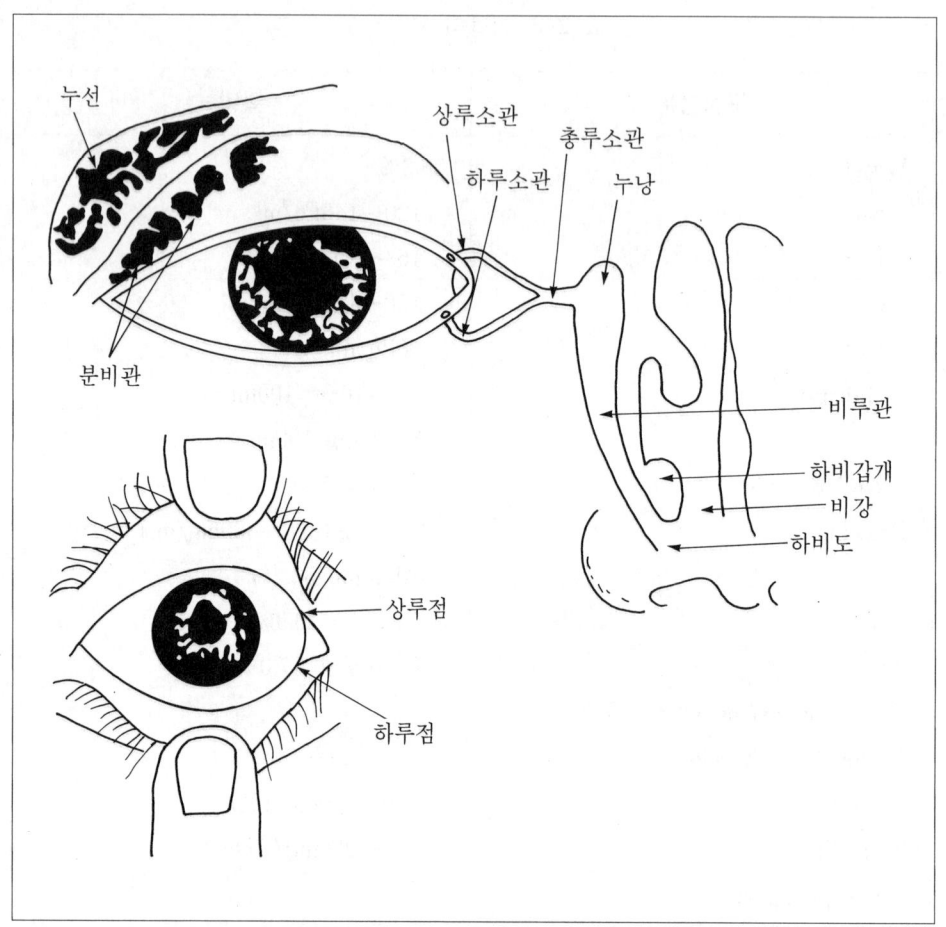

그림 2-1. 누선의 눈물분비

눈물의 역할은 각막을 적셔 윤활작용을 하고 산소와 영양분을 각막에 공급한다. 또한 외부 이물질의 세척기능과 항균작용(antibiotic action)으로 감염을 방지하고 각막을 매끄럽게 하여 투명한 광학표면을 제공함으로써 좋은 시력을 확보할수 있게 해 준다.

눈물층(tear film)은 각막 표면에 얇게 펼쳐진 액체층으로 지질층(lipid layer), 수분층(aqueous layer) 그리고 점액층(mucin layer)이 있으며 각 눈물층은 특별한 기능과 성질을 가지고 있다.

표 2-3. 렌즈의 착용과 눈물

콘택트렌즈에 의한 눈물의 작용
A) 생리적 효능(physiological effect)－산소공급 청정작용 윤활효과
B) 광학적 기능(optical function)－눈물렌즈 각막난시의 보정
C) 역학적 영향(dynamic effect)－렌즈의 각막 부착 중심안정

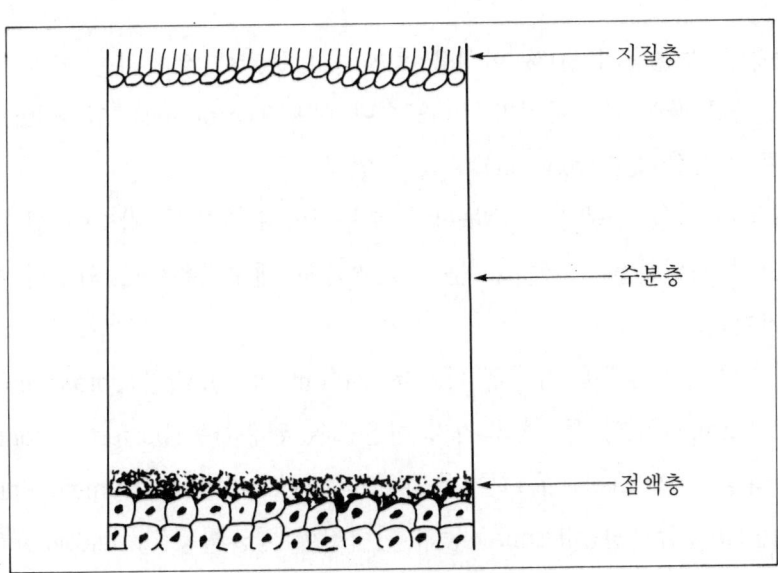

지질층

수분층

점액층

그림 2-2. 눈물층의 구조

1) 지질층(lipid layer, superficial oily layer)

지질층은 눈물층의 가장 바깥쪽의 층으로 여러 가지 종류의 지질로 구성되어 있으며 Meibomian선에서 분비된다. 지질(lipids)은 기름이나 왁스 같은 성질의 유기화합물을 말하며, 지질층을 구성하는 각종의 지질은 왁스에

스테르(wax esters), 콜레스테롤에스테르(cholesterol esters), 인지질(phospholipids), 지방산(fatty acids), 스테롤(sterols) 등이다.

기름과 같은 성질을 가진 지질층은 수분층의 증발(evaporation)과 흘러넘침(overflow)을 막아 눈물층 표면의 형태를 유지시켜 주고, 각막과 눈꺼풀 사이에 윤활역할을 해주며 마찰을 방지한다.

눈을 떴을 때 눈물이 증발되면 각막 표면이 건조해질 것이며, 각막상피와 결막낭 내에 있는 눈물이 농축되고, 이때 생긴 농도차로 인해 각막으로부터 물을 흡수하게 될 것이다.

2) 수분층(aqueous layer, middle fluid layer)

수분층은 눈물층의 90% 이상을 차지하고 중간에 위치하는 가장 두꺼운 층으로 물론 물이 주성분이며, 이 물속에 단백질(proteins), 염(salts), 그리고 아주 중요한 산소(oxygen)가 녹아 있다.

용해성이 강한 수분층은 주누선과 부누선에서 분비된 각막이 필요로 하는 산소와 영양분을 공급하고 눈물의 흐름과 배수작용으로 외부의 이물질을 제거한다.

또한 각종 염으로부터 유리된 나트륨(sodium, Na^+), 칼륨(potassium, K^+), 칼슘(calcium, Ca^{2+}) 등 여러 가지 이온들의 완충활동(buffer system)으로 약알카리성의 산도(pH 7.4)를 유지하고 라이조자임(lysozyme), 락토페린(lactoferrin), 알부민(albumin) 등의 단백질이 항균활동(antibiotic activity)을 하여 정상적인 눈 환경을 보호하며 유지해 준다.

3) 점액층(mucin layer, deep mucoid layer)

점액층은 각막상피에 가장 가깝게 위치하고 있는 층이며 이 층을 구성하는 뮤신(mucin)은 결막의 배상세포(goblet cell)에서 분비된 수용성 단백질을 함유한 탄수화물류(glycoproteins)를 말하며, 일반적으로 세포막이나 표면을 코팅(coating)하는 성분이다.

점액층은 소수성(hydrophobic)의 각막상피를 덮어 친수성(hydrophilic)으로 변환시키고, 이로 인하여 흡습성(wettability)이 증가되어 눈물이 각막을 촉촉하게 적셔 주며 또한 불규칙한 각막상피를 매끄럽게 하여 좋은 광학표면을 갖도록 해 준다.

만일 점액층이 파괴되면 소수성 각막으로 변하기 때문에 눈물이 골고루 퍼지지 못하여 건조반(dry spot)이 생기며 이를 break-up 현상[10]이라 한다.

2. 각막의 대사

각막은 눈물, 방수, 혈관망을 통해 얻어진 glucose(포도당)를 분해하여 얻은 에너지를 상피의 재생과 각막의 투명도(corneal transparency)[11], 탈수상태를 유지하는 데 사용한다.

이때 산소의 공급과 고장액(hypertonic solution) 및 물이 필요하며, 각막의 정상적인 기능을 유지하기 위한 필수조건으로 이 과정을 각막대사(corneal metabolism)라 한다.

1) glucose 대사(metabolism of glucose)

glucose는 먼저 인산화되어 glucose-6-phosphate가 된다. 그 후 3가지 경로로 이용이 되는데, 해당계(glycolysis)와 pentose phosphate pathway (hexose monophosphate shunt) 그리고 glycogen 합성이다.

해당계는 glucose-6-phosphate가 pyruvic acid로 된 후, 산소결핍(혐기성, anaerobic) 상태에서는 젖산(lactic acid)과 2ATP(adenosine triphosphate)

---

10) 제6장의 2.「눈물검사」참조
11) 각막의 투명도에 관한 이론을 보면 각막실질의 교원섬유가 격자처럼 규칙적으로 배열되어 있어 그 섬유 공간 사이의 빛이 상호 간섭하여 산란광을 줄이기 때문에 가능하다는 격자이론(lattice theory)과, 눈물막과 방수의 삼투압이 각막의 삼투압보다 높기 때문에 들어오는 물은 고장액 쪽으로 스며든다는 삼투압이론(osmetic theory) 및 내피세포의 신진대사에 의한 펌핑작용에 기인한다는 펌프이론(pump theory)이 있으며 안압(intraocular pressure)도 영향이 있는 것으로 알려져 있다.

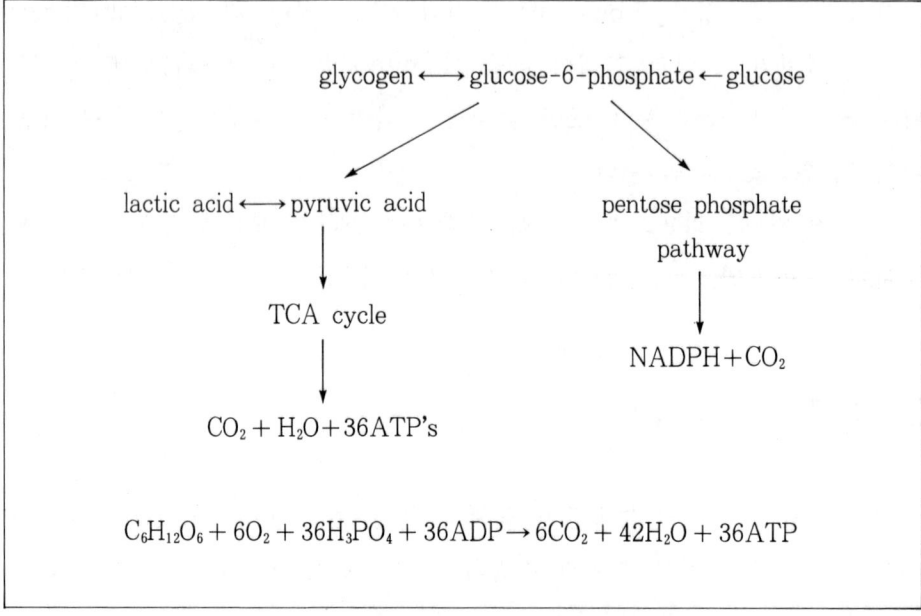

그림 2-3. 호기성 상태에서 glucose 대사

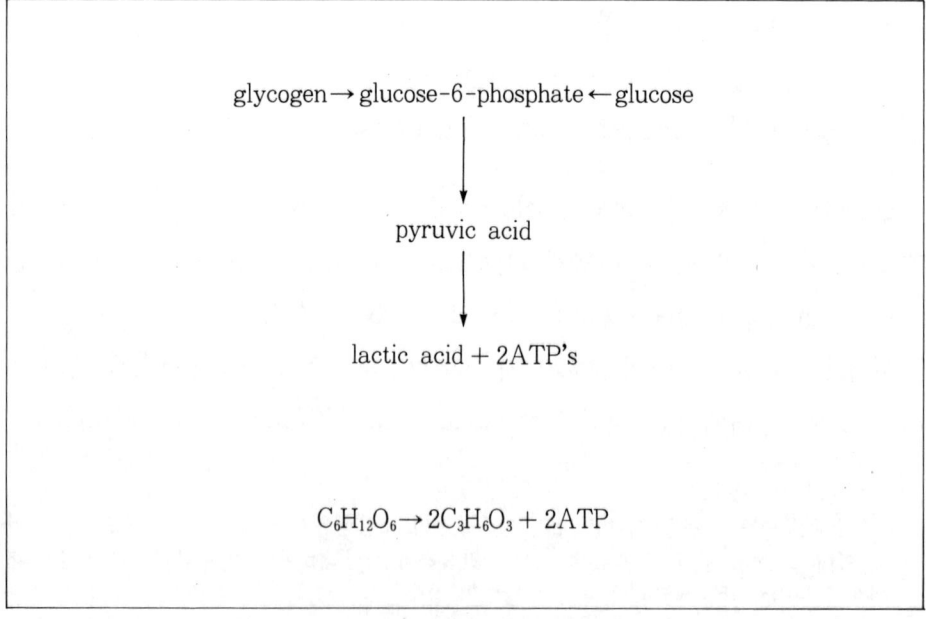

그림 2-4. 혐기성 상태에서 glucose 대사

가 생성되며, 이 젖산은 눈물과 방수 속으로 방출된다. 산소공급(호기성, aerobic) 상태에서 pyruvic acid는 Krebs cycle(TCA cycle)을 거쳐 산화되면 36ATP와 물(H_2O), 이산화탄소(CO_2)를 생성하며, 이것은 각막의 생리기능 유지에 사용되며 이산화탄소를 배출한다.

glucose-6-phosphate가 pentose phosphate pathway의 경로를 거치면 세포증식에 필요한 핵산(DNA, RNA)의 전구물질이 되는 pentose(오탄당)를 생성하는 것으로, 각막상피의 생성에 필요한 물질을 만들어 준다.

끝으로 glucose-6-phosphate가 glycogen이 되는 경로는 에너지를 생산하는 것은 아니며, 당의 저장고 역할을 한다.

이 glycogen은 필요에 의해서 다시 분해되어 앞에서 설명한 2가지 경로로 에너지(ATP)를 생산하며, 이것은 아미노산(amino acid)의 합성과 분해, 재합성 및 배설에 이용될 뿐만 아니라 세포의 주성분이 되는 단백질 합성에 사용된다.

2) 전해질과 물(electrolyte and water)

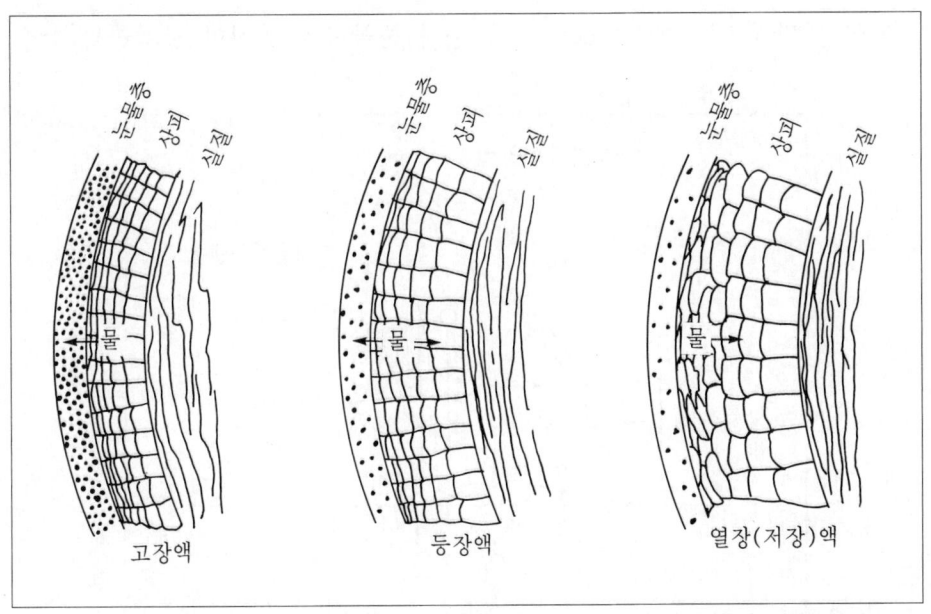

고장액　　　　등장액　　　　열장(저장)액

그림 2-5. 눈물층과 각막상피의 농도차에 따른 물의 이동

세포가 정상적인 활동을 유지하기 위해서 각막의 일관된 전해질 조성에 따른 공급과 배출은 내피 및 상피에 의한 수송으로 조절된다. 따라서 상피와 내피의 장애가 발생하면 실질 내의 다당류와 Na 이온의 결합에 따라 물이 유입되고 각막은 팽윤(swelling)한다.

그것 때문에 일정하게 배열되어 있는 교원섬유의 간격이 흩어지고 빛의 산란에 의하여 각막은 혼탁해진다.

정상적인 각막은 상피와 내피의 생리적인 작용 및 펌프이론에 의해 수분을 조절하고 각막의 두께를 유지한다.

3) 각막의 산소공급(corneal oxygen supply)

각막은 다른 조직과 달리 투명한 무혈관성 조직이므로 주변의 혈관망만으로는 충분한 산소공급이 불가능하다. 각막내피의 경우 홍채동맥에서 방수를 통해 산소가 공급되지만, 각막상피가 필요한 만큼의 산소공급은 안된다. 또한 혈관망을 통한 산소는 각막 중앙부에 도달하기 전에 대부분 소비된다.

결국 각막상피는 개검(open eye) 중에 눈물층을 통하여 공기중의 산소

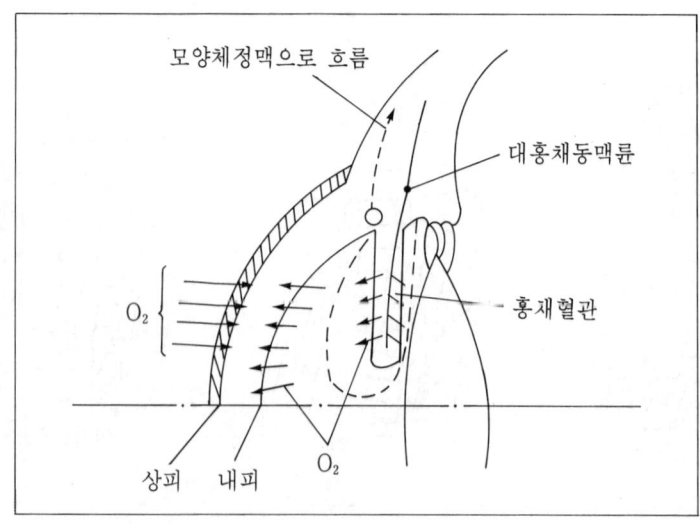

그림 2-6. 각막의 산소공급

를 공급받으며, 수면중이나 폐검(closed eye) 중의 산소공급은 상피측에서
는 검결막에 분포하는 검판동맥에서, 내피측은 방수에서 얻는다.

 이와 같이 각각 산소공급량의 비율은 산소분압차에 의해 달라진다. 각막실
질의 산소분압은 44mmHg이고 주변 혈관망 및 방수의 산소분압은 55mmHg
이며 대기중의 산소분압은 155mmHg이다.

 따라서 개검 중이나 폐검 중에 각막의 산소공급과 이산화탄소의 배출은
생리적 구배에 따라 행해짐을 알 수 있다.

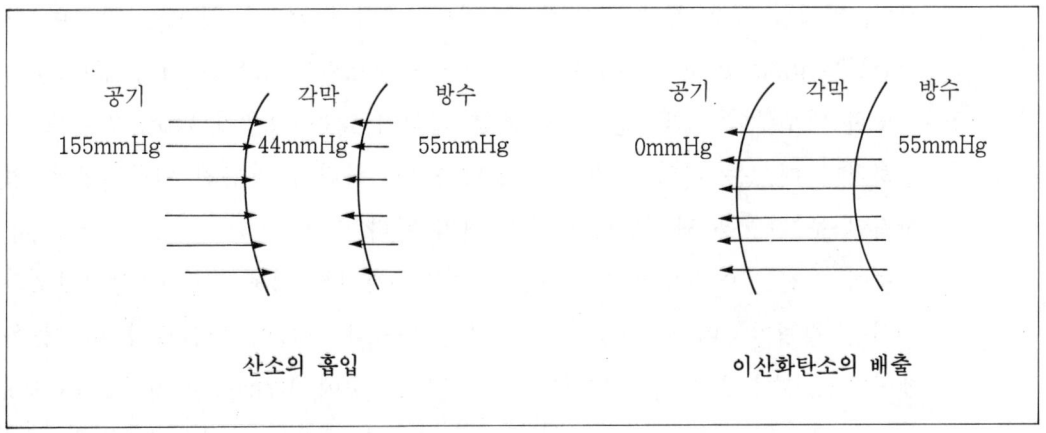

그림 2-7. 개검 중의 산소공급과 이산화탄소 배출

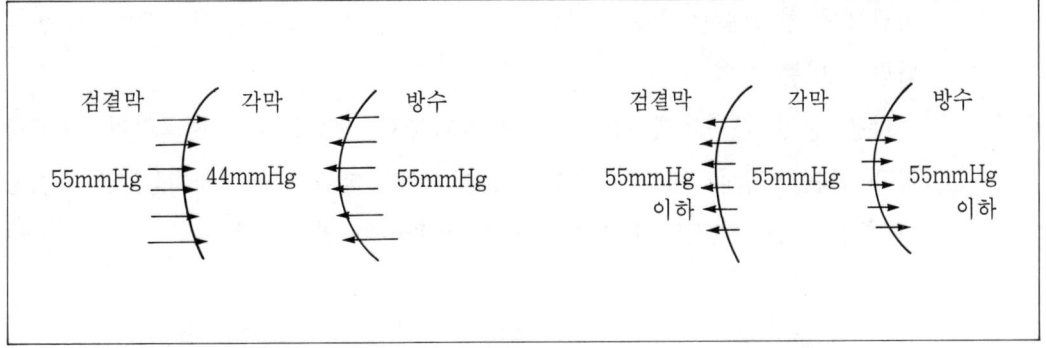

그림 2-8. 폐검 중의 산소공급과 이산화탄소 배출

3. 눈의 방어장치

인체는 어느 부분이든지 감염에 대항하는 면역체계(immune system)를 갖추고 있다. 물론 눈도 외부 이물질과 미생물의 침입에 대한 자체의 방어기능(ocular defence system)을 가지고 있으며, 앞절의 「눈물층」에서 수분층을 설명하는 동안 대부분 소개되었다.

우리들의 눈은 다양한 경로로 매일 미생물과 접촉하고 있다. 우선 공기에 노출되어 있으며, 씻을 때 사용하는 물이나, 손으로 눈을 비빌 때, 머리카락, 화장품 등을 통해 옮겨질 수 있다. 그러나 걱정할 필요는 없으며 항균활동(antibiotic activity) 덕택에 감염을 일으키는 경우는 거의 없다.

또한 대부분의 미생물은 눈에 해를 입히지 않는 경우가 많고, 있어도 무방하거나 때로는 이익을 주는 경우도 있다. 따라서 지나친 약물사용은 정상적인 눈 환경을 해치므로 오히려 해가 된다.

눈이 가진 방어장치를 요약하면 세척작용과 항균작용 그리고 상피세포가 가지는 방벽기능이다. 안검의 움직임과 눈물의 흐름이 이물질과 미생물을 씻어주고, 수분층에 용해되어 있는 단백질 중에 lysozyme, IgA, β-lysin, lactoferrin 등의 항균제가 미생물을 죽이거나 성장을 억제한다. 물론 침입한 미생물의 수가 많으면 문제가 된다.

각막의 가장 바깥쪽 상피층은 여러 겹으로 세포를 단단하게 싸고 있어 미생물이 침입하는 것을 막아준다. 따라서 상피는 중요한 방어막이며, 손상되면 그만큼 감염 위험도 증가한다.

착용 중인 콘택트렌즈는 눈의 세척기능과 산소공급을 방해하며, 세균증식을 돕는 역할을 할 수도 있다. 눈이 가진 방어기능의 약화는 곧 부작용과 합병증으로 연결되며 따라서 세심한 관리가 필요하다.

제 3 장   굴절이상과 교정

1. 눈의 굴절이상

표 3-1. 눈의 굴절이상

A. 근시(myopia)

  A) 굴절성 근시(refractive myopia) ─ 곡률성 근시(curvature myopia)

                        굴절률성 근시(index myopia)

                        핵성 근시(nuclear myopia)

  B) 축성 근시(axial myopia)

B. 원시(hyperopia, hypermetropia)

  A) 굴절성 원시(refractive hyperopia)

  B) 축성 원시(axial hyperopia)

C. 난시(astigmatism)

  A) 정난시(regular astigmatism) ─ 각막 난시(corneal astigmatism)

                        수정체 난시(lenticular astigmatism)

  B) 부정난시(irregular astigmatism)

D. 기타 굴절이상

  A) 노안(presbyopia)

  B) 무수정체안(aphakia)

  C) 부동시(anisometropia)

  D) 약시(amblyopia)

  E) 사시(squint)

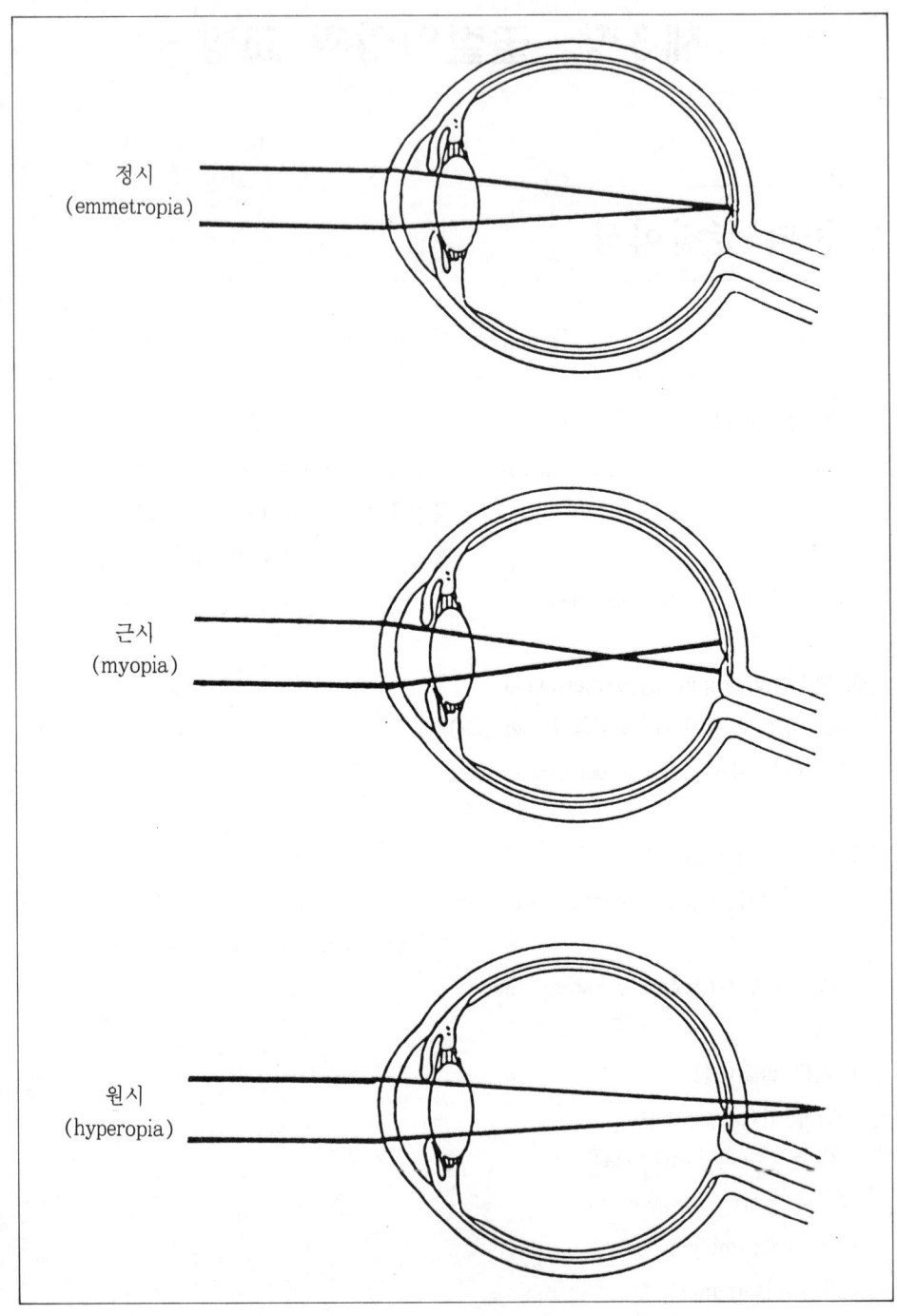

정시
(emmetropia)

근시
(myopia)

원시
(hyperopia)

그림 3-1. 눈의 굴절상태

눈은 개인에 따라 그 형태와 크기, 굴절력 등이 다르므로 각기 다른 굴절상태를 나타낸다. 굴절이상(refractive error)은 시력저하의 대표적인 요인이며, 회복이 되는 경우는 거의 없지만 적절한 형태로 교정이 가능하다.

정시안(emmetropia)은 무한대 거리의 한 점으로부터 출발하는 평행광선이 망막상에 초점(focal point)을 맺는 정상적인 굴절상태의 눈이다.

근시안(myopia)은 수정체가 조절되지 않는 상태에서 안축에 비해 굴절력이 강하여 원거리 물체와 상이 망막의 앞쪽 유리체(초자체) 내에 맺히기 때문에 원거리 시력은 저하되나 근거리 시력은 양호하다.

원시안(hyperopia)은 수정체가 조절되지 않는 상태에서 안축이 정상보다 짧거나 굴절력이 약하여 원거리 물체의 상이 망막의 뒤쪽에 맺히는 눈을 말하며 이들 안의 굴절상태는 그림 3-1을 참고하기 바란다.

또한 눈의 굴절면의 각 경선상에서 굴절력이 모두 다르기 때문에 평행광선이 초점을 맺지 않고, 초선(focal line)을 맺는 눈이 난시안(astigmatism)이다.

이들 눈을 비정시안(ametropia)이라 하며, 이러한 현상은 안축의 길이와 굴절력의 균형이 맞지 않음으로 인하여 발생하는 굴절이상이다.

1) 근시(myopia)

근시는 굴절성 근시와 축성 근시로 나눌 수 있다. 굴절성 근시(refractive myopia)는 굴절력이 정상보다 강하여 생기는 근시로, 각막의 곡률변화로 인한 곡률성 근시(curvature myopia)와 각막성 근시(corneal myopia) 및 굴절률성 근시(index myopia)가 있다. 그 외에 당뇨병과 같은 질환이나 외상 및 노화로 인해서 수정체 핵의 굴절이 강한 경우에 나타나는 핵성 근시(nuclear myopia)가 있다.

축성 근시(axial myopia)는 악성 근시(malignant myopia)라고도 하며, 안축의 길이가 정상보다 길어서 생기는 근시로 학자들간에 논란은 있지만 고도 근시인 경우에 유전이 된다는 설이 유력하다.

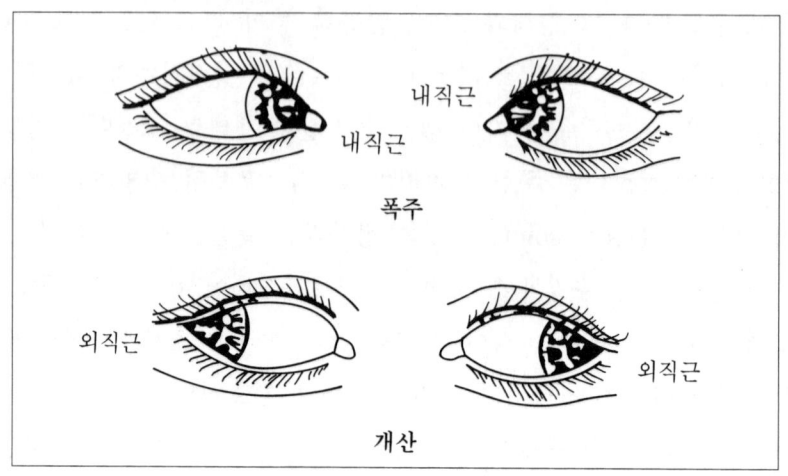

그림 3-2. 폭주와 개산

축성 근시의 원인은 여러 가지가 있을 수 있는데, 근거리 작업시 일어나는 조절(accommodation)[12]과 폭주(convergence)[13] 및 원거리 작업시 일어나는 개산(divergence) 등을 들 수 있겠다.

근시의 가장 중요한 증상은 먼 곳의 물체가 선명하게 보이지 않으므로 눈을 가늘게 뜨고 보는 습성이 있다.

또 근시안은 눈에 책을 바짝 대고 보는데, 이것은 원점이 가깝기 때문으로 교정하지 않으면 두통이 있을 수 있고 안정피로(asthenopia)[14]를 유발하여 쉽사리 피로해지고 이마에 압박감이 있을 수 있다.

근시는 오목(凹)렌즈를 착용함으로서 초점이 망막상에 맺도록 하여, 물체의 상을 똑똑히 볼 수 있다.

---

12) 수정체는 탄력성이 있으므로 납작해졌다 부풀었다 해서 빛의 굴절을 변동할 수 있다.
13) 두 시선을 외부의 한 점을 향해 집중시키는 양안의 기능을 말한다. 폭주의 반대현상을 개산이라 한다.
14) 어떤 사물을 보는 것은 편안함과 능률 사이에 서로 관련은 있으나 같지는 않다. 선명하게 볼 수는 있으나 피로할 수 있고, 또한 그 반대일 수도 있다. 장시간 물체를 세밀하게 보면 안정피로가 생기며 피곤감, 자극, 통증 등을 포함하는 넓은 의미의 증상이다.

2) 원시(hyperopia, hypermetropia)

원시는 태어날 때 대부분이 원시상태이며, 생후 3년간 안축이 점점 커져 14세에 이르러 성인의 크기에 달한다. 원시는 노화로 인해 조절능력이 떨어져 가까운 곳이 잘 안 보이는 노안(presbyopia)과는 다르다.

원시도 굴절성 원시와 축성 원시로 나눌 수 있는데, 굴절성 원시(refractive hyperopia)는 각막이나 수정체의 굴절력이 부족해 망막 뒤에 초점을 맺게 되는 경우이며, 축성 원시(axial hyperopia)는 안축의 길이가 정상보다 짧은 것이 원인이다.

원시의 증상은 가까운 것이 잘 안 보이며, 나이가 들면서 조절과도로 오는 눈의 피로증상이며 작업시 시력감퇴 및 두통이 있고 눈의 충혈, 건조감 등이 있다. 원시의 교정은 볼록(凸)렌즈를 처방함으로서 정상적인 시력을 찾을 수 있다.

3) 난시(astigmatism)

난시에는 정난시와 부정난시가 있다. 정난시(regular astigmatism)는 각막의 상태가 올바른 구면을 이루지 못한 경우에 나타나며, 그 외에 수정체가 원인이 되기도 한다. 즉 각막표면의 곡률 차로 인한 각막 난시(corneal astigmatism)와 수정체 경선의 굴절력 차에 의한 수정체 난시(lenticular astigmatism)[15]가 있다.

Placido 각막계(Placido's keratoscope)로 보면 각막 위의 동심원 반사상이 서로 직교하고, 그 사이의 굴절은 정확하게 대칭적으로 강약의 순서로 배열되어 있다. 이것은 하드렌즈(hard lens) 및 원주렌즈(cylindrical lens, Toric lens)로 시력을 교정할 수 있다.

부정난시(irregular astigmatism)[16]는 각막반흔(corneal scar)[17], 곡률의

---

15) 각막 후면에 있는 성분이 원인이 되어 생기는 난시로 내부난시(internal astigmatism)라고도 한다.

16) 외상이나 염증으로 인하여 각막표면이 요철모양으로 되어 있는 상태로 빛을 난 굴절시켜 초점을 맺지 못하는 눈을 말한다.

표 3-2. 정난시의 분류

1. 주경선의 위치에 따른 분류

　직난시(astigmatism with the rule) : 수직방향

　도난시(astigmatism against the rule) : 수평방향

　사난시(oblique astigmatism) : 직교

2. 굴절이상의 종류에 따른 분류

　단난시(simple astigmatism)

　　근시성 단난시(simple myopic astigmatism) ·······························A

　　원시성 단난시(simple hyperopic astigmatism) ·······················B

　복난시(compound astigmatism)

　　근시성 복난시(compound myopic astigmatism) ·······················C

　　원시성 복난시(compound hyperopic astigmatism)·····················D

　혼합난시(mixed astigmatism) : 근시성, 원시성 혼합·····················E

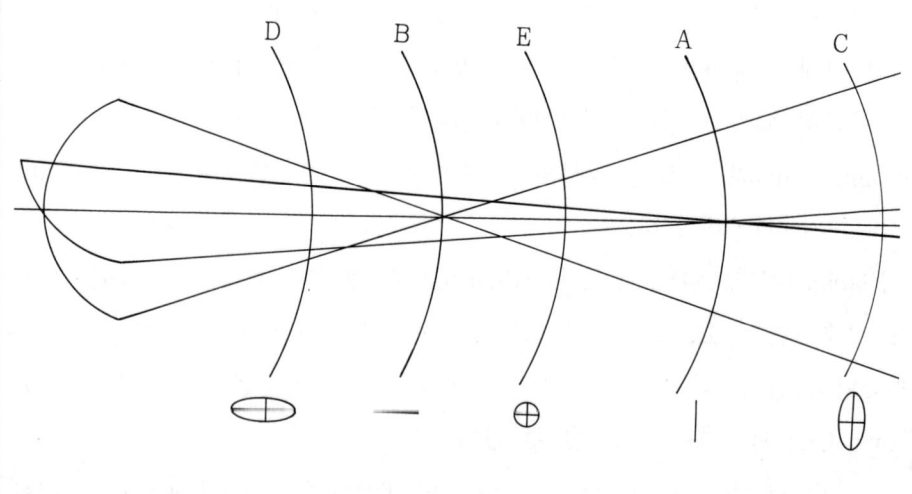

---

17) 각막상피의 손상은 치유되면 반흔이 없지만, 각막실질이나 Bowman막의 손상은 치유된 후에는 반흔이 남는다. 이 경우는 부정난시를 동반할 수 있으므로 콘택트렌즈의 착용이 적합하다.

불균형, 원추각막(keratoconus, conical cornea)[18], 그리고 백내장 초기혼탁 등으로 생기며, 보통 안경으로는 교정이 불가능하고, 콘택트렌즈로 교정이 되기도 한다.

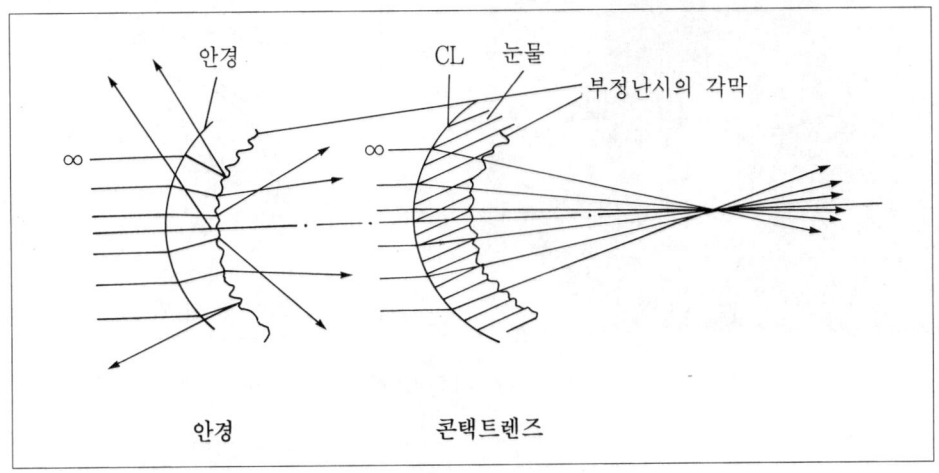

그림 3-3. 부정난시의 교정

여러 가지의 각막난시계로 각막표면의 곡률을 측정해 보면 정시안에서도 수직선의 만곡이 수평선보다 0.5~1.0D 정도 굴절이 강하지만 자각적으로는 전혀 난시증상을 느끼지 못한다. 이것을 생리적 난시(astigmatism physiologicus)라고 한다.

난시를 교정하는 원주렌즈(cylindrical lens)는 초자로 된 원주를 축에 평행인 평면으로 자른 것으로 minus(凹)와 plus(凸) 렌즈로 구별되고, 원주축에 평행방향을 축(axis)이라 하며, 원주렌즈에 대하여 일반렌즈를 구면렌즈(spherical lens)라고 한다. 난시교정은 시력을 되찾게 하는 것도 중요하지만 그보다 더 중요한 것은 안정피로를 해소하는 것이다.

18) 각막중심부의 비정상적인 돌출로 인하여 안구가 뾰족하게 되는 안질환으로 정도에 따라 심한 굴절이상을 동반한다. 심한 경우 안경으로는 교정이 어렵지만 콘택트렌즈를 착용하면 상당한 교정효과가 있다.
　진행성인 경우 각막이 점점 얇아져 실명할 수도 있으며, 심각한 경우 각막이식 수술이 필요하다.

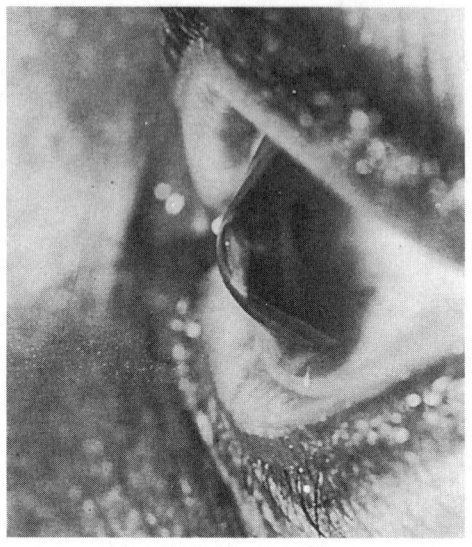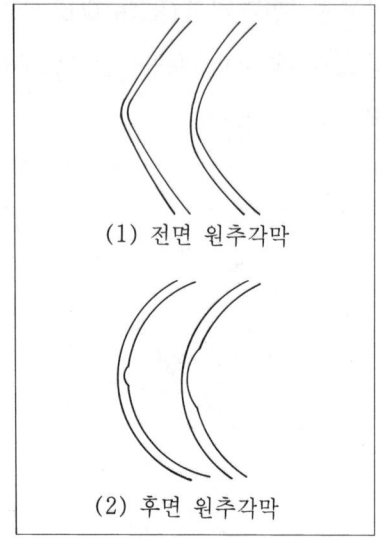

그림 3-4. 원추각막

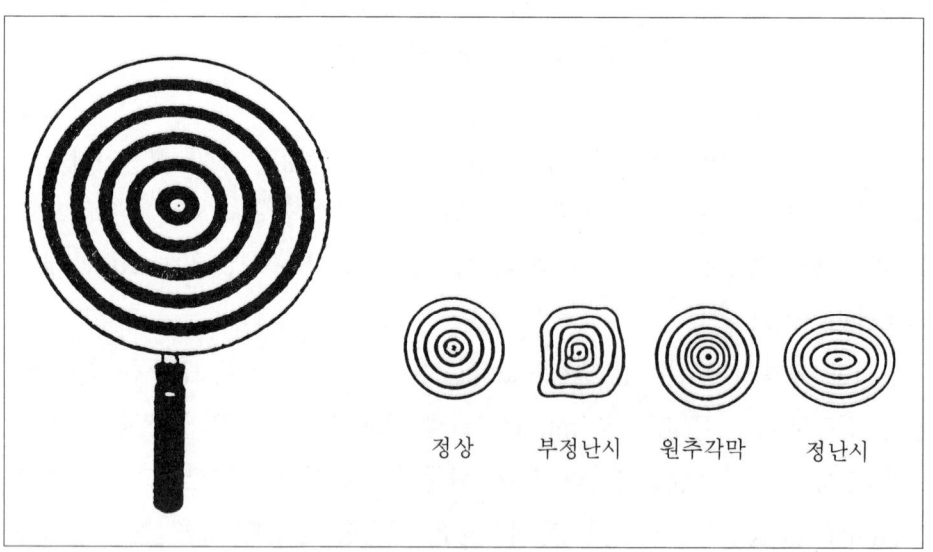

그림 3-5. Placido 각막계

4) 기타 굴절이상

굴절이상의 원인은 아주 많으며, 선천적인 요인도 있지만 후천적으로 생기는 요인도 많다.

　노안(presbyopia)은 나이가 들면서 모양근의 변화로 수정체의 탄력성이 감퇴되어, 수정체의 변형이 어려워져 조절능력이 부족한 상태로 된 눈을 말하며 이중초점렌즈(bifocal lens)로 교정한다.

　무수정체안(aphakia)은 시축 내에 수정체가 없는 눈을 말하며, 각막에 의해서만 굴절되는 상태이다. 백내장 수술과 같은 수정체의 적출이 가장 흔한 원인으로, 한쪽 눈이 무수정체인 경우에는 콘택트렌즈나 인공수정체를 사용하여 교정하지만, 안경으로 교정하게 되면 망막상이 확대되어 복시(diplopia)[19]나 안정피로를 유발한다.

　부동시(anisometropia)[20]는 양눈의 굴절도 차가 큰 것을 말하며, 환자가 렌즈의 광학중심 이외의 곳을 통과해서 물체를 봤을 때 생기는 프리즘 효과는 좌우에 차이가 있는데, 이는 안정피로(asthenopia)를 유발한다. 이것은 이중시야의 원인이 될 수 있으며, 약시(amblyopia)[21]를 초래하고, 만일 이러한 상태를 바로잡지 않으면 시력 혼란을 야기하는 원인이 된다.

　부동시의 효과적인 교정방법은 콘택트렌즈를 착용하든지 부동상 교정안경(aniseikonic lens)을 써야 하지만, 때때로 환자가 시력이 좋은 쪽의 눈을 쓰고 시력이 나쁜 쪽의 눈을 방치하고 있다. 입체감각, 거리감각 등으로 보아 양안 모두 교정하는 것이 필요하다. 교정하지 않으면 환자는 눈 당김이 생기거나, 복시, 사시(squint)[22]가 될 가능성이 있다.

---

19) 양안시에서 한 물체가 대응점인 중심와를 자극하고 또한 비대응점을 자극하면 결상에 혼란이 생기면서 상이 2개로 보이는 현상이다.

19) 양안시에서 한 물체가 대응점인 중심와를 자극하고 또한 비대응점을 자극하면 결상에 혼란이 생기면서 상이 2개로 보이는 현상이다.
20) 부동시는 축성과 굴절성으로 나눌 수 있다. 축성 부동시는 부등상시(aniseikonia)를 초래할 염려가 있으며 안경으로 교정이 가능하고, 굴절성 부동시는 각막성과 수정체성이 있으며 대부분 각막성 부동시로 콘택트렌즈를 착용하여 교정한다.
　콘택트렌즈를 착용하게 되면 시선이 렌즈의 광학중심부를 통과하므로 프리즘 효과와 구면수차가 거의 발생하지 않는다.
21) 눈이나 시로에 아무런 이상이 없는데도 정상시력이 나오지 않는 눈을 말한다.
22) 주시선과 안축이 이루는 각은 정시안에서 5° 정도이며 원시안은 커지고 근시안은 적어진다. 양안의 정위오차가 있을 때 위사시라 하고 진성사시는 잠복사시와 현성사시와 구분되며 현성사시는 다시 공동성 사시와 마비성 사시로 구분된다.

2. 눈의 굴절교정

굴절교정을 하는 이유는 사람들에게 건강한 눈과 정상적인 시기능을 가지도록 하는 것 즉, 좋은 시기능의 확보이다. 시기능의 장애 가운데 일상생활에서 가장 중요하고 기본적인 것은 시력저하인데, 단지 시력만으로 굴절이상의 유무를 판단하는 것은 대단히 어려운 일이다.

시력검사를 실시하기 이전에 일반적인 안과검사를 행하여 시력장애의 원인을 찾아내어야 하며, 안질환의 유무를 확인해야 한다. 시력장애자의 등급 분리도 주로 시력의 정도로 결정되고 있다. 대개 시력검사는 타각적 검사(검안경법, 검영법, 각막계)로 측정한 다음, 자각적 검사로 시력을 교정하는 것이 일반적이다.

굴절이상은 안과에서 가장 빈도가 높은 교정대상이다. 굴절교정은 원거리와 중·근거리에서 다르며, 환자의 생활을 고려한 다음 적용할 범위를 결정하여 시력교정을 평가해야 한다. 특히 근거리에서의 시력은 원거리의 시력과 비교해서 소홀히 하기 쉬우나 같은 중요성을 갖는다.

굴절교정의 방법은 콘택트렌즈, 안경, 수술 등으로 크게 구별된다. 콘택트렌즈는 각막을 덮어 안구와 일체되게 사용함으로서 안경에서 볼 수 없는 광학적 결점 즉, 각막표면의 변형에 의한 부정난시나 부동시 등의 굴절이상에 제한없이 사용이 가능하다. 또한 수술과 달리 착용과 제거가 자유롭기 때문에 필요에 따라 바꿀 수도 있다. 그러나 잘 관리하지 않으면 부작용이 따른다.

안경은 가장 간단한 교정방법으로 취급이 용이하지만 얼굴에 테로 교정하기 때문에 다소의 불쾌감을 줄 수 있으며 여러 가지 광학적 결점과 미용상, 기능상 문제가 있다.

굴절교정을 목적으로 한 수술은 차후 콘택트렌즈와 같은 취급의 번거로움은 없으나 수술할 때 안구에 상처를 냄으로서 따르는 부작용이 있을 수 있고, 재수술이 힘들며 굴절교정의 정확도가 콘택트렌즈나 안경에 비해 조금 떨어진다.

그렇다고 해서 모든 굴절이상은 반드시 교정을 요하는 것은 아니며, 특히 가벼운 원시, 근시, 약한 부동시 등은 일상생활에서 거의 불편이 없으며, 더구나 가벼운 단성난시는 이상이라고 할 수 없다. 하지만 어린아이의 굴절이상을 방치하면 시기능의 발달에 장애를 가져올 수 있으며, 교정을 시도하지 않으면 안되는 경우도 있다.

굴절교정을 할 것인가 안할 것인가 어떤 방법을 선택하는가는 환자의 생활환경, 사고방식, 느끼는 것 등과 각각의 굴절교정법의 특징을 종합해서 결정하지 않으면 안된다. 환자에게 혹은 보호자에게 적당한 교정수단을 꼭 설명하여 환자가 납득한 후 서로 결정하는 것이 중요하다.

제 2 편

콘택트렌즈의 광학 및 기준

제 4장 콘택트렌즈의 광학

표 4-1. 기본광학

A. 굴절력(dioptric power)
  A) 각막의 굴절력
  B) 콘택트렌즈의 굴절력 – 얇은 렌즈
                              두꺼운 렌즈

B. 눈물의 작용(lacrimal effect)
  A) 렌즈의 역할
  B) 광학정도의 향상 – 각막 전면의 보정

C. 시야(visual field)
  A) 안구 – 넓은 시야
  B) 안경 – 시야의 제한
  C) 콘택트렌즈 – 거의 영향이 없음

D. 프리즘 효과(prism effect)
  A) 콘택트렌즈 자체보다 눈물렌즈의 변화율이 큼
  B) 오목렌즈보다 볼록렌즈의 변화율이 큼
  C) 오목렌즈는 약도, 볼록렌즈는 강도가 변화율이 큼

E. 수차(aberration)와 배율(magnification)
  A) 안경 – 영향이 있음
  B) 콘택트렌즈 – 영향이 적음

1. 굴절

콘택트렌즈(contact lens ; CL)의 착용으로 인한 굴절은 콘택트렌즈와 눈물 및 각막의 상호작용으로 일어나며 안경의 교정이론과 비교하여 보면 기본적인 차이가 있음을 알 수 있는데 이것은 착용조건이 다르기 때문이다. 즉, 콘택트렌즈의 전면은 공기와 접촉하고 있고 후면은 눈물과 접촉하고

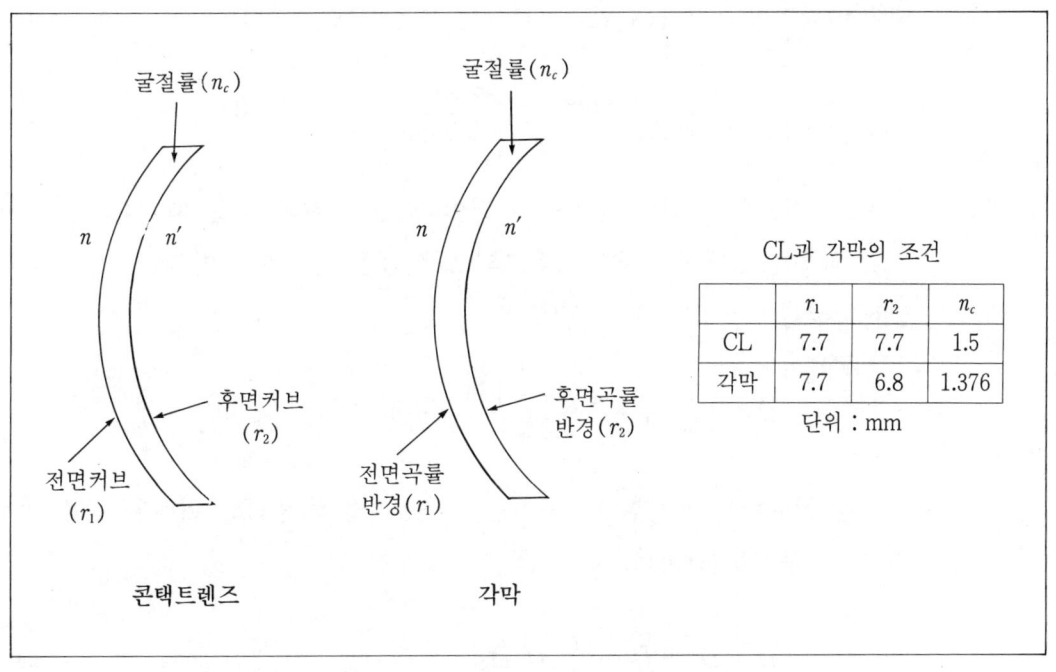

그림 4-1. 각막과 콘택트렌즈의 굴절

있다는 점에서 안경렌즈의 전후면 공기접촉과 다르다.

따라서 콘택트렌즈의 착용일 경우 각막 굴절력(dioptric power)의 변화는 어떤 것도 착용하지 않는 경우와 안경을 착용한 경우와는 다른 영향을 준다.

이것은 다음과 같이 식으로 나타낼 수 있다.

$$D(\text{총 굴절력}) = D_1(\text{전면 굴절력}) + D_2(\text{후면 굴절력})$$

$$D_1 = \frac{n_c - n}{r_1} \qquad D_2 = \frac{n' - n_c}{r_2}$$

따라서 $D = D_1 + D_2 = \frac{n_c - n}{r_1} + \frac{n' - n_c}{r_2}$

n_c : 각막 및 렌즈 굴절률, n : 전면 굴절률, n' : 후면 굴절률

위의 공식을 이용해서 각막과 콘택트렌즈의 굴절 변화를 계산하면 다음과 같다. 각막의 양면이 물에 접촉하고 있을 때 즉, 콘택트렌즈를 착용한 상태에서 각막의 굴절력(단위는 diopter, D)은 아래와 같다(단, n, $n' = 1.336$).

$$D = \frac{1.376 - 1.336}{0.0077} + \frac{1.336 - 1.376}{0.0068} = -0.69D$$

콘택트렌즈의 전면이 공기중 후면이 눈물과 접해 있을 때 즉, 콘택트렌즈를 착용한 상태에서 콘택트렌즈의 굴절력은 다음과 같이 계산할 수 있다(단, $n = 1$, $n' = 1.336$).

$$D = \frac{1.5 - 1}{0.0077} + \frac{1.336 - 1.5}{0.0077} = +43.64D$$

또한 굴절력을 계산할 때 두꺼운 렌즈공식을 적용하면 아래와 같은 식이 된다[t : 중심두께(m)].

$$D_e = D_1 + D_2 - \frac{t}{n_c} D_1 D_2$$

각막의 전면은 공기중, 후면은 수중에 있어서 두꺼운 렌즈공식을 이용하여 풀이하면 다음과 같다(단, $t = 0.5mm$, $n = 1$, $n' = 1.336$).

$$D_1 = \frac{1.336 - 1}{0.0077} = +48.83D$$

$$D_2 = \frac{1.336 - 1.376}{0.0068} = -5.88D$$

따라서 $D = D_1 + D_2 - \dfrac{t}{n_c} D_1 D_2$

$$= 48.83 + (-5.88) - \frac{0.0005}{1.376} \times 48.83 \times (-5.88)$$

$$= +43.05D$$

콘택트렌즈의 굴절력은 렌즈미터로 측정되며 전면이나 후면으로부터 초점까지의 거리를 구하여 굴절력으로 나타낼 수 있는 전정점 굴절력(front vertex power)이나 후정점 굴절력(back vertex power)이 사용된다.

전정점 굴절력(D)은 $D = \dfrac{D_1}{1 - \dfrac{t}{n_c} D_1} D_2$

후정점 굴절력(D')은 $D' = \dfrac{D_2}{1 - \dfrac{t}{n_c} D_2} D_1$

눈의 굴절교정은 콘택트렌즈를 착용한 경우 안경 교정도수를 기준으로 하여 정점간 거리(vertex distance)를 환산하여 보정하여야 하며 따라서 다음과 같은 식에서 계산할 수 있다.

$$D_c = \frac{D_s}{1 - lD_s}$$

D_c : 콘택트렌즈의 교정도수(D)

D_s : 안경의 교정도수(D)

l : 정점간 거리(m)

만일 S−6.00D의 안경을 14mm로 착용했던 사람이 몇 diopters의 콘택트렌즈가 적합한지를 알아보면 다음과 같다(단, 눈물렌즈를 고려하지 않을 경우).

$$D_c = \frac{D_s}{1 - lD_s} = \frac{-6.00}{1 - 0.014 \times (-6.00)} = -5.54D$$

또한 S+8.00D의 콘택트렌즈 착용자가 정점간 거리 12mm의 안경으로 바꿀 경우 안경의 diopters는 다음과 같다(단, 눈물렌즈를 고려하지 않을 경우).

$$D_s = \frac{D_c}{1 + lD_c} = \frac{8.00}{1 + 0.0012 \times 8.00} = +7.30D$$

2. 눈물의 작용

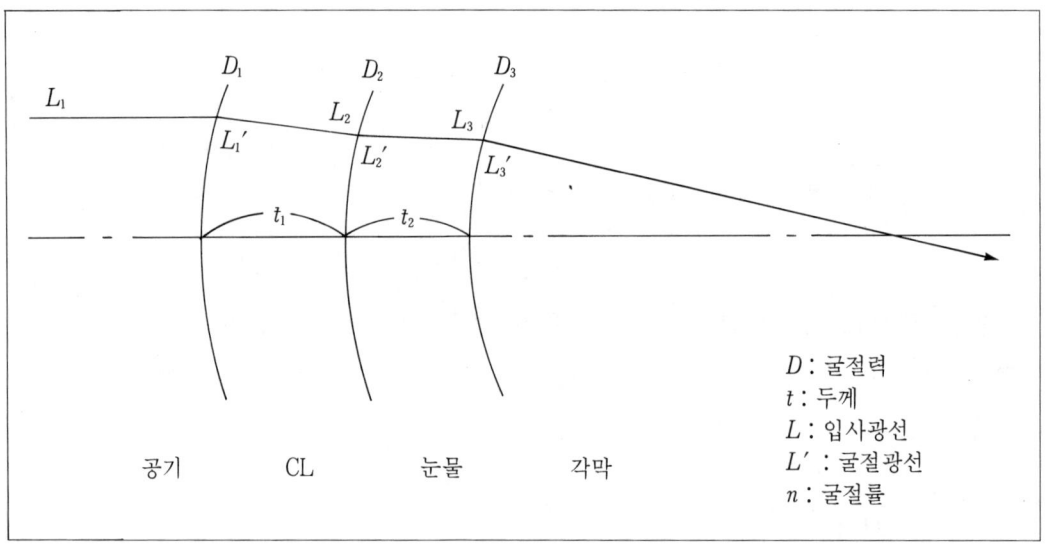

그림 4-2. 눈물렌즈의 굴절력 변화

콘택트렌즈의 착용으로 인한 눈물의 작용(lacrimal effect)은 생리학적, 역학적, 광학적인 면에도 많은 영향을 준다. 눈물렌즈의 굴절력 변화는 같은 각막에 있어서 베이스커브는 다르지만 같은 굴절력을 가진 콘택트렌즈를 착용했을 때 굴절력의 차이에서 알 수 있다. 이 차이값이 눈물렌즈의 도수가 되며 다음과 같은 식으로 나타낼 수 있다.

$$L_1' = D_1 + L_1 \qquad\qquad L_2 = \frac{L_1'}{1 - \frac{t_1}{n_1} L_1'}$$

$$L_2' = D_2 + L_2 \qquad\qquad L_3 = \frac{L_2'}{1 - \dfrac{t_2}{n_2} L_2'}$$

$$L_3' = D_3 + L_3$$

각막 곡률반경($r_3 = 7.7$mm), 콘택트렌즈 굴절률($n_1 = 1.5$), 눈물 굴절률($n_2 = 1.336$), 각막 굴절률($n = 1.376$), 콘택트렌즈 두께($t_1 = 0.1$mm), 눈물 두께($t_2 = 0.1$mm)일 때 위의 공식을 이용하여 다른 베이스커브를 가진 콘택트렌즈를 선정하여 눈물렌즈의 도수를 구하면 다음과 같다.

$$D_3 = \frac{1376 - 1336}{7.70} = +5.19\text{D}$$

$$D_T = CL(2) - CL(1)$$

· $CL(1)$: BC 7.70mm일 때

$$D_1 = \frac{1500 - 1000}{7.70} = +64.94\text{D}$$

$$D_2 = \frac{1336 - 1500}{7.70} = -21.3\text{D}$$

· $CL(1)$의 굴절력은

$$L_1' = 64.94 + 0 = +64.94\text{D}$$

$$L_2 = \frac{64.94}{1 - \dfrac{0.0001}{1.5} \times 64.94}$$

$$= +65.22\text{D}$$

$$L_2' = (-21.3) + 64.97$$
$$= +43.92\text{D}$$

$$L_3 = \frac{43.92}{1 - \dfrac{0.0001}{1.336} \times 43.92}$$

$$= +44.07\text{D}$$

$$L_3' = 5.19 + 44.07 = +49.26\text{D}$$

· $CL(2)$: BC 7.60mm일 때

$$D_1 = \frac{1500 - 1000}{7.60} = +65.79\text{D}$$

$$D_2 = \frac{1336 - 1500}{7.60} = -21.58\text{D}$$

· $CL(2)$의 굴절력은

$$L_1' = 65.79 + 0 = +65.79$$

$$L_2 = \frac{65.79}{1 - \dfrac{0.0001}{1.5} \times 65.79}$$

$$= +66.08\text{D}$$

$$L_2' = (-21.58) + 66.08$$
$$= +44.50\text{D}$$

$$L_3 = \frac{44.50}{1 - \dfrac{0.0001}{1.336} \times 44.50}$$

$$= +44.70\text{D}$$

$$L_3' = 5.19 + 44.70 = +49.89\text{D}$$

$$\therefore\ D_T = 49.89 - 49.26 = +0.63\text{D}$$

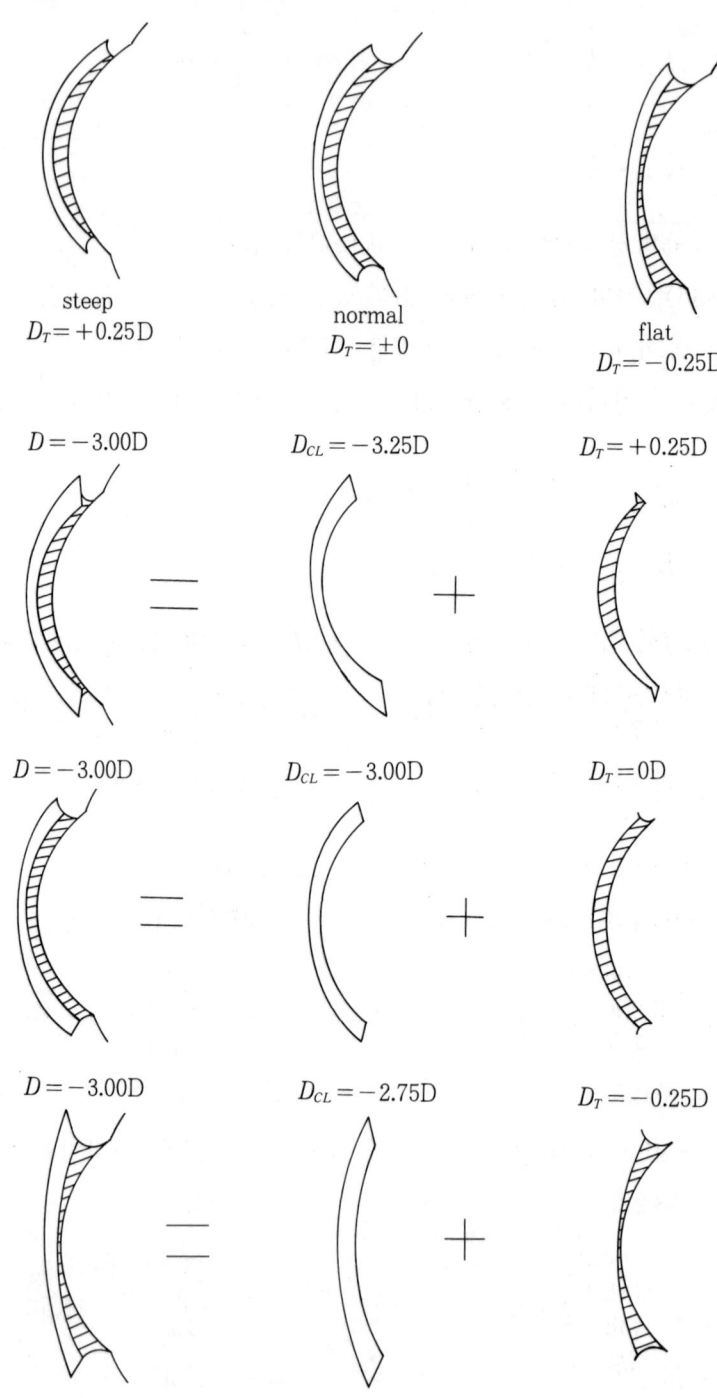

그림 4-3. 눈물렌즈의 도수

눈물렌즈는 각막 전면의 곡률반경과 렌즈 후면의 베이스커브 사이에 눈물로 채워져 교정되므로 각막난시와 부정난시의 교정에도 상당한 효과가 있음을 알 수 있다.

콘택트렌즈의 착용상태에 따라 그림 4-3과 같이 normal, steep, flat 피팅으로 구분할 수 있으며 이와 같은 피팅으로 인한 각막과 렌즈 사이에 형성되는 눈물렌즈의 굴절력은 변하게 되고 또 각막난시가 있을 경우에는 경선 방향에 따라 차이가 있다.

S-4.00D의 안경착용자가 K-reading[23]이 +44.00D(곡률반경 : 7.67mm) 였다고 하자. 만약 곡률반경이 이보다 작은 7.55mm인 콘택트렌즈로 피팅했을 때 교정할 수 있는 콘택트렌즈 diopters는 그림 4-4와 같다(단, 눈물 굴절률 $n=1.336$).

$$렌즈의\ 굴절력 = \frac{1.336-1.000}{0.00755} = +44.50D$$

결과적으로 steep 피팅에 의한 눈물렌즈의 굴절력은

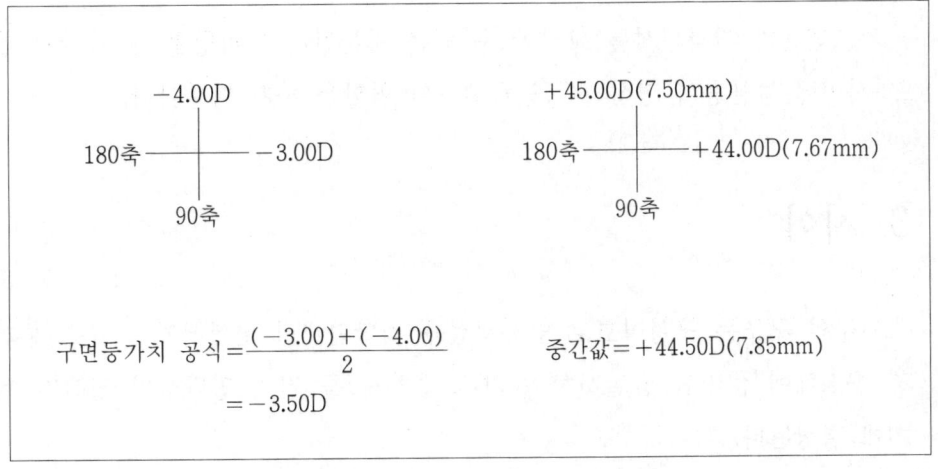

그림 4-4. 구면등가치에 의한 난시교정

23) keratometer로 측정한 각막의 전면 굴절력

$$+44.50-(+44.00)=+0.50D$$

따라서 +0.50D를 콘택트렌즈에 보정해 주면 S−4.50D의 렌즈가 필요하다. 또한 각막난시가 있는 경우에는 구면등가치(spherical equivalent)의 공식이 요구된다.

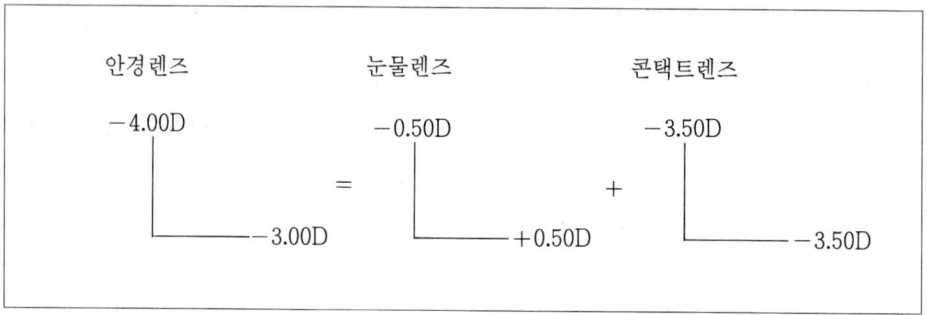

그림 4-5. 구면등가치에 의한 눈물렌즈의 교정

예를 들어 −3.00(Sph)−1.00(Cyl)×180(Ax)일 경우 그림 4-4, 4-5와 같다.

하드렌즈가 각막난시를 교정할 수 있는 기본원리는 피팅할 때 각막과 렌즈 사이에 눈물층이 형성되어 눈물렌즈의 역할을 하기 때문이다.

3. 시야

안구의 구조는 구형이므로 입사광선을 각막면에서 굴절시켜 동공을 통과해 수정체에서 거듭 굴절하여 유리체(초자체)를 거쳐 망막상의 정해진 위치에 결상된다.

입사광선의 광축과 수정체의 굴절 후 이룬 광축은 일정한 관계가 성립되어 있다. 또한 안구는 돌출되어 있고 안구 주변부에 있어서 아래쪽 부위는 개방되어 있지만 그 외의 부위에서는 구조에 따라 제한되어 있다.

이 결과 안구 주변부의 구조에 따라서 제한되는 부위 이외의 시야(visual

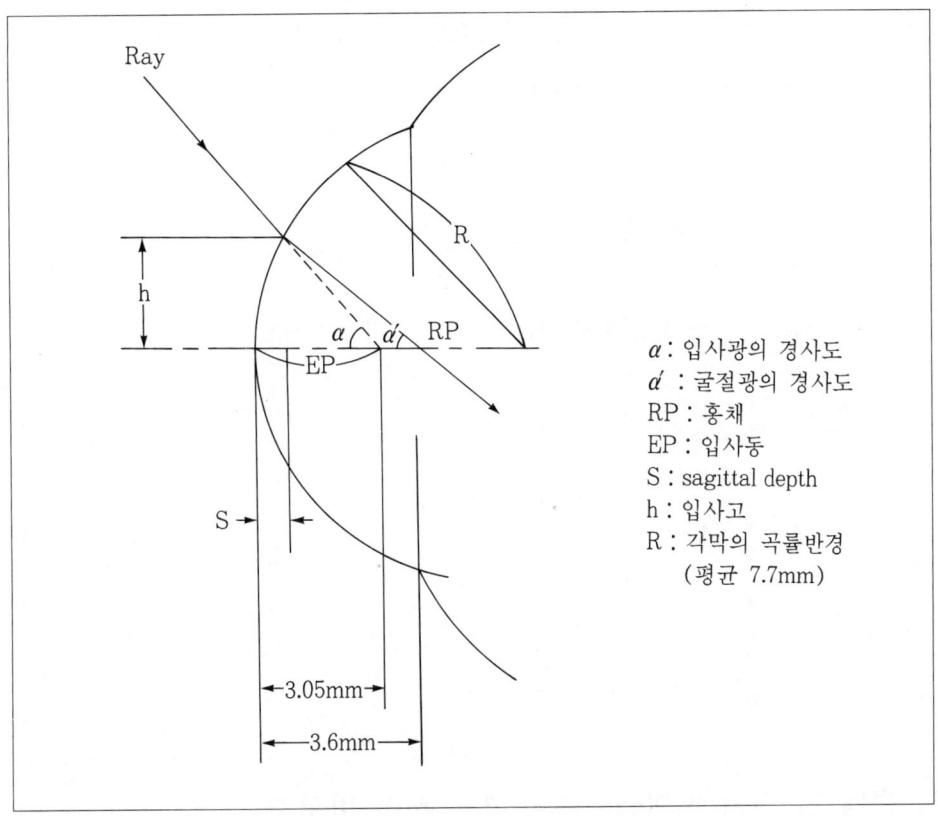

α : 입사광의 경사도
α´ : 굴절광의 경사도
RP : 홍채
EP : 입사동
S : sagittal depth
h : 입사고
R : 각막의 곡률반경
　　(평균 7.7mm)

그림 4-6. Gulstrand의 모형안에 따른 빛의 굴절

field)의 넓이를 절대시야라고 한다.

　광축과 시축의 엇갈림은 5° 정도이지만 그 어긋난 방향은 바로 옆에 어긋나 있는 것은 아니고 수평기준보다 귀측하방 15° 어긋난 방향(시계의 8시 방향)의 5° 정도 떨어진 위치에 시축이 있고 황반부의 중심와가 있다. 따라서 외측 하방에서 최대의 시야를 얻을 수 있다.

　안경과 콘택트렌즈의 시야를 비교해 보면 안경렌즈는 안구에서 12∼15mm 떨어져 있어서 모든 것이 불리하지만, 콘택트렌즈는 각막상에 고정되어 있어 안구운동 및 순목운동에 따라 각막의 정점과 콘택트렌즈 광축이 1∼2mm 어긋나는 정도이므로 문제될 것이 없다.

　주광선에 따라 결정되어지는 시야의 넓이는 입사동(entrance pupil)에

향한 입사광선의 입사고(entrance height, h)와 입사각(entrance angle, α)의 관계에 따라 결정된다. 이 관계를 그림 4-6 Gulstand의 모형 안에서 산출할 수 있다.

$$S=R-\sqrt{R^2-h^2} \qquad \alpha=\tan^{-1}\frac{h}{EP-S}$$

표 4-2. 주광선의 입사고와 입사각의 관계

입사고(h)	입사각(α)
1[mm]	18[°]
2	36
3	51
4	64
5	76
6	88

1) 콘택트렌즈의 베이스커브에 따른 시야 비교

각막의 곡률반경 7.7mm, 렌즈사이즈 9.0mm, 베벨사이즈 0.7mm, 렌즈두께 0.15mm, 눈물간격 0.1mm, 입사동거리 3.051mm일 때 베이스커브 7.7mm와 베이스커브 8.0mm의 하드콘택트렌즈와 같은 조건에 있어서 베이스커브 8.4mm, 렌즈사이즈 14mm, 베벨사이즈 1.0mm인 소프트콘택트렌즈 및 반경 20mm, 정점간 거리 12mm인 안경의 시야 비교

베이스커브 7.7mm일 때의 시야

$$S=7.7-\sqrt{7.7^2-(4.25-0.7)^2}$$
$$=0.867$$

$$\tan \alpha_1=\frac{4.25-0.7}{3.3-0.867}=1.46$$

$$\alpha_1 \fallingdotseq 56°$$

베이스커브 8.0mm일 때의 시야

$$S=8.0-\sqrt{8.0^2-(4.25-0.7)^2}$$
$$=0.53$$

$$\tan \alpha_2=\frac{4.25-0.7}{3.3-0.53}=1.28$$

$$\alpha_2 \fallingdotseq 52°$$

나안시력과 비교하면

$$\frac{\alpha_1}{\alpha} = \frac{56}{90} ≒ 0.62$$

$$\therefore \text{약 } 62\%$$

나안시력과 비교하면

$$\frac{\alpha_2}{\alpha} = \frac{52}{90} ≒ 0.58$$

약 58%

2) 콘택트렌즈와 안경의 시야 비교

소프트콘택트렌즈의 시야 비교

$$\tan \alpha_3 = \frac{6.75 - 1.0}{3.3 - 2.28} = 5.64$$

$$\alpha_3 ≒ 80°$$

안경의 시야 비교

$$\tan \alpha_4 = \frac{\text{안경의 반경}}{\text{안경의 정점간 거리 + 입사동}}$$

$$= \frac{20}{12 + 3.051} ≒ 1.33$$

$$\alpha_4 ≒ 53°$$

나안시력과 비교하면

$$\frac{\alpha_3}{\alpha} = \frac{80}{90} ≒ 0.89$$

$$\therefore \text{약 } 89\%$$

나안시력과 비교하면

$$\frac{\alpha_4}{\alpha} = \frac{53}{90} ≒ 0.59$$

$$\therefore \text{약 } 59\%$$

따라서 안경과 콘택트렌즈의 시야 비교는 콘택트렌즈가 유리하며 콘택트렌즈라 할지라도 광학부(optic zone)가 큰 렌즈가 좋으며 광학부의 사이즈가 같을 경우에는 베이스커브가 적을수록 더 넓은 시야를 확보할 수 있다.

4. 프리즘

콘택트렌즈의 프리즘 효과(prism effect)는 각막 중심에서 렌즈 자체의 어긋남으로 인한 것과 눈물렌즈의 작용에 따라 발생하는 것이 있다. 콘택트렌즈 자체만으로 생기는 프리즘 효과는 안경과 같이 Prentice의 식에서 볼록렌즈와 오목렌즈의 기저방향은 각각 반대방향이 되며 도수에 따라 프리즘 효과도 변한다.

Prentice 식은 다음과 같다.

$$prism\ diopters = \frac{굴절력(diopters) \times 편심량(mm)}{10}$$

$$P_1 = \frac{Dh}{10}$$

BC 7.70mm, ±0.00D, 위쪽 1mm 어긋남이 있을 때

$$P_1 = \frac{0 \times 1}{10} = 0^{\triangle} : 프리즘 효과 없음$$

BC 7.70mm, −3.00D, 위쪽 1mm 어긋남이 있을 때

$$P_1 = \frac{-3 \times 1}{10} = -0.3^{\triangle} : 기저 아래쪽$$

BC 7.70mm, +2.00D, 위쪽 1mm 어긋남이 있을 때

$$P_1 = \frac{2 \times 1}{10} = 0.2^{\triangle} : 기저 위쪽$$

눈물렌즈의 작용에 따른 프리즘 효과는 렌즈의 모양에 관계없이 어긋난 방향이 기저방향이 되는 것처럼 작용한다.

Prentice 식에서 눈물렌즈의 프리즘 변화율을 보면

$$P_2 = h\left(\frac{33.6}{r_2} - 2.58\right)$$

BC 7.70mm, ±0.00D, 위쪽 1mm 어긋남이 있을 때

$$P_2 = 1\left(\frac{33.6}{7.70} - 2.58\right) = 1.78^{\triangle} : 기저 위쪽$$

BC 8.10mm, ±0.00D, 위쪽 1mm 어긋남이 있을 때

$$P_2 = 1\left(\frac{33.6}{8.10} - 2.58\right) = 1.57^\triangle : \text{기저 위쪽}$$

앞의 두 식을 합치면 다음과 같다.

$$P = P_1 + P_2 = h\left(\frac{D}{10} + \frac{33.6}{r_2} - 2.58\right)$$

BC 7.70mm, ±0.00D, 위쪽 1mm 어긋남이 있을 때

$$P = 1\left(\frac{0}{10} + \frac{33.6}{7.7} - 2.58\right) = 1.78^\triangle : \text{기저 위쪽}$$

BC 7.70mm, ±0.00D, 위쪽 2mm 어긋남이 있을 때

$$P = 2\left(\frac{0}{10} + \frac{33.6}{7.7} - 2.58\right) = 3.57^\triangle : \text{기저 위쪽}$$

BC 7.70mm, −10.00D, 위쪽 1mm 어긋남이 있을 때

$$P = 1\left(\frac{-10}{10} + \frac{33.6}{7.7} - 2.58\right) = 0.78^\triangle : \text{기저 위쪽}$$

BC 7.70mm, −10.00D, 위쪽 2mm 어긋남이 있을 때

$$P = 2\left(\frac{-10}{10} + \frac{33.6}{7.7} - 2.58\right) = 1.57^\triangle : \text{기저 위쪽}$$

BC 7.70mm, −20.00D, 위쪽 1mm 어긋남이 있을 때

$$P = 1\left(\frac{-20}{10} + \frac{33.6}{7.7} - 2.58\right) = 0.22^\triangle : \text{기저 아래쪽}$$

BC 7.70mm, −20.00D, 위쪽 2mm 어긋남이 있을 때

$$P = 2\left(\frac{-20}{10} + \frac{33.6}{7.7} - 2.58\right) = 0.43^\triangle : \text{기저 아래쪽}$$

결국 렌즈의 프리즘 효과는 렌즈 자체의 프리즘 효과 변화율이 눈물렌즈

의 변화율보다 훨씬 크다는 것을 알 수 있고, −렌즈에 있어서 약도(low power)가 +렌즈에 있어서는 강도(high power)가 더 크며, −렌즈와 +렌즈를 비교하면 +렌즈측이 효과가 크다.

5. 수차와 배율

입사광선은 렌즈면에 수직으로 입사하는 광선과 비스듬히 입사하는 광선이 있다. 안경렌즈의 경우 안구회전에 따라 생기는 사광선은 비점수차에 따라 상이 변형되고 명확하지 못할 뿐만 아니라 정점간 거리에 따라 생기는 평행광선은 왜곡수차(warpping aberration)에 따라 상이 변형되고 또한 양안배율(magnification) 차에 따른 부등상시(aniseikonia)가 발생한다.

사광선에 있어서 안경렌즈에 따른 비점수차의 발생은 측방시, 상방시, 하방시에 있어서 안구를 시방향(보는 방향)으로 이동했을 때 렌즈의 광축과 시선이 비켜져 있어 광학적 원주렌즈의 효과가 생긴다.

광학적 원주렌즈의 효과는 Martin 식으로 구할 수 있다.

$$D_s = D\left(1 + \frac{1}{3} \times \sin^2\theta\right)$$

D_s : 구면 효과　D_c : 원주효과

$$D_c = D\,\tan^2\theta$$

D : 안경렌즈의 정점 굴절력

θ : 광축과 시선과의 경사각

비점수차에 따른 광학적 원주효과는 각각의 시방향에 있어서 배율차를 발생시킨다. 렌즈배율은 아래 식으로 구할 수 있다.

$$SM_1 = M_p = \frac{1}{1 - lD}$$

$$SM_2 = M_s \cdot M_p = \frac{1}{1 - \frac{t}{n} \cdot D_1} \times \frac{1}{1 - lD}$$

SM_1 : 얇은 렌즈의 배율　M_p : 파워인자　l : 정점간 거리

SM_2 : 두꺼운 렌즈의 배율 t : 렌즈 두께 D_1 : 전면 굴절력

M_s : 보조인자 n : 렌즈 굴절률 D : 상정점 굴절력

S+10.00D의 안경렌즈로 교정했을 때 상은 정시와 비교하여 안경배율을
구하면 다음과 같다(단, l=15mm, t=0.01m, n=1.498(CR-39), D_1=+
20.00D).

$$SM_2 = M_s \cdot M_p = \frac{1}{1 - \frac{t}{n} \cdot D_1} \times \frac{1}{1 - lD}$$

$$= \frac{1}{1 - \frac{0.01}{1.498} \cdot (+20.00)} \times \frac{1}{1 - (+0.015) \times (+10.00)}$$

$$= 1.357$$

즉 35.7%의 상이 확대된다.

S-9.00D인 안경을 12mm로 착용한 사람이 콘택트렌즈로 바꿔 착용할
때 축소배율을 구하면 다음과 같다(단, 얇은 렌즈, 입사동 거리 3mm).

$$D_c = \frac{D_s}{1 - lD_s} = \frac{-9.00}{1 - 0.012 \times (-9.00)} = -8.12D$$

$$SM_1 = M_p = \frac{1}{1 - lD} = \frac{1}{1 - 0.003 \times (8.12)} = 0.976$$

상축소율은 $1 - 0.976 = 0.024$

따라서 2.4% 축소된다.

S+12.00D, 정점간 거리 12mm의 안경을 착용하던 사람이 콘택트렌즈로
바꿀 경우 안경과 콘택트렌즈의 확대배율은 아래와 같이 구할 수 있다(얇
은 렌즈, 입사동 거리 3mm).

$$SM_1(안경) = M_p = \frac{1}{1 - 0.015 \times 12.00} = 1.220$$

$\therefore$ 22.0% 확대

$$D_c = \frac{D_s}{1-lD_s} = \frac{+12.00}{1-0.012\times12.00} = +14.02D$$

$$SM_1(콘택트렌즈) = M_p = \frac{1}{1-lD} = \frac{1}{1-0.003\times14.02} = 1.044$$

$$\therefore \ 4.4\% \ 확대$$

우안 S−1.00D, 좌안 S−11.00D, 정점간 거리 12mm의 부동시안이 안경과 콘택트렌즈를 착용할 경우 축소배율 및 양안축소율의 차를 구하면 아래와 같다(단 렌즈 두께 무시, 입사동 거리 3mm).

· 안경인 경우

$$SM_1(우안) = M_p = \frac{1}{1-lD} = \frac{1}{1-0.015\times(-1.00)} = 0.98(2\% \ 축소)$$

$$SM_1(좌안) = M_p = \frac{1}{1-lD} = \frac{1}{1-0.015\times(-11.00)} = 0.85(15\% \ 축소)$$

따라서 축소율 차 =15%−2%=13%가 된다.

· 콘택트렌즈인 경우

$$SM_1(우안) = M_p = \frac{1}{1-lD} = \frac{1}{1-0.003\times(-1.00)} = 0.99(1\% \ 축소)$$

$$SM_1(좌안) = M_p = \frac{1}{1-lD} = \frac{1}{1-0.003\times(-11.00)} = 0.96(4\% \ 축소)$$

따라서 축소율 차 =4%−1%=3%가 된다.

또한 안경과 콘택트렌즈의 교정방법에서 SM의 차를 망막상의 크기로 비교할 수 있다.

$$\triangle SM = \frac{콘택트렌즈 \ 교정으로 \ 인한 \ 망막상의 \ 크기}{안경 \ 교정으로 \ 인한 \ 망막상의 \ 크기}$$

$$= \frac{\dfrac{1}{D_c}}{\dfrac{1}{D_s}} \ 에서 \ D_c = \frac{D_s}{1-lD_s} \ 이므로$$

$$= 1-lD_s$$

S+12.00D, 정점간 거리 12mm의 안경을 착용하던 사람이 콘택트렌즈로 바꿀 경우 $\triangle SM$을 구하면 아래와 같다.

$$\triangle SM = 1 - lD_s = 1 - 0.012 \times (+12.00) = 0.856$$

즉, $1 - 0.856 = 0.144$

따라서 안경에 비해 콘택트렌즈의 상변화율은 14.4%이다.

위의 여러 가지 계산결과에 의하면 +도수의 콘택트렌즈는 안경도수보다 교정도수가 강해지고 −도수의 콘택트렌즈는 그 반대이다. 이와 같이 안경이나 콘택트렌즈 모두 배율변화가 일어나는데 콘택트렌즈 상확대율과 상축소율이 안경보다 훨씬 적다.

따라서 콘택트렌즈의 경우 안구회전에 따라 발생하는 원주효과 및 사광선에 따른 배율차는 문제가 되지 않는다.

평행광선에 있어 앞에서 설명한 바와 같이 안경과 콘택트렌즈를 비교해 보면 안경렌즈의 경우 12~15mm 떨어져 고정되어 있기 때문에 왜곡수차의 영향이 있으며 콘택트렌즈는 거의 없다.

또한 양안 배율차에 따라 발생하는 문제점을 보면 먼저 양안 배율차가 생기는 원인은 공막이강의 중추에 따라 발생하는 것과 좌우안의 도수차가 큰 경우를 교정한 결과 발생하는 것이 있고 이들을 총칭해서 부등상시라고 하는데 의학적으로 문제가 되는 것이 병적 부등상시라고 하는 안정피로, 억제, 복시 등이 발생하며 3~5% 이상의 것이 문제되고 생리적 부등상시는 개인차가 있지만 별로 문제가 되지 않는다.

제5장　세극등 현미경과 곡률반경 측정기

1. 세극등 현미경

　안과 일반검사, 피팅(fitting) 평가 및 착용중 검사 등에 이용되는 세극등 현미경(slit lamp microscope)은 전안부(눈 전면부위)에 있어서 안질환의 위치, 깊이, 상태를 정밀하게 검사할 수 있으며 특수한 기구를 이용해서 안압과 안저를 체크하는 것도 가능하다.

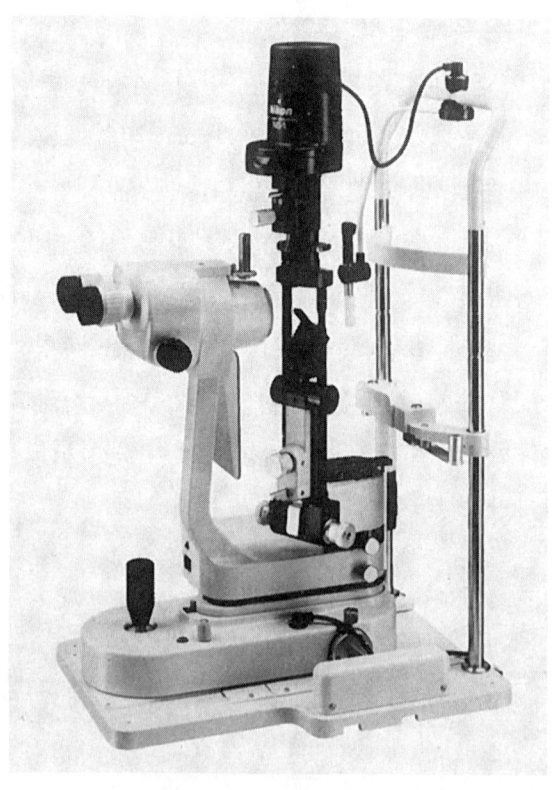

그림 5-1. 세극등 현미경

표 5-1. 세극등 현미경의 검사

A. 세극등 현미경의 검사법

A) 확산조명법(diffuse illumination)

B) 직접조명법(direct illumination)

C) 간접조명법(indirect illumination)

D) 역조명법(retroillumination)

E) 경면반사법(specular reflection)

F) 공막산란법(sclerotic scatter)

B. 일반검사

A) 안과 일반검사 - 안검검사

　　　　　　　　구결막검사

　　　　　　　　각막검사

　　　　　　　　눈물검사

B) 피팅 검사 - 하드렌즈 : fluorescein pattern

　　　　　　　　　개검시의 움직임

　　　　　　　　　순목에 따른 회전

　　　　　소프트렌즈 : 구결막 압박의 유무

　　　　　　　　　　정면, 상방, 하방시의 움직임과 양

　　　　　　　　　　순목에 따른 회전과 개검시의 움직임

C) 착용중 검사 - 기스, 파손

　　　　　　　　이물질의 부착, 고착상태

　　　　　　　　렌즈 표면의 건조부위와 위치

---

1) 관찰 전 조정

부속시표에 의해 좌우안 각각의 현미경 시도조절을 하고 접안렌즈의 폭을 동공간 거리(pupilary distance)에 맞춘 다음 피관찰자의 얼굴을 턱받침대에 올려 지표와 일치하도록 조절한다.

joystick의 사용에 따른 전후좌우 이동은 오른손으로 행하며 조동과 미동이 있고 상하의 이동은 상하본체 손잡이를 이용하여 왼손으로 행한다.

2) 세극광의 이용방법

세극광 폭의 조정은 왼손으로 행하며 관찰계의 현미경은 전안부의 정면에 위치하게 되고 세극광의 조명은 귀측 30°를 표준해서 관찰을 실시한다.

각막 수정체 등의 단면을 관찰하는 경우는 세극의 각도를 45° 이상으로 해야 하며, 유리체와 안저 등을 관찰하는 경우는 관찰계와 조명계의 각도를 0~5° 이내로 한다.

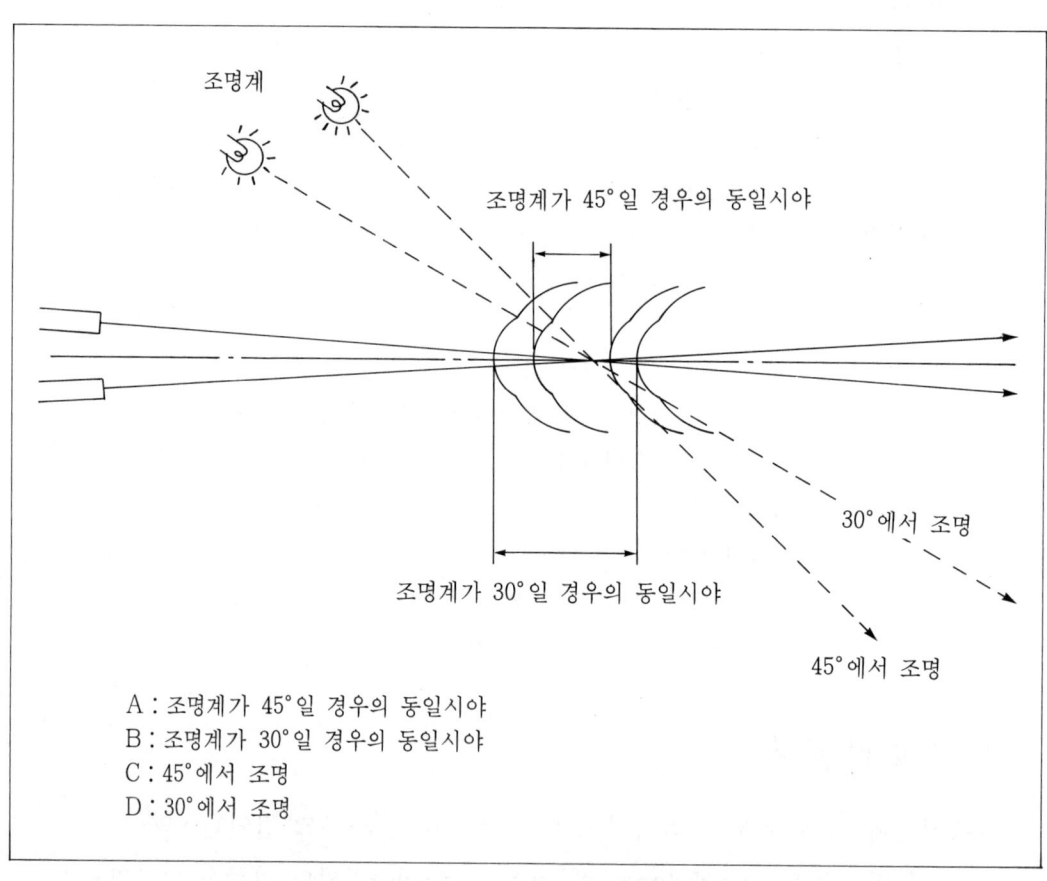

그림 5-2. 조명각도 변화에 따른 동일시야의 비교

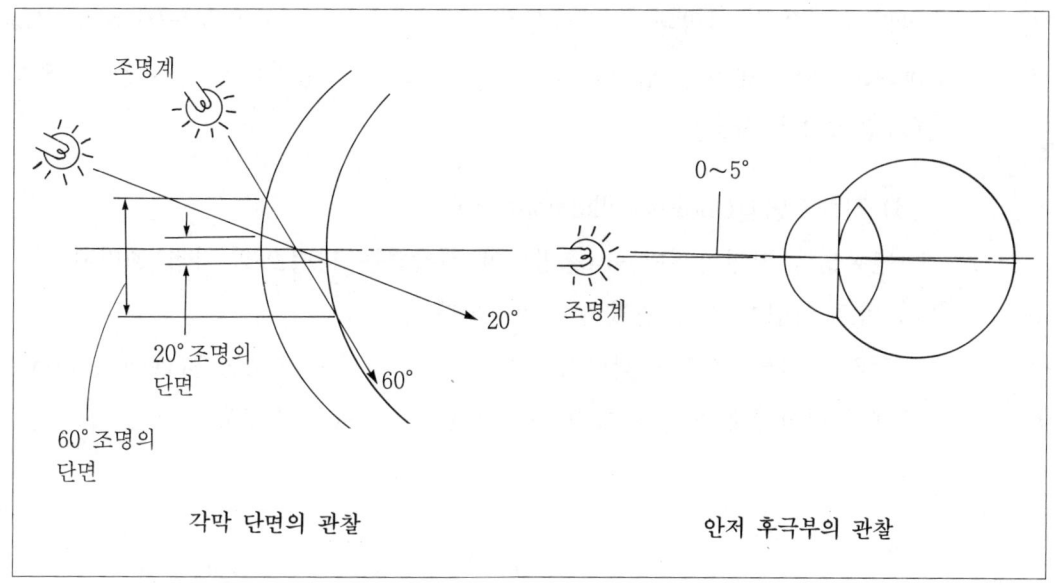

그림 5-3. 각막의 단면과 안저 후극부의 관찰

3) 세극등 현미경(slit lamp microscope)의 검사법

(1) 확산조명법(diffuse illumination)

광폭을 조금 넓게 해서 사용하며, 광선의 각도를 조절하여 현미경을 관찰하는 것과 같게 위치와 상태를 파악하고 보다 확대하여 선명하게 관찰할 수 있도록 초점을 맞춘다.

이 방법은 각막의 부종(corneal edema)을 발견하고 Descemet막의 주름과 각막의 침윤(infiltration) 및 상흔(scar)을 관찰하며 안검, 누구(눈물관), 혈관 등을 조사할 수 있다(그림 5-4 a 참조).

(2) 직접조명법(direct illumination)

일반적인 검사법으로 관찰부위에 직접 세극광을 비추어 관찰한다. 세극의 폭을 짧게 하면 단편적인 소견을 얻을 수 있고 조명계의 각도를 25° 이상으로 하면 보다 넓은 소견을 얻을 수 있다.

이 조명법은 상피세포층의 두께 및 상피의 이상, 각막후면막의 형성, 각막의 혼탁부위, 각막왜곡, 각막실질, 수정체의 방수 내 부유물(flare)과 fluorescein액을 눈에 주입시킨 후 콘택트렌즈의 착용상태를 검사할 수 있다(그림 5-4 b 참조).

(3) 간접조명법(indirect illumination)

관찰물의 인접한 부분을 조명하여 관찰하는 방법으로 직접 조명된 부위와 바로 인접한 곳을 관찰하는 방법이다.

각막 후면의 침착물, 각막상피하의 이물, 미세한 수포발생(vesiculation), 홍채의 병리상태 등을 관찰할 수 있다(그림 5-4 c 참조).

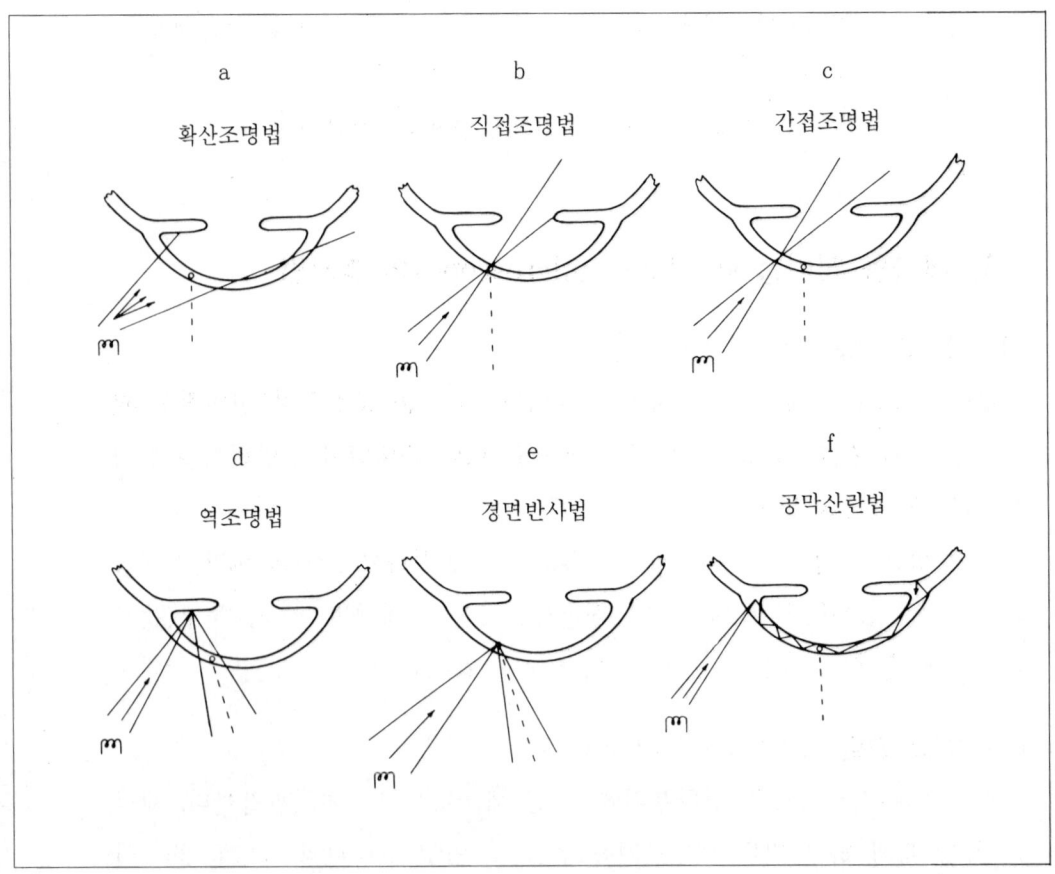

그림 5-4. 세극등 현미경의 검사법

(4) 역조명법(retroillumination)

홍채로부터 반사된 빛을 이용하여 각막을 검사하는 방법으로 홍채의 위축, 색소상피의 결손, 수정체의 혼탁뿐만 아니라 상피부종, 각막의 침착물(corneal precipitate), 액포(vacuoles), 미세한 상흔(delicate scar), 혈관 등을 조사하는 데 사용되는 유용한 방법이다(그림 5-4 d 참조).

(5) 경면반사법(specular reflection)

세극광의 입사각도와 반사된 빛과 관찰하는 현미경의 각도를 동일하게 하면 반사면의 경면상이 보인다. 각막내피세포의 모자이크상 배열과 수정체 전면을 관찰할 수 있으며 눈물층, 메이봄(Meibom)선의 분비물 등을 볼 수도 있다(그림 5-4 e 참조).

(6) 공막산란법(sclerotic scatter)

공막산란법은 각막윤부에 세극광을 잇는 간접조명의 한 방법이다. 각막 실질 내의 반사광과 빛의 분산으로 각막부종의 유무와 각막의 혼탁상태를 판정하며 직접조명법으로 더 상세한 것을 확인할 수 있다(그림 5-4 f 참조).

4) 안과 일반검사

콘택트렌즈의 성공적인 피팅으로 적절하게 착용할 수 있는지를 예단하기 위해서는 안검, 구결막, 각막, 눈물 등에 대한 충분한 세극등 현미경의 검사가 필요하다.

이 검사는 안조직의 병리적인 상태의 유무와 렌즈를 피팅했을 때 해부학적으로 악화될 수 있는 여러 가지 요인들을 사전에 파악하고 적절한 처방을 할 수 있기 때문이다.

5) 피팅 검사 및 착용중 검사

피팅 검사는 생리적인 눈의 상태에 가장 영향을 적게 주기 위한 적합여

부를 파악하는 방법이다. 여기에서도 하드렌즈와 소프트렌즈로 크게 나눌 수 있으며 꼭 필요한 검사방법이다.

착용중 검사는 전안부 및 피팅에 따른 변화 그리고 콘택트렌즈의 착용상 태를 평가하는 것으로 각각의 검사내용에 준해서 체크해야 하며 표 5-1의 '세극등 현미경의 검사항목'을 참고하기 바란다.

2. 곡률반경 측정기

각막 전면의 곡률반경 측정기로서 keratometer(또는 ophthalmometer)는 각막의 곡률반경과 굴절력, 정난시의 도수검사 및 축검사, 부정난시를 관찰 할 수 있고 피팅을 평가할 수 있으며 하드렌즈 및 수화되지 않은 소프트렌 즈의 전면커브 및 베이스커브를 측정할 수 있다.

keratometer의 측정범위는 각막중심반경 2mm 전후 부위로 제한되기 때 문에 참고로 처방할 뿐 결정치와 꼭 일치하는 것은 아니다.

keratometer의 광학적 기본원리는 각막에서 일정한 거리에 있는 발광물 체(luminous objects)로부터 나온 빛이 볼록구면경(각막전면)에 의해 반사 상(허상)을 결상하고 이 상의 크기를 측정하면 곡률반경이 되는 것이다.

표 5-2. keratometer의 사용목적

A) 각막의 전면 - 각 경선방향의 곡률반경 및 도수 측정 　　　　정난시의 도수 및 축 검사 　　　　부정난시의 유무 및 방향관찰 B) 콘택트렌즈의 면 - 하드렌즈와 소프트렌즈의 건조상태(dry condition)에서 　　　　전후면의 커브 측정 C) 피팅 - 하드렌즈와 소프트렌즈의 피팅 평가

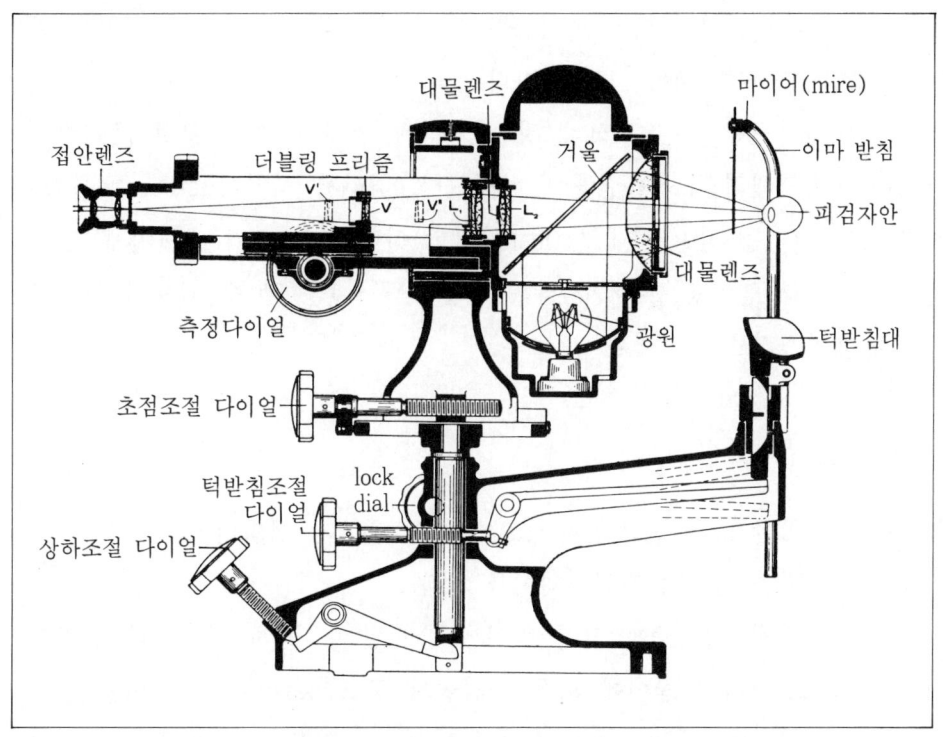

그림 5-5. keratometer의 광학시스템

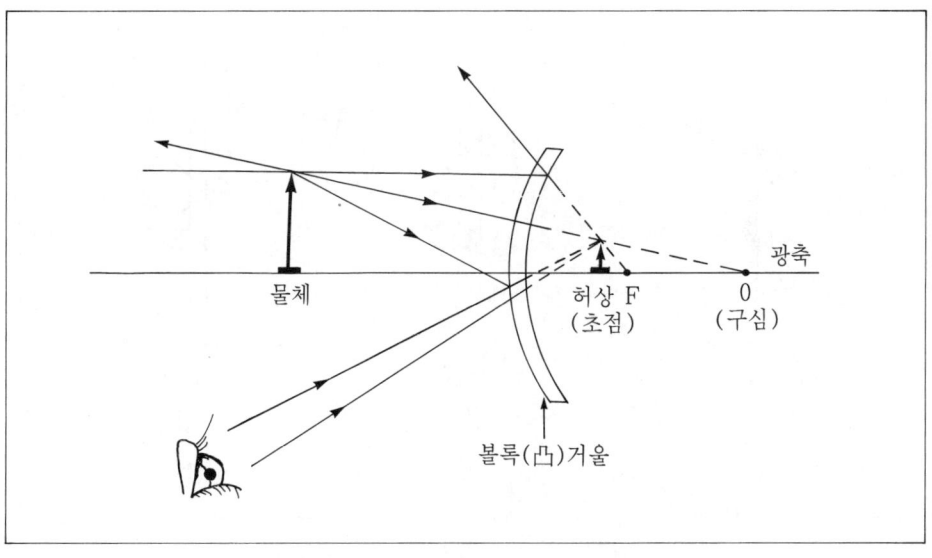

그림 5-6. 볼록구면경에 의한 결상

볼록구면경의 반사에 의해 생기는 상의 크기는 물체의 위치에 따라 변하며 이 상은 항상 축소된 정립허상이다.

물체가 볼록구면경으로부터 일정한 거리에 위치할 경우 형성되는 상의 크기는 볼록구면경의 곡률반경에 비례한다. 따라서 각막이 steep(볼록함)하면 상의 크기는 작고 반대로 flat(평평함)하면 상의 크기는 커지게 되며, 이상의 크기를 측정함으로써 각막의 곡률(만곡도)을 알 수 있으며 콘택트렌즈의 베이스커브를 선택할 수 있다.

1) 측정 전 조정

검사실은 암실 또는 반암실로 하고 keratometer의 접안렌즈를 들여다 보면서 시도조절을 행하며 전원스위치를 켠다.

피검자를 측정시간 중에 고정된 자세로 견딜 수 있게 광학대를 상하로 이동시켜 조절하며 턱받이에 턱을 올려놓게 하고 headrest에 이마를 붙이게 한 후 본체 상하 손잡이를 조절하여 관찰할 각막을 그림 5-7과 같이 양호한 위치가 되도록 조절한다.

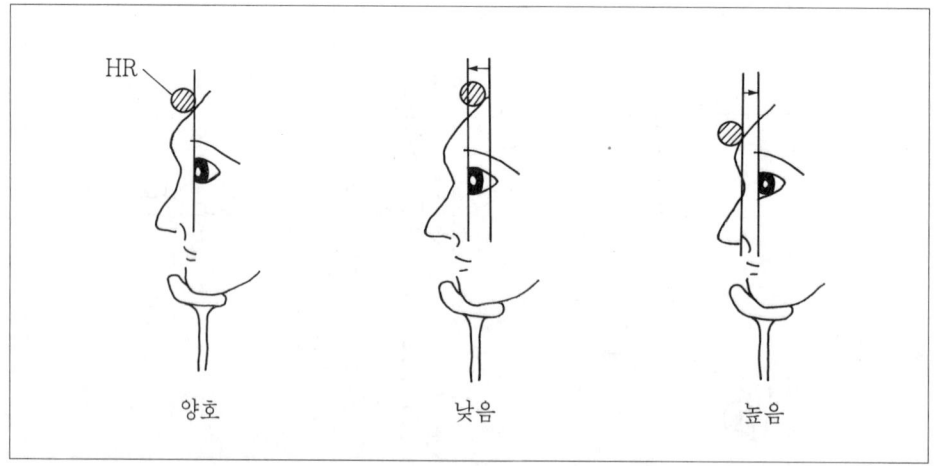

양호   낮음   높음

그림 5-7. 턱받이의 조절

2) 곡률반경 측정방법

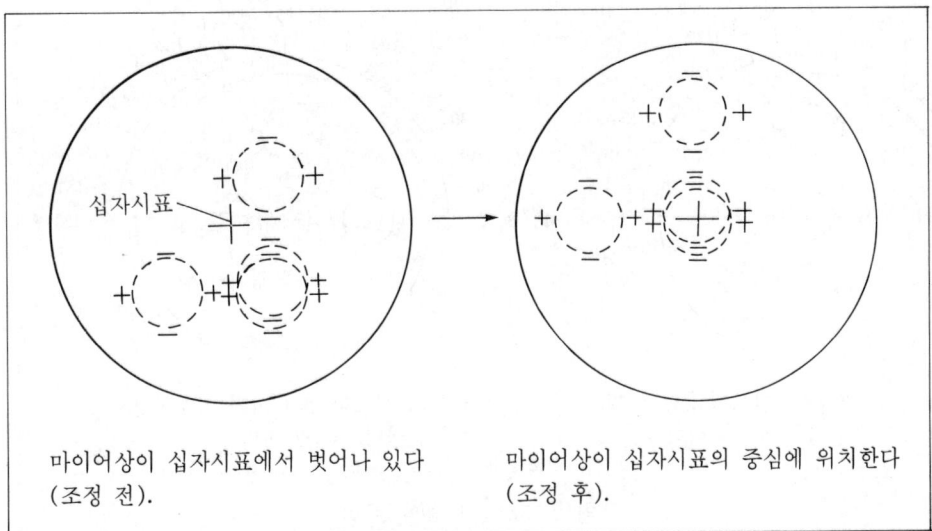

마이어상이 십자시표에서 벗어나 있다
(조정 전).

마이어상이 십자시표의 중심에 위치한다
(조정 후).

그림 5-8. 각막중심의 위치조정

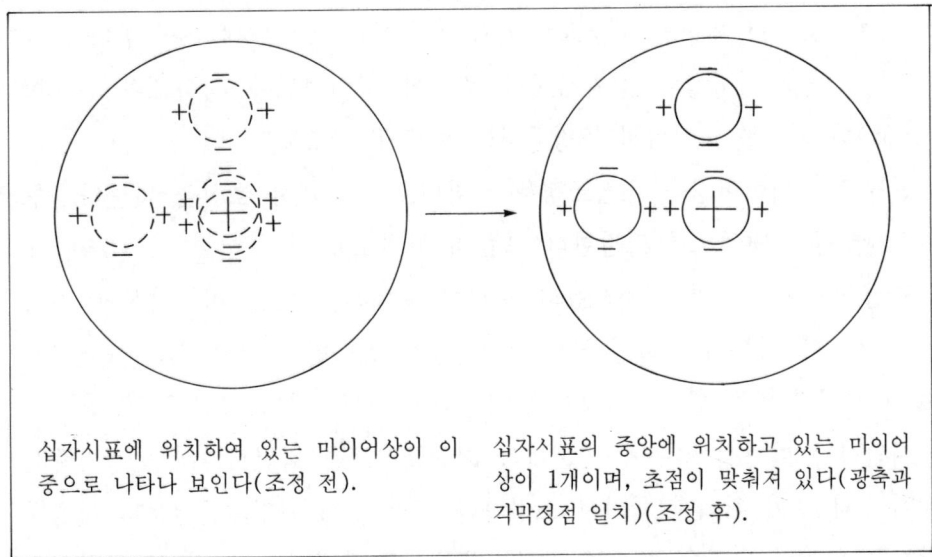

십자시표에 위치하여 있는 마이어상이 이
중으로 나타나 보인다(조정 전).

십자시표의 중앙에 위치하고 있는 마이어
상이 1개이며, 초점이 맞춰져 있다(광축과
각막정점 일치)(조정 후).

그림 5-9. 결상상태의 조정

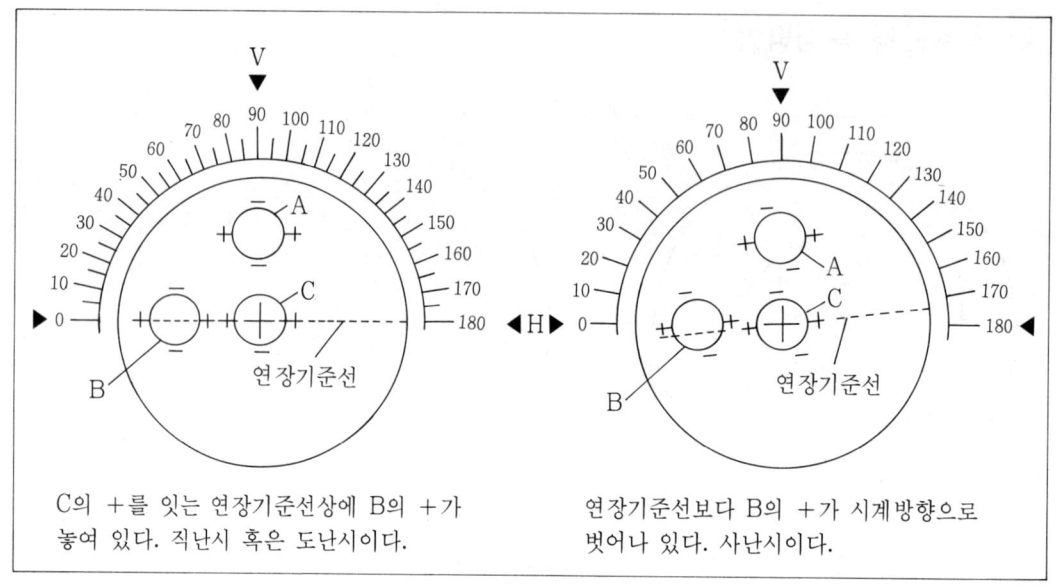

C의 +를 잇는 연장기준선상에 B의 +가
놓여 있다. 직난시 혹은 도난시이다.

연장기준선보다 B의 +가 시계방향으로
벗어나 있다. 사난시이다.

그림 5-10. 난시축의 조정

접안렌즈(시도조정환)을 들여다보면서 불명료한 상태의 십자시표가 선명
하게 보이도록 접안렌즈를 돌려서 조정한다.

이때 피검자를 keratometer에 세트(set)시키고 검사자가 측정에 들어가
면 십자시표에서 벗어난 불명료한 상태의 마이어(mire)상이 출현한다.

불명료한 마이어상이 십자시표의 중심에 위치하도록 상하조절 손잡이
(knob)나 본체를 움직여서 조정한다(그림 5-8 참조).

불명료한 마이어상을 초점조정용 손잡이로 조정해서 초점을 맞춘다. 즉,
결상상태를 선명하도록 조정한다(그림 5-9 참조).

결상조정이 끝나면 십자시표의 중심에 위치하고 있는 마이어상의 +가
어느 위치에 있는가를 확인한다. 연장선상에 있다면 직난시 또는 도난시이
고, 시계방향 또는 반시계방향으로 확인되면 사난시이다(그림 5-10 참조).

사난시가 발견될 경우에는 본체의 회전클리프를 회전시켜서 연장기준선
상에 B의 +가 위치할 때까지 조정한다. B의 +가 연장기준선보다 시계방
향으로 위치하고 있을 때에는 반시계방향으로 회전시키고, 반시계방향으로
위치할 때에는 시계방향으로 본체를 회전시킨다(그림 5-11 참조).

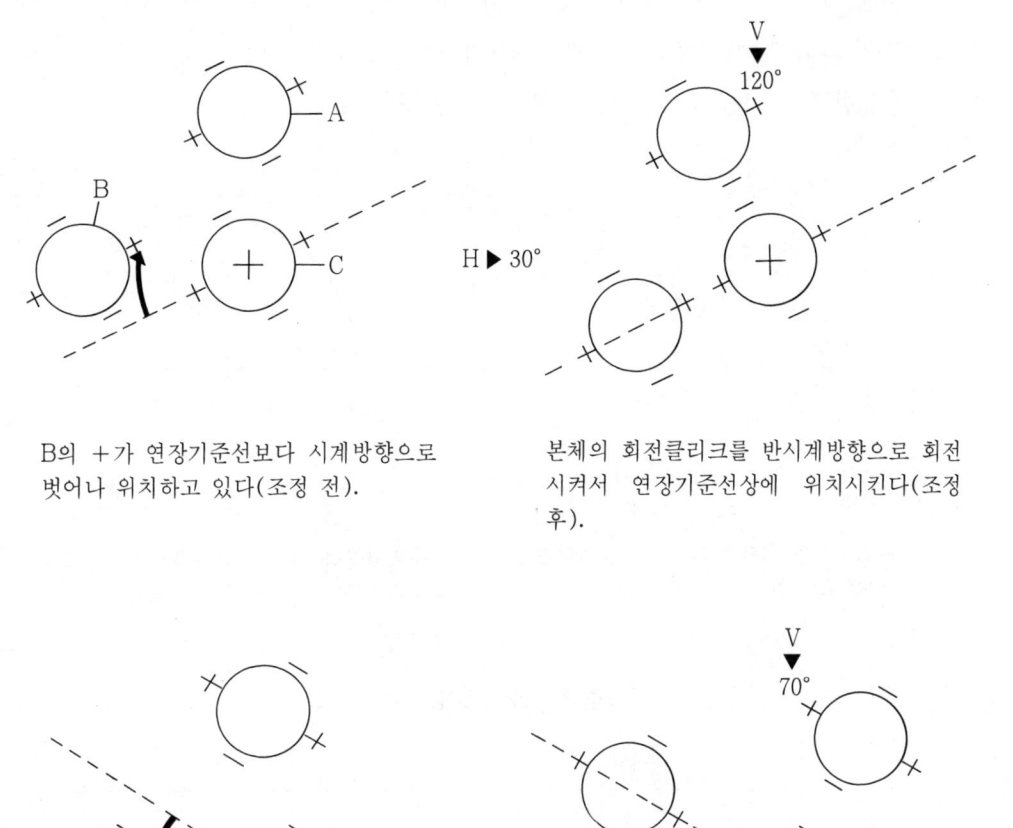

B의 +가 연장기준선보다 시계방향으로 벗어나 위치하고 있다(조정 전).

본체의 회전클리크를 반시계방향으로 회전시켜서 연장기준선상에 위치시킨다(조정 후).

B의 +가 연장기준선보다 반시계 방향으로 위치하고 있다(조정 전).

본체클리크를 시계방향으로 회전시켜 연장기준선상에 위치시킨다(조정 후).

그림 5-11. 사난시측의 조정

난시축을 결정한 후 C의 +와 B의 +를 수평곡률측정용 손잡이를 돌려서 일치시킨다(그림 5-12 참조).

수평곡률측정용 손잡이로서 +를 일치시킨 후 수직방향에 있는 C의 ─

와 A의 −를 수직곡률측정용 손잡이를 회전시켜서 하나가 되도록 일치시
킨다(그림 5-13 참조). 이상과 같이 조정이 완료되면 수평곡률반경, 수직
곡률반경 및 난시축을 눈금에서 각각 읽도록 한다.

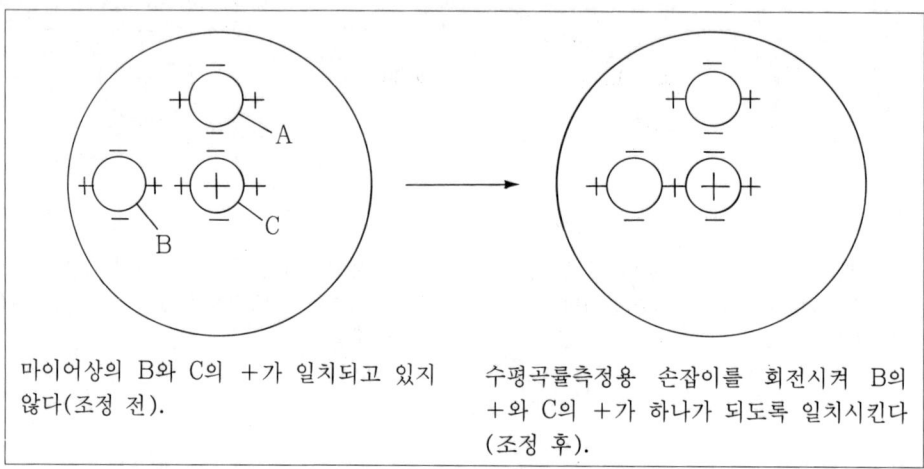

마이어상의 B와 C의 +가 일치되고 있지   수평곡률측정용 손잡이를 회전시켜 B의
않다(조정 전).   +와 C의 +가 하나가 되도록 일치시킨다
     (조정 후).

그림 5-12. 수평경선의 일치조정

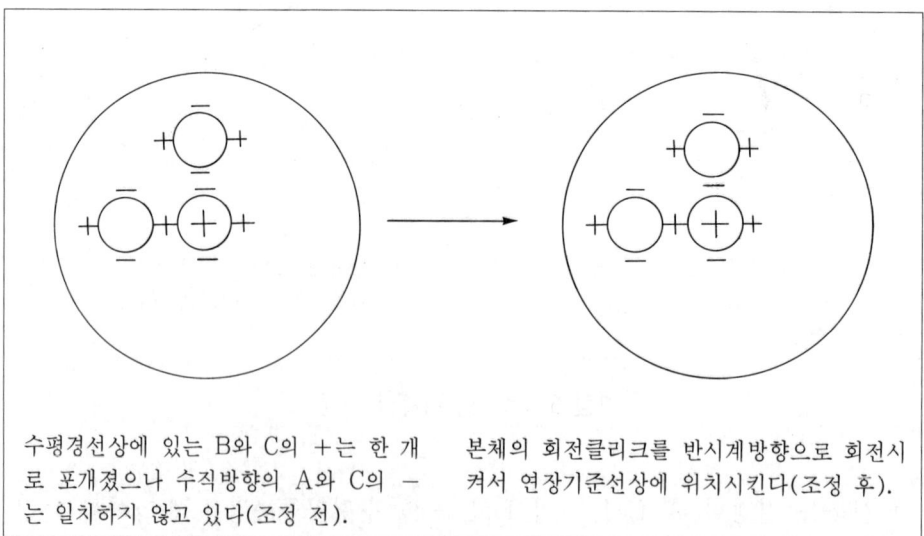

수평경선상에 있는 B와 C의 +는 한 개   본체의 회전클리크를 반시계방향으로 회전시
로 포개졌으나 수직방향의 A와 C의 −   켜서 연장기준선상에 위치시킨다(조정 후).
는 일치하지 않고 있다(조정 전).

그림 5-13. 수직경선의 일치조정

3) keratometer로 측정할 때 주의할 점

keratometer의 광축상에 각막 정점을 위치시키기 위하여 leveling sign과 수평경선의 마크를 보면서 육안으로 높이를 조정한다.

그 후 접안렌즈를 들여다보고 본체를 회전시키면서 불명료한 상태의 마이어상을 찾아서 마이어상의 위치를 결정한다. 이 경우에 각막측정부와 마이어타깃과의 거리는 항상 일정하도록 만들어져 있다(A와 C의 결상).

따라서 각막측정부와 마이어타깃과의 거리가 선명하게 보이는 결상거리보다 지나치게 벗어나면 명료한 상태가 심해져서 확인할 수 없게 된다(그림 5-14 참조).

keratometer의 마이어상의 관찰에 있어서 이 상이 검출되었을 경우 볼록(凸)면과 오목(凹)면의 상위에 의해서 이상부위가 정반대로 된다(그림 5-15 참조).

각각의 경우에 대해 정리하면 다음과 같다.

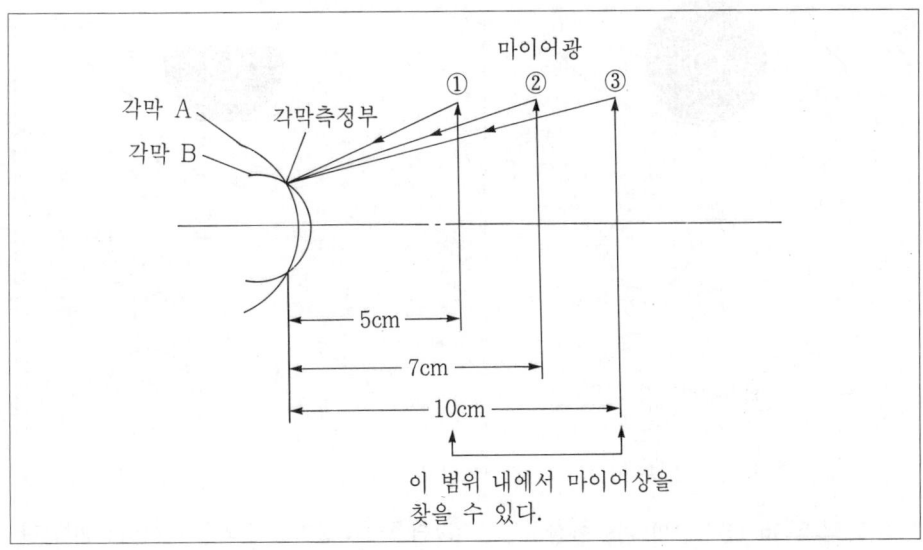

그림 5-14. keratometer의 결상범위

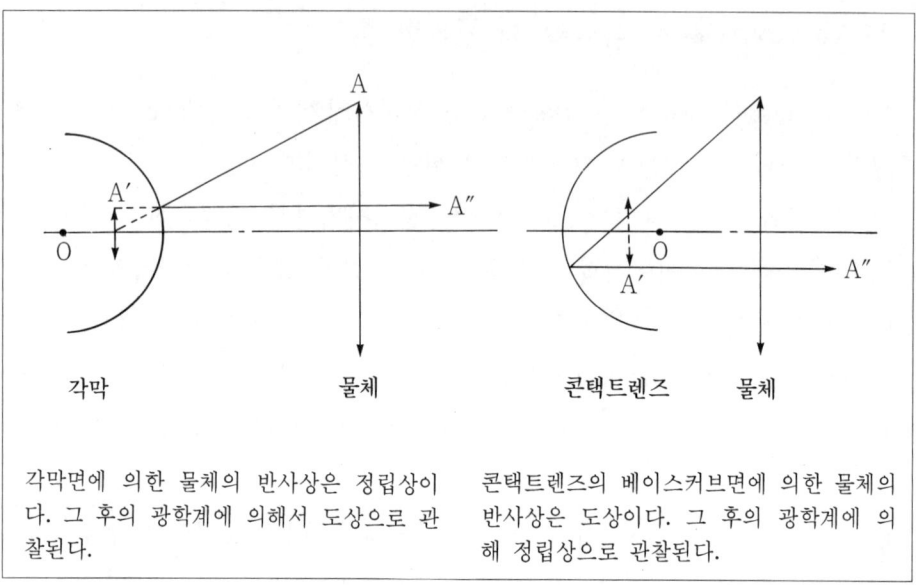

각막면에 의한 물체의 반사상은 정립상이
다. 그 후의 광학계에 의해서 도상으로 관
찰된다.

콘택트렌즈의 베이스커브면에 의한 물체의
반사상은 도상이다. 그 후의 광학계에 의
해 정립상으로 관찰된다.

그림 5-15. keratometer에 의한 각막면과 콘택트렌즈의 베이스커브면
에 있어서 반사상의 상위

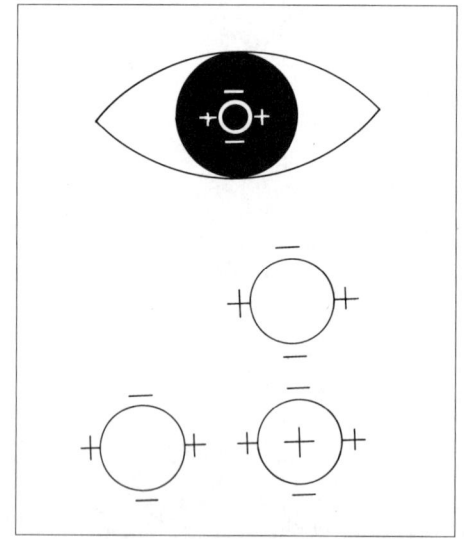
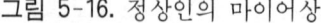

그림 5-16. 정상인의 마이어상

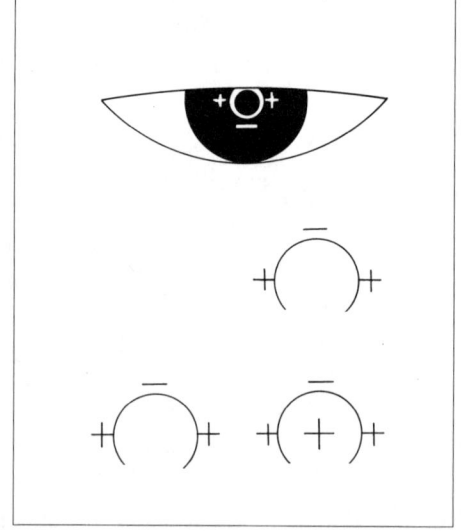

그림 5-17. 상안검에 의한 마이어상의 차단

(1) 상안검 및 속눈썹의 영향

검사중에 마이어상이 완전한 상태로 관찰되면 문제는 없으나 부분적으로

희미하게 되거나 차단되는 경우가 있다. 부분적으로 희미해진 것은 속눈썹의 영향이 압도적으로 많고 일부가 차단된 경우에는 상안검이 영향을 미치는 것이다(그림 5-17 참조).

　어느 것이나 상안검에 의한 영향이므로 이러한 경우는 상안검을 손가락으로 가볍게 올리면 완전한 마이어상을 관찰할 수 있다(그림 5-16 참조).

(2) 강도의 난시와 부정난시

　약도 난시안의 마이어상은 육안으로는 정원으로 관찰되나 강도 정난시의 마이어상는 약주경선(각막의 완만한 커브. 예로 수직경선, 수평경선) 쪽으로 늘어난 타원형으로 관찰된다(그림 5-18 참조).

　정난시가 타원으로 관찰될 때의 각막난시의 크기는 2.00D 이상인 경우가 많다. 또 정난시와 부정난시를 구별할 때에는 마이어상의 A와 C의 결상이 한 개로 포개지면 정난시이고 한 개로 포개지지 않으면 부정난시이다(그림 5-19 참조).

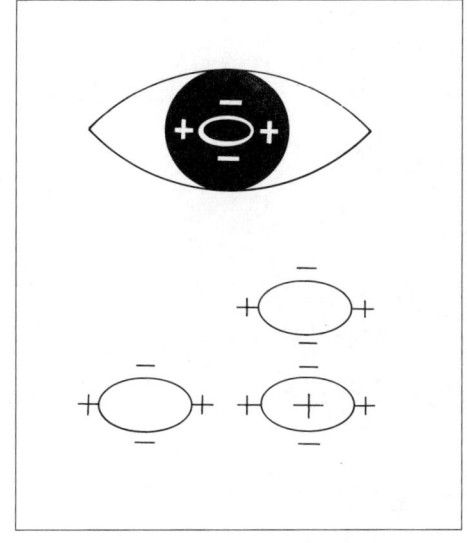

그림 5-18. 강도의 정난시

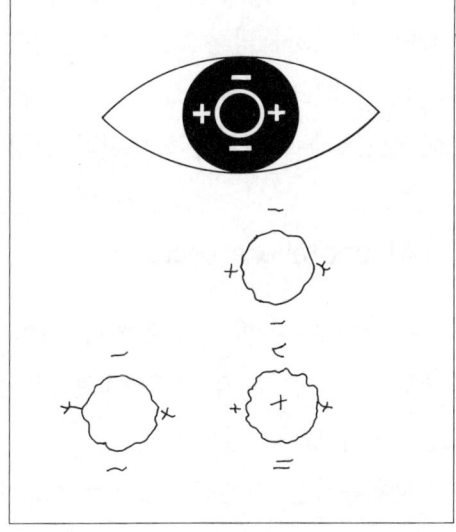

그림 5-19. 전방향의 부정난시

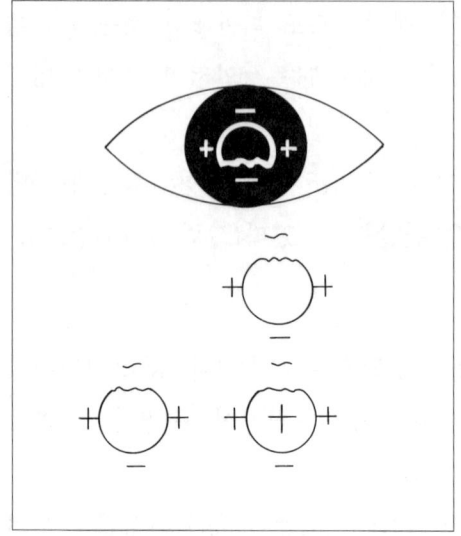
그림 5-20. 각막 6시 방향의 부정난시

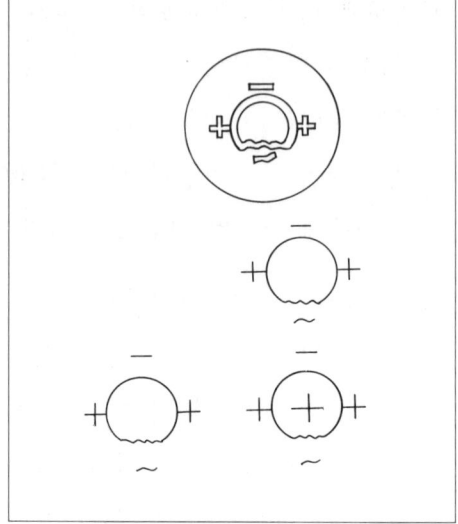
그림 5-21. 콘택트렌즈의 베이스커브 6시
방향의 부정난시

(3) 각막의 흠과 콘택트렌즈(베이스커브)의 흠

각막의 6시 방향에 발생한 흠집을 관찰하게 되면 마이어상의 반사광의 흩어짐은 12시 방향으로 나타난다(그림 5-20 참조).

콘택트렌즈의 베이스커브 6시 방향에서 관찰되는 흠집은 마이어상에 있어서도 6시 방향에서 나타난다(그림 5-21 참조).

4) photokeratoscope

이 기기는 각막 중앙부에서 주변부로 조금씩 증가하는 곡률반경의 형태변화를 사진으로 찍어 나타내는 기기로 컴퓨터를 통해 분석하면 2.5~9.0mm 전후까지 알 수 있다.

사용목적은 기본적으로 keratometer와 같으며, 이 Pracido 사진은 컴퓨터의 발달에 따른 각막 해석 시스템으로 각막 부위별 곡률을 해석할 수 있고 따라서 보다 정확한 피팅을 하는 데 도움을 준다.

소프트렌즈의 피팅이 불량일 때에는 순목한 후 7초 정도 눈을 뜨고 있으면 상이 흐리게 된다.

표 5-3. photokeratoscope의 해석

A) 각막 - 각막의 크기 측정

　　중심부에서 주변부까지의 곡률반경 측정

　　각막사시 및 축의 검사

　　각막 형상의 그래픽

B) 콘택트렌즈 - 하드렌즈의 착용중 검사

　　하드렌즈와 소프트렌즈의 베이스커브와 직경 측정

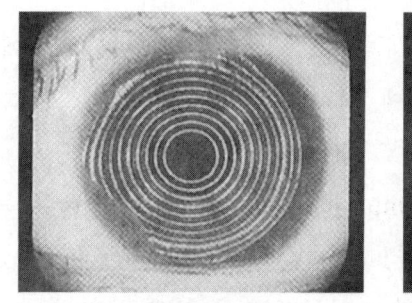 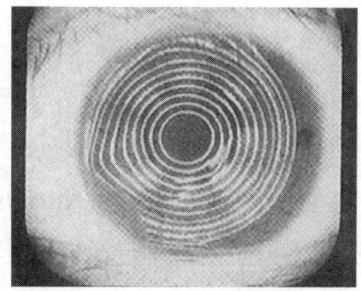

양호한 피팅　　　　　　　　불량한 피팅
그림 5-22. photokeratoscope에 의한 피팅의 판정

제6장 콘택트렌즈의 검사

피팅(fitting) 전 검안 절차에 따라 얻어진 결과를 바탕으로 해서 착용하게 될 렌즈의 파라미터(parameter)가 결정된다. 물론 제조회사의 품질관리 수준을 신뢰할 수 있다면 확인할 필요는 없지만 적절하게 처방하기 위해서는 검사를 정확하게 실시할 수 있어야 한다.

양질의 렌즈를 처방하고 피팅하기 위해서는 크게 2종류의 검사기기가 있는데 우선 처방결정에 있어서 중요한 자료를 충실하게 검사하고 결정하여 종합적으로 판단하는 것이며 또 하나는 렌즈가 처방규격에 맞는지를 체크하는 것이다.

먼저 렌즈처방기기의 기능은 의학적으로 적응할 수 있는가를 예증하고 처방에 필요한 자료를 수집하는 데에 목적이 있으며, 이들의 자료는 처방시에는 물론이고 정기검사에 있어서도 중요하게 이용된다.

따라서 중요한 처방기기인 slit lamp microscope와 kerometer는 제5장에서 충분히 설명하였고 이 밖에도 Placido 각막계(Pracido's karatoscope), 만능측정기(각막경, 동공경, 검열폭), 안구돌출계, 각막지각계(aesthesiometer) 등이 있다.

또한 각종 파라미터 검사기기의 기능은 렌즈의 물리적 광학적 결함으로부터 벗어날 수 있으며 렌즈의 특성을 깊이 이해하고 변수에 대한 판단에도 많은 도움을 주기 때문에 본 장에서 중점적으로 다루었다.

측정기기로는 렌즈메타(lensmeter), 레디우스코프(radiuscope), 콘택트렌즈 스크린(contactlens screen), 콘택트렌즈 종합검사기(contactlens analyzer), 휴대용 확대기(lupe), 직경 게이지(V-channel gauge), 두께 게이지(dial gauge) 등이 있다.

표 6-1. 관련기기

A. 피팅(fitting)

A) 곡률반경측정 - keratometer

potokeratoscope

B) 세극등 현미경(slit lamp microscope)

C) Placido각막계(Placido's keratoscope)

D) 만능측정기(각막경, 동공경, 검열폭)

E) 안구돌출계

F) 각막지각계(aesthesiometer)

B. 렌즈의 파라미터(lens parameter)

A) 도수 - lensmeter

B) 베이스커브 - radiuscope

keratometer

contactlens analyzer

C) 직경 - V-channel gauge

contactlens analyzer

lupe

contactlens screen

D) 중심두께 - dial gauge

contactlens analyzer

C. 기타

A) 가장자리 - lupe

contactlens screen

contactlens analyzer

B) 홈, 기스 - lupe

microscope

1. 도수

앞에서 행한 굴절검사 및 시력검사에 의해 필요로 하는 굴절력이 결정되면 이것을 이용해서 교정할 렌즈의 도수를 얻는다. 굴절력의 단위는 디옵터(diopter, D)[24]이며 콘택트렌즈의 전용 홀드를 측정창에 끼운 렌즈메타(lensmeter)를 사용하여 측정한다.

하지만 렌즈메타는 안경렌즈의 굴절력을 측정하는 기기이므로 콘택트렌즈의 굴절력을 정확하게 측정하기는 곤란하다. 왜냐하면 콘택트렌즈는 대칭형이 아닌 meniscus형의 만곡도에 따른 전면 또는 후면 굴절력의 차이와 렌즈의 두께, 렌즈의 받침부에서 생기는 위치에 따른 차이값이 포함되어

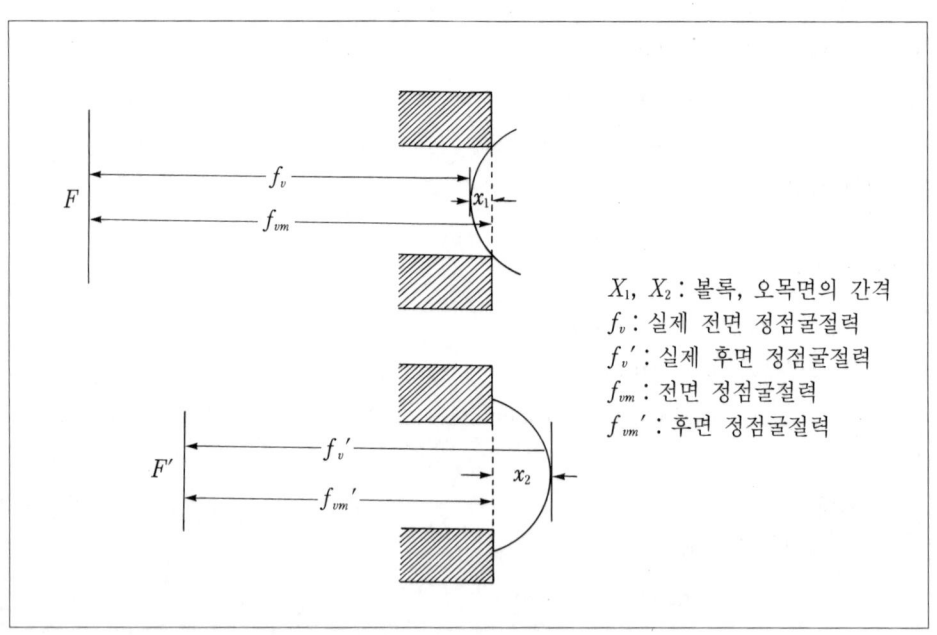

X_1, X_2 : 볼록, 오목면의 간격
f_v : 실제 전면 정점굴절력
f_v' : 실제 후면 정점굴절력
f_{vm} : 전면 정점굴절력
f_{vm}' : 후면 정점굴절력

그림 6-1. 렌즈의 위치 차이에서 생기는 오차

---

24) 렌즈의 굴절력(dioptric power of lens)은 초점거리(m)의 역수로 표현되므로, 평행광선이 +1.00D의 렌즈를 통과하면 1m 뒤에 초점이 맺힌다.

$$D = \frac{1}{f}$$ D : 렌즈의 굴절력[D]

f : 초점거리[m]

표 6-2. vertex distance chart(정점거리 : 10.0, 12.0, 14.0mm)

안경도수	−렌즈			+렌즈		
	10mm	12mm	14mm	10mm	12mm	14mm
4.00	3.87	3.87	3.75	4.12	4.25	4.25
4.50	4.25	4.25	4.25	4.75	4.75	4.75
5.00	4.75	4.75	4.62	5.25	5.25	5.37
5.50	5.25	5.12	5.12	5.75	5.87	6.00
6.00	5.62	5.62	5.50	6.37	6.50	6.50
6.50	3.12	6.00	6.00	7.00	7.00	7.12
7.00	6.50	6.50	6.37	7.50	7.62	7.75
7.50	7.00	6.87	6.75	8.12	8.25	6.37
8.00	7.37	7.25	7.25	8.75	8.87	9.00
8.50	7.87	7.75	7.62	9.25	9.50	9.62
9.00	8.25	8.12	8.00	9.87	10.12	10.37
9.50	8.62	8.50	8.37	10.50	10.75	11.00
10.00	9.12	8.87	8.75	11.12	11.37	11.62
10.50	9.50	9.37	9.12	11.75	12.00	12.25
11.00	9.87	9.75	9.50	12.37	12.75	13.00
11.50	10.37	10.12	9.87	13.00	13.37	13.75
12.00	10.75	10.50	10.25	13.62	14.00	14.50
12.50	11.12	10.87	10.62	14.25	14.75	15.25
13.00	11.50	11.25	11.00	15.00	15.50	16.00
13.50	11.87	11.62	11.37	15.62	16.12	16.62
14.00	12.25	12.00	11.75	16.25	16.75	17.50
14.50	12.62	12.37	12.00	17.00	17.50	18.25
15.00	13.00	12.75	12.37	17.75	18.25	19.00
15.50	13.50	13.00	12.75	18.25	19.00	19.75
16.00	13.75	13.50	13.00	19.00	19.75	20.50
16.50	14.12	13.75	13.50	19.75	20.50	21.50
17.00	14.50	14.12	13.75	20.50	21.50	22.25
17.50	14.87	14.50	14.00	21.25	22.25	23.25

무시할 수 없는 오차가 있기 때문이다.

이와 같이 렌즈메타에서 렌즈를 부상시켜 굴절력을 측정하면 볼록렌즈에서는 도수가 증가하고 오목렌즈에서는 감소하는 도수효과가 있다.

따라서 콘택트렌즈의 정밀한 굴절력을 측정하기 위해서는 전용홀드를 측정창에 끼운 렌즈메타에 렌즈표면의 물기를 가볍게 닦아내고 건조하지 않게 렌즈를 올려놓고 측정하면 ±0.50D 정도의 오차에서 측정이 가능하다.

콘택트렌즈의 굴절도는 보통 안경굴절력으로 표시되는데, 굴절이상의 교정은 렌즈의 후초점과 눈의 원점이 일치하는 곳이며, 유효굴절력은 그 위치에 따라 변화된다.

따라서 안경의 도수와 비교해서 콘택트렌즈의 도수를 계산할 때에는 정점간 거리(vertex distance)[25]를 고려하여 환산해야 한다.

콘택트렌즈는 각막과 직접 접촉된 상태로 착용하지만 안경은 눈 앞의 각막 꼭지점으로부터 일정한 거리에 있기 때문이다. 만일 S-9.00D인 안경을 12mm로 장용한 사람이 콘택트렌즈로 바꿔 착용할 때의 도수(D)를 구하면 다음과 같다.

$$D_c = \frac{D_s}{1 - lD_s} = \frac{-9.00}{1 - [0.012 \times (-9.00)]} = -8.12D$$

즉 -8.12D의 콘택트렌즈로 처방해야 한다.

이와 같이 계산하면 위의 표 6-2와 같으며 실제로 처방할 때 참고로 해도 좋을 것이다.

---

25) 안경과 콘택트렌즈의 굴절력이 ±4.0D 이하일 경우에는 큰 차이가 없다.

$$D_c = \frac{D_s}{1 - lD_s}$$

D_c : 콘택트렌즈의 굴절력 D_s : 안경렌즈의 굴절력
l : 정점간 거리(m : 12.0mm인 경우 0.012m)
근시에서는 $|D_c| < |D|$ 이고, 원시에서는 $|D_c| > |D|$ 이다.

2. 베이스커브

각막곡률반경의 측정결과를 이용해서 착용할 렌즈의 베이스커브(base curve, BC)를 결정한다. 하드렌즈에 있어서 베이스커브의 선택은 각막곡률 반경의 강주경선과 약주경선의 중간치에 가장 가까운 flat한 렌즈를 선택하 며 keratometer나 radiuscope로 측정한다.

keratometer는 littman형을 제외한 나머지는 측정할 때 수치가 다르게 나오므로 환산표에 의한 보정이 필요하고, radiuscope는 구면의 곡률중심

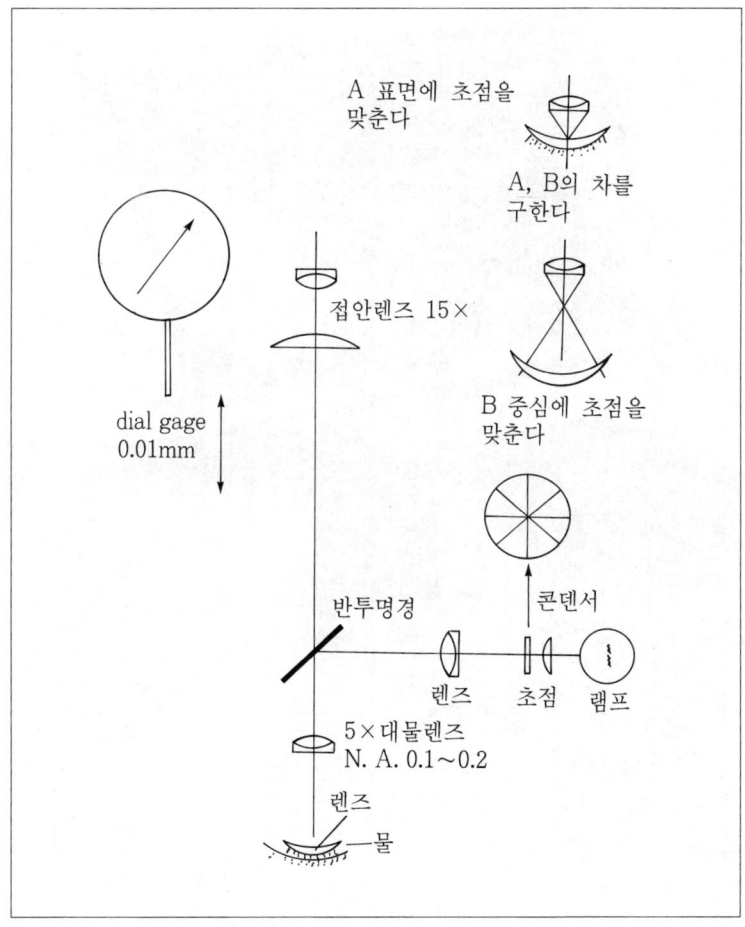

그림 6-2. radiuscope의 광학계

을 구하고 이 위치와 구면의 표면간거리 즉, 곡률반경을 구하는 방법이며 현재 가장 많이 이용되고 있다.

소프트렌즈의 베이스커브는 착용시 약간의 변화가 있고, 제조방법과 재료 및 함수율 등에 따라 조금씩 다르므로 제조회사의 처방 매뉴얼을 참고로 하는 것이 좋겠다.

측정방법은 일정한 구경에 있어서 구면의 깊이(sagittal depth)를 측정해 베이스커브를 환산하는 종합검사기(contactlens analyzer)가 있다.

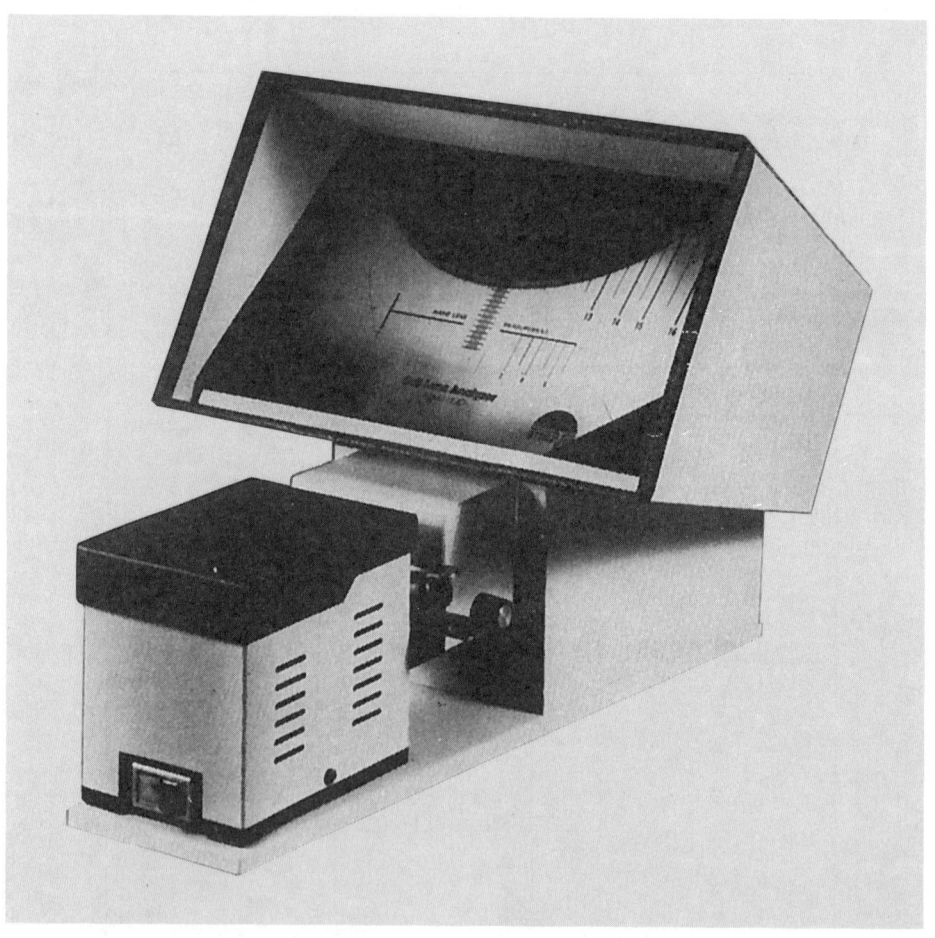

그림 6-3. 종합검사기

3. 직경

콘택트렌즈의 전체 직경(overall diameter, size)에는 광학부(optical zone) 와 주변부 커브(peripheral curve), 베벨(bevel), 가장자리(edge) 등이 포함된다. 일반적으로 하드렌즈는 8.0~9.0mm, 소프트렌즈는 13.0~14.5mm의 것이 대부분이지만 특수한 경우도 있다. 콘택트렌즈의 직경검사는 contact-lens screen이나 마이크로미터가 부착된 lupe, V-channel gauge, contact-lens analyzer 등으로 한다.

처방시 베이스커브와 직경은 밀접한 관계가 있다. 콘택트렌즈는 착용중에 약간씩 움직여야 하는데, 이 렌즈의 움직임을 원활히 하기 위해 알맞은 직경과 베이스커브를 선택해야 한다. 이것은 곧 광학적인 성능과 착용감에 많은 영향을 준다.

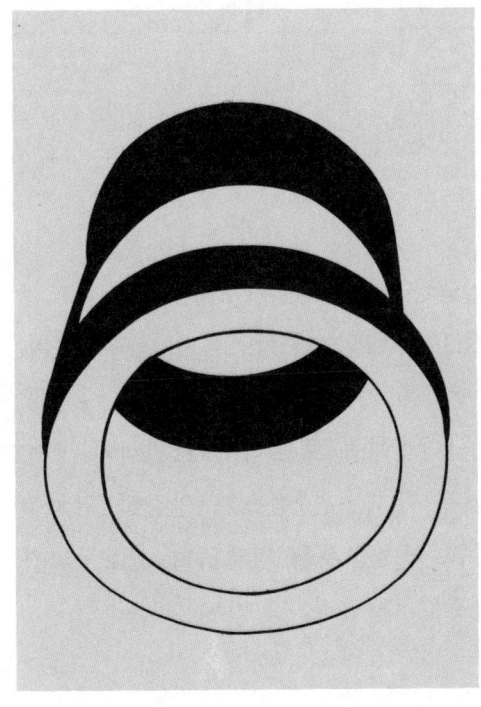

그림 6-4. 마이크로미터가 부착된 lupe

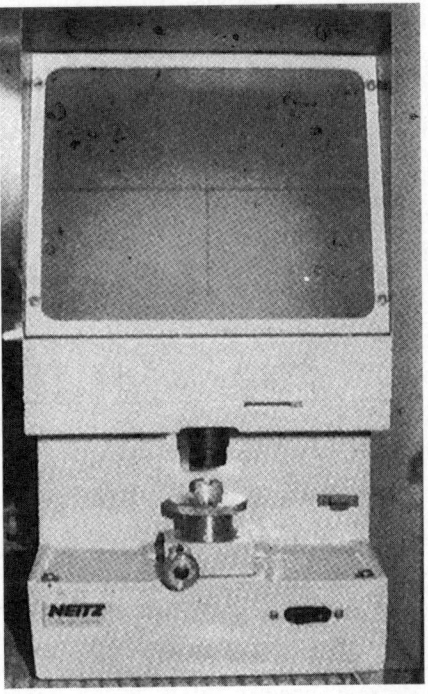

그림 6-5. contact screen

각막곡률에 비례하여 렌즈의 직경을 선정해야 하지만, 직경이 큰 렌즈는 안정감이 있으나 눈물교환과 산소공급을 방해하므로 좋지 않아, 직경을 크게 하는 것보다 베이스커브를 바꾸는 것이 바람직하다.

적절한 렌즈의 직경을 결정하기 위해서는 각막의 직경과 곡률반경, 동공의 직경, 안검 및 렌즈의 굴절력 등의 요인을 고려해야 한다. 따라서 최근에는 눈에 부담을 줄이기 위해 직경을 13.0mm 정도로 고정하고 sagittal depth 이론을 참고하여 베이스커브를 선정한 소프트렌즈도 출시되고 있다.

표 6-3. 소프트렌즈의 베이스커브와 직경

B. C 범위(mm)	diameter(mm)
~8.10	13.0
8.10~8.30	13.5
8.30~8.50	14.0
8.50~	14.5

4. 중심두께

렌즈의 중심두께(thickness, T)와 곡률은 굴절력과 관계가 있다. 하드렌즈의 두께는 dial gauge로 측정하고 소프트렌즈는 종합검사기로 측정하며, 측정할 때 렌즈의 중심은 구면이므로 주의를 기울여야 한다.

중심두께가 너무 얇으면 각막의 중심안정에는 좋으나 커브변화가 오기 쉽고, 시력교정능력이 줄어든다. 또 너무 두꺼우면 렌즈가 안정된 위치를 갖지 못하며 각막과 결막에 부담을 주고 눈물순환을 방해하며 산소투과가 잘 되지 않아, 건조감과 각막부종을 일으킬 수 있다.

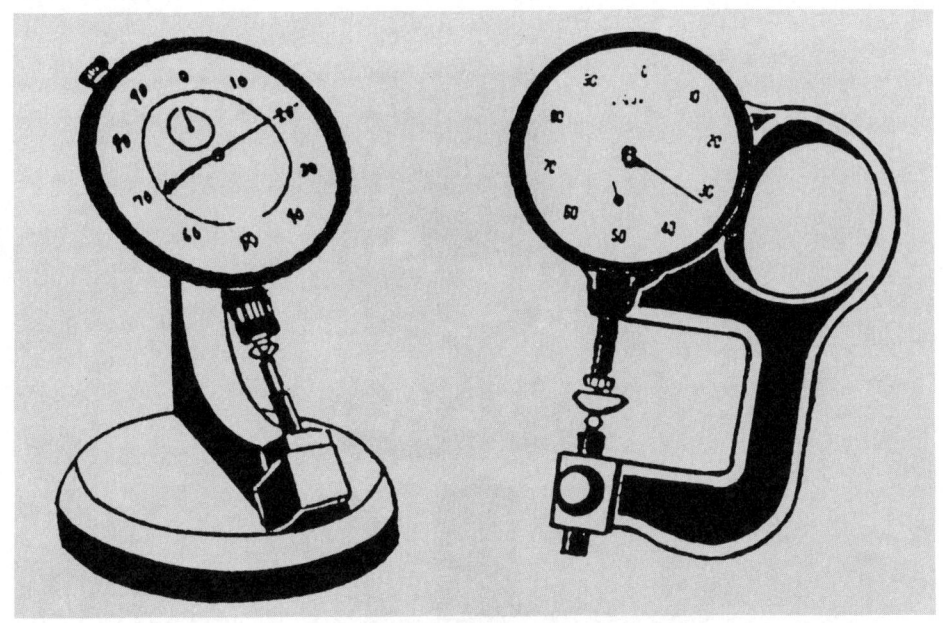

그림 6-5. dial gauge

5. 가장자리

가장자리(edge, 끝모서리)는 렌즈의 움직임이나 정지시 눈물순환에 영향을 미치므로 날카롭게 각이 지면 곤란하며, 너무 두꺼우면 눈에 부담을 주어 착용감이 좋지 않다.

또 너무 얇거나 가장자리의 끝이 거칠면 떨어져 나갈 수도 있으며 가장자리를 이루는 렌즈의 베벨커브는 각막과 생리적인 관계가 적절하게 유지될 수 있도록 고려되어야 한다.

손가락으로 가장자리 주위를 쓰다듬어 보면 매끄럽지 않는 것을 발견할 수도 있고 한쪽이 더 두꺼운 것도 알 수 있는데, 이런 렌즈는 좋은 렌즈가 될 수가 없으며 안검에 의해 이물감이 동반된다.

렌즈의 가장자리는 lupe(hand held magnifier), contactlens screen, contactlens analyzer, 확대투영기 등과 같은 여러 가지 확대기를 사용해서 정

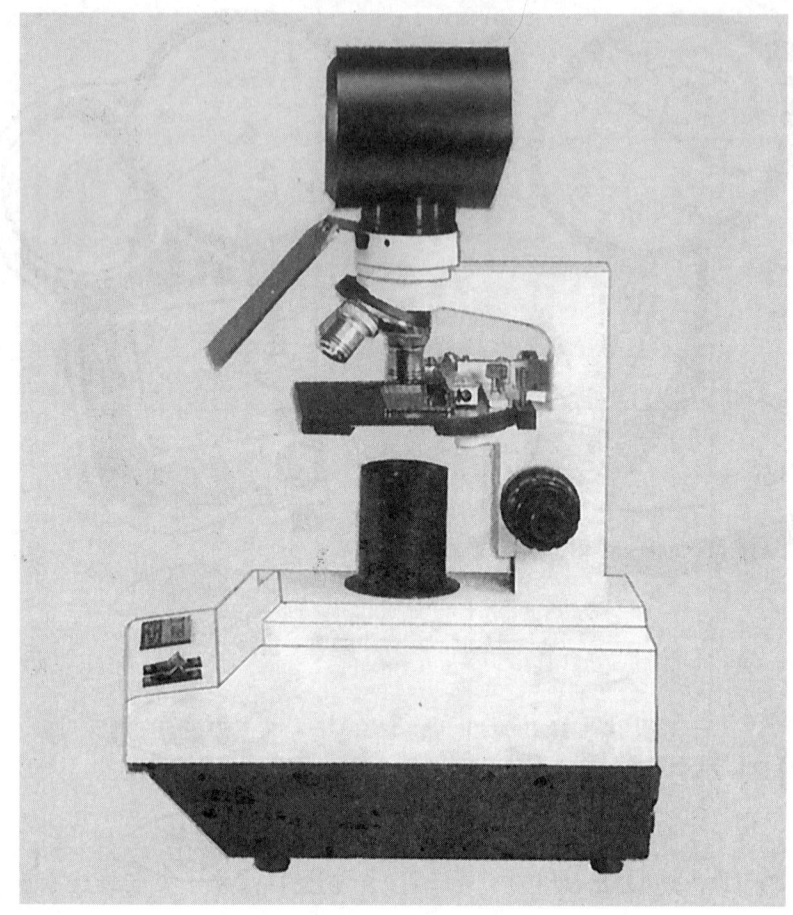

그림 6-6. 확대투영기

밀하게 검사할 수 있다.

6. 흠, 기스

흠과 기스 등은 시력을 흐리게 하고 취급시 가벼운 충격에도 이내 파손
되는 수가 있지만 대개 렌즈광학부에 전혀 없는 것은 없고 여러 가지 기기
를 사용하면 보이기 마련이다.

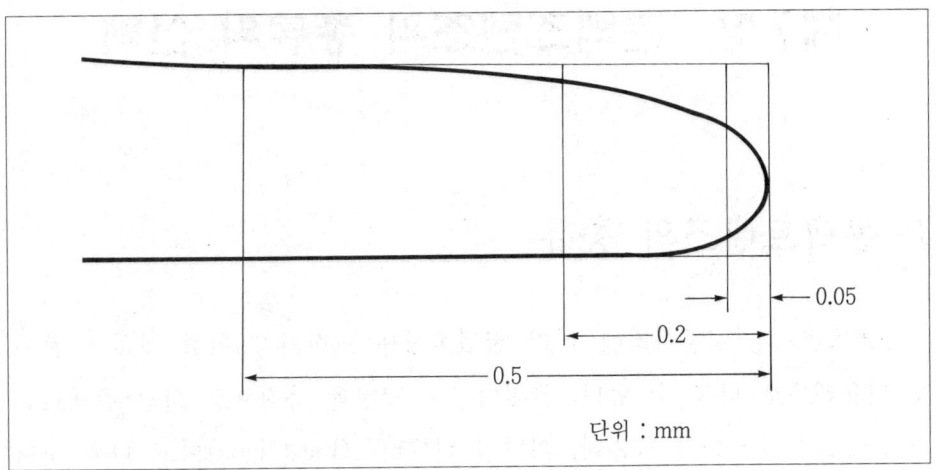

그림 6-7. 가장자리의 외형

따라서 각막에 대해 위험을 초래할 수 있거나 결상에 악영향을 주는 것은 유해한 것으로 판단해야 함은 두말할 것도 없지만 그렇다고 단순히 유해의 기준을 잡기란 쉽지 않다.

흠과 기스는 어떤 모양으로 해서 폭과 크기 및 빛의 산란으로 인식될 수도 있지만 렌즈가 눈에 삽입되면 눈물에 젖게 되므로 대부분 소멸되고 만다. 대표적인 검사기기로는 lupe, microscope 등이 있다.

제 7 장 콘택즈렌즈의 종류와 선택

1. 콘택트렌즈의 종류

콘택트렌즈는 사용목적에 따라 굴절이상을 교정하기 위한 것과 치료용 및 미용렌즈로 나눌 수 있다. 굴절이상의 교정을 목적으로 하는 콘택트렌즈에는 크게 2종류가 있는데, 하나는 하드렌즈(hard lens)이고 다른 하나는 소프트렌즈(soft lens)이다.

하드렌즈는 PMMA(polymethyl methacrylate)와 같이 안전성이 높고 단단한 재료로 되어 있으며, 렌즈의 직경은 8.0∼9.0mm이다. 이것은 난시증세가 심하거나 불규칙한 각막환자의 시력교정에 좋고, 수명이 길며 세척도 용이할 뿐만 아니라 눈에 삽입하거나 제거하기도 쉽다.

이와 같이 PMMA 렌즈는 광학적으로 우수한 재료임에도 불구하고, 산소가 투과되지 않아 생리적 관점에서 볼 때 각막세포의 신진대사를 방해하여 각막부종 및 여러 부작용이 발생할 수도 있어 수면시 착용은 불가능하다.

또한 산소투과성이 높은 하드렌즈(rigid gas permeable lens, RGP lens)가 이미 대중화되었으며 그 중에 대표적인 재료는 CAB(cellulose acetate butylate)와 실리콘계(silicon derivative)이다.

이 RGP렌즈는 hard type과 soft type의 장점을 절충해 만들어져 광학적 장점이 있고 산소를 투과시킬 수 있으며, 산소투과계수가 높은 렌즈일수록 각막에 영향을 적게 주어 안정감을 주며 종래의 PMMA보다 각막부종과 각종 부작용에서 벗어날 수 있는 놀라운 기능을 가지고 있다. 그러나 재질의 강도나 제조공정의 어려움으로, 가격면에서 비싸고 착용시 오염과 흠이 나기 쉽다.

소프트렌즈는 13.0∼14.5mm로서 하드렌즈에 비해 지름이 크고, PHE-MA(polyhydroxyethyl methacrylate)나 PVP(polyvinyl pyrrolidone) 등의

표 7-1.　콘택트렌즈의 분류

A. 제조(manufacture)

　A) 재료(material) - 하드(hard) : 산소불투과성재료

　　　　　　　　　　　　　(oxygen no permeable materials)

　　　　　　　　　　　　산소투과성재료

　　　　　　　　　　　　(oxygen permeable materials)

　　　　　　　소프트(soft) : 비함수성재료(non-hydrated materials)

　　　　　　　　　　　함수성재료(hydrated materials)

　B) 디자인(design) - 구면형(spherical) : 전면커브(anterior curve)

　　　　　　　　　　　　　후면커브(posterior curve)

　　　　　　　원주형(cylinderical) : 토릭커브(toric curve)

　C) 직경(size) - 각막렌즈(corneal lens)

　　　　　　반공막렌즈(semi-scleral lens)

　　　　　　공막렌즈(scleral lens)

　D) 제조법(process) - 선반절삭법(lathe cutting method)

　　　　　　　회전주조법(spin casting method)

　　　　　　　고정주물법(static moulding method)

B. 피팅(fitting)

　A) 목적(purpose) - 광학적(optical) : 구면렌즈(spherical lens)

　　　　　　　　　　　　토릭렌즈(toric lens)

　　　　　　　　　　　　노안렌즈(presbyopic lens)

　　　　　　의학적(medical)

　　　　　　미용용(cosmetic)

　B) 사용양식(mode of use) - 일일착용(daily wear)

　　　　　　　　연속착용(extended wear)

　　　　　　　　겸용착용(flexible wear)

　　　　　　　　일회용(disposable)

재료를 이용하여 함수율이 30~80%인 친수성이다. 이러한 재료를 이용한 렌즈는 재질 자체가 부드러운 성질을 가지고 있기 때문에 렌즈가 닿을 때 느끼는 이물감과 각막에 대한 압박이 하드렌즈에 비해 적다.

또한 렌즈가 각막을 완전히 덮게 됨으로서 외부 이물질에 대한 저항력도 키워주며, 심한 운동에도 렌즈를 분실하지 않고 쉽게 눈에 적응하여 편안함과 안정감을 준다.

재질이 고함수율의 흡수성이고 산소투과성이 높은 렌즈는 관리방법에 따라 연속착용도 가능하다. 그러나 고함수성 소프트렌즈는 건조감이 강하고 재질이 약해 광학적 교정능력이 떨어지고, 가격이 비싸며 렌즈의 삽입과 제거가 어렵다.

최근에는 하드렌즈와 소프트렌즈의 장점을 두루 갖춘, 양쪽성(amphoteric) 구조를 가진 신재료로 중성렌즈인 NGP lens(neutral gas permeable lens)가 개발되었다. 이 렌즈는 일반적인 렌즈와는 또 다른 재료이며 내면적인 문제점을 극복한 새로운 렌즈로 각광을 받고 있다.

이 렌즈의 재료는 함수율(water content)과 산소투과성(permeability)이 일반 소프트렌즈의 PHEMA재료보다 높아 생체적합성(biocompatibility)이 좋고 착용감도 양호하며 또한 경도(hardness)가 좋아 광학적 성능이 뛰어난 렌즈로 알려져 있다.

이 렌즈는 구면렌즈이지만 일반 근원시, 정난시, 부정난시 등의 시력교정에도 좋을 뿐만 아니라 토릭렌즈(toric lens)에서 야기되는 축(axis)의 흔들림으로 인한 부정확한 교정과 사축의 교정 및 원추각막환자에게도 좋은 것으로 평가되고 있다.

이밖에도 실리콘 고무(silicon rubber)와 같은 산소투과성이 높고, 비흡수성인 소프트렌즈도 개발되어 보급되고 있다.

그리고 특수하게 제작된 하드-소프트 합성렌즈(hard-soft combination lens, saturn lens)가 있다. 이것은 중심광학부를 하드재질[26]로 하여 광학적

---

26) Polyperfluoro-2-methylene-4-methyl-1,3-dioxolane

인 장점을 살리고, 외측의 주변부분을 소프트재질[27]로 하여 하드렌즈의 단점인 이물감을 줄이고 착용할 때 빨리 적응할 수 있도록 하여 난시환자로부터 좋은 반응을 얻고 있다.

콘택트렌즈의 재료에 대한 설명은 제17장 「재료」와 제18장 「재료의 성질」을 참고하기 바란다.

근래에는 난시환자를 위해 종래의 하드렌즈에서 착용감을 개선한 소프트 토릭렌즈(soft toric lens)가 여러 가지 디자인으로 개발되어 까다로운 임상을 거쳐 보급되고 있다. 대표적인 토릭렌즈는 밑부분을 절단하여 제작한 truncated lens와 프리즘의 원리를 이용하여 제작한 prism ballast lens 그리고 눈꺼풀을 이용하여 렌즈를 고정시키는 double slab off lens 등이 있는데, 제19장 「디자인」에서 자세히 설명하였다.

생산방법에 따라 선반절삭(lathe cutting)법과 회전주조(spin casting)법 그리고 고정주물(static moulding)법 등에 의해 만들어진 렌즈가 있는데 이것은 제20장 「제조법」에서 다루었다.

대부분의 소프트렌즈는 무색이지만 시감각적인 요인으로 착용하는 착색렌즈(color lens, tint lens)[28]나 동공부분을 제외한 중앙부분을 불투명칼라로 하여 젊은이들의 미용욕구를 충족시키는 cosmetic lens가 소개되어 시판되고 있다.

이 외에 렌즈의 홍채부분을 착색하여 미용목적으로 착용하는 홍채렌즈(iris lens)와 물속에서 눈을 떠야 하는 수구와 같은 스포츠경기를 할 때 착용하는 공막렌즈(scleral lens) 및 노안(presbypia)용 이중초점렌즈(bifocal lens)가 있다.

또한 사용기간에 따라 일일착용(daily wear, DW) 및 연속착용(extended wear, EW) 그리고 겸용착용(flexible wear, FW)이 있다. 지금 시판되고 있는 렌즈 중에는 2주일 정도 착용하고 버리는 일회용 렌즈(disposable

---

27) Tetrafluoroethylene과 Perfluoro[2,(2-fluorosulfonylethoxy)propyl vinyl ether]

28) 칼라렌즈(color lens)는 착용상태 확인과 분실방지 효과 및 유해광선으로부터 눈을 보호할 수 있고, 청량감을 주며 눈의 피로를 줄여줄 수 있다. 그러나 야간에는 빛이 일부 차단되므로 좋지 않을 수도 있다.

lens)가 있는데, 이는 일반적인 관리가 필요없어 간편하지만 대개 착용자가
허용하는 기간보다 더 사용함으로서 각종 부작용을 유발할 수 있으며 경제
적으로도 큰 부담이 될 수 있다.

2. 콘택트렌즈의 선택

우리들의 신체에서 눈이 차지하는 비중은 거의 절대적이라 해도 지나친
말은 아닌 듯하다. 사람이 앞을 볼 수 없는 상태로 모든 일을 스스로 할 수
는 없을 것이다.

그러므로 각자 자신의 시력보호를 위해 애쓰는 것은 의무에 가깝다고 하
겠다. 그렇다면 이미 굴절이상이 있는 경우 시력교정을 위해 무엇이 필요
하며 어떤 것이 적합할 것인가?

표 7-2. 사용목적에 따른 분류

A. 광학적 용도(optical uses)

　A) 시력보정용 – 근시, 원시, 각막 정난시, 노안, 약한 부동시 등

　B) 직업용 – 배우, 무용인, 예능인, 운동선수 등

　C) 스포츠용 – 일반인이 운동할 때(수영은 제외)

　D) 미용용 – 미혼여성, 선글라스와 같이 착용 등

B. 의학적 용도(medical uses)

　A) 각막의 부정난시 및 부동상 교정용 – 단안무수정체, 강한 부동시, 원추각막, 각
　　　　　　　　　　　　　　　　　　막 부정난시, 각막이식 후 교정, 어린이 등

　B) 치료용 – 안구보호용 : 상피박리, 첩모(속눈썹)난생, 외상치료 보호 등
　　　　　　　약물의 지속 방출 효과용 : 각막궤양, 수포성 각막염, 녹내장 등

　C) 성형용 – 홍채결핍증, 무홍채증, 각막백반, 소안구, 외상 등

　D) 검사용 – 우각경, 안저 관찰거울, ERG용 등

가장 보편적인 교정방법은 콘택트렌즈와 안경이다. 일반인의 경우 시력에 이상이 있으면 이들 둘 중에서 선택하리라고 본다.

콘택트렌즈는 안구 즉, 각막 표면에 직접 접촉된 상태에서 빛을 원하는 형태로 굴절시켜 시력교정을 하는 것으로 안경과 더불어 사용되어 왔다. 이것은 각막상의 눈물층과 결합하고 있으며, 안경과는 달리 얼굴에 고정되지 않고 안구에 고정되어 있기 때문에 안경으로서는 해결할 수 없는 광학적인 결점의 대부분을 보완할 수 있다.

콘택트렌즈를 착용할 경우에 렌즈와 각막 사이는 눈물로 채워지고, 표면은 눈물에 젖게 되므로 각막 표면의 굴절률이 직접 공기와 접촉할 때의 약 1/10로 감소된다[29] 따라서 각막 표면의 요철로 인해 생기는 부정난시의 경우, 안경으로는 교정이 불가능하나 렌즈는 대부분 가능하고 그 결점을 줄일 수 있다.

또한 온도와 습도차에 의한 환경조건의 변화에도 착용중인 렌즈가 흐려지지 않고, 착용하고 있는가를 분간하기 어렵다. 그리고 머리부분에 여분의 기구가 필요없어 활동하는 데 불편이 줄어든다.

이 밖에도 눈과 같이 움직이기 때문에 프리즘 작용이 없고, 시야(visual field)[30]가 넓어 광학적인 성능면에서 안경보다 뛰어날 뿐만 아니라 그림 7-1에서 보는 바와 같이 상의 배율차도 훨씬 적다는 장점이 있다.

현재 렌즈시장에서 콘택트렌즈 대 안경의 사용비는 1:10 정도이지만 안경에 비해 우수한 광학적 성능을 가진 콘택트렌즈는 앞으로 아주 폭넓게 사용될 것이다.

콘택트렌즈의 여러 가지 장점에도 불구하고, 안경을 대신하여 널리 사용되지 않는 가장 큰 이유는 취급시 불편함 때문이며, 안전성에 대한 의심과

---

29) 각막표면의 굴절률 비교

$$D_{(Air)} = \frac{n - n_a}{r} = \frac{0.376}{r} \qquad D_{(Water)} = \frac{n - n_w}{r} = \frac{0.039}{r}$$

r : 각막의 곡률반경　　　　　　$n = 1.376$: 각막의 굴절률

$n_a = 1$: 공기의 굴절률　　　　$n_w = 1.337$: 물의 굴절률

30) 눈으로 한 점을 주시할 때 볼 수 있는 외계의 범위.

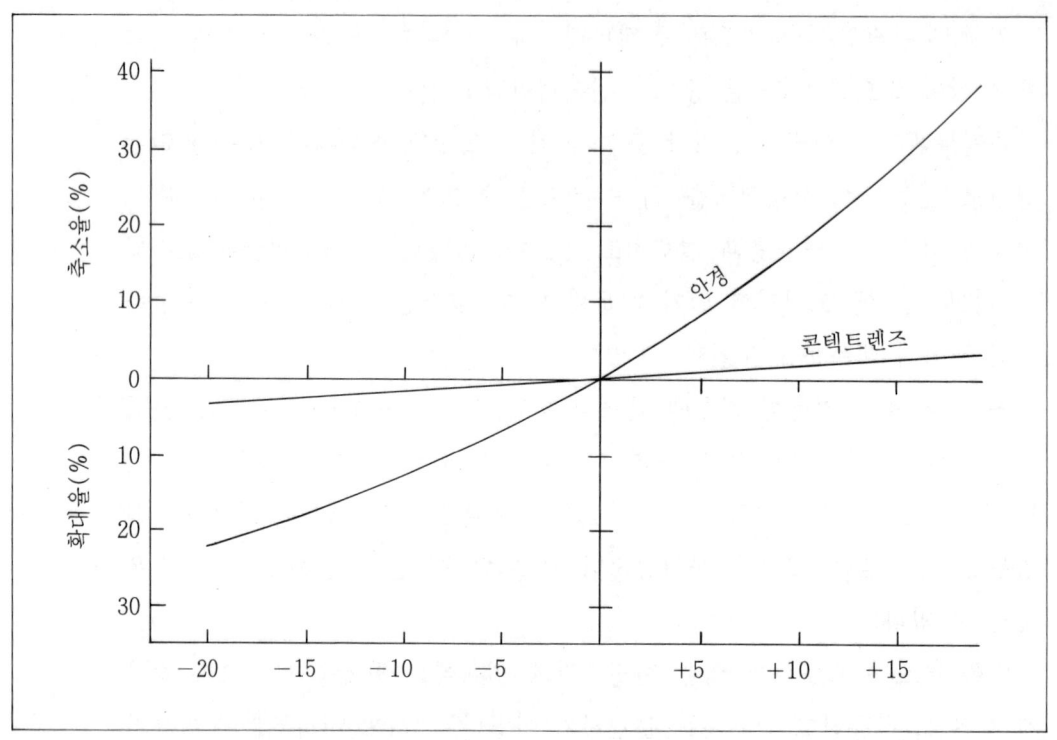

그림 7-1. 망막상의 확대율

착용감 때문이다.

　이러한 점에서 오늘날에는 취급이 간편하고 안전하며 착용감이 좋은 콘택트렌즈를 목표로 연구가 계속 진행되고 있다.

　안경은 수백년 동안 변화와 발전을 거듭하여 이미 광학적인 성능면에서 완성단계에 와 있지만, 콘택트렌즈는 실용화된지 수십년 정도밖에 되지 않았고 그 성능이나 제조기술은 아직도 끝을 알 수 없으며, 또한 미래성이 인정되고 있어 지금도 급속도로 진보하고 있다.

　굴절이상으로 인한 시력교정의 질을 향상시키기 위해서는 콘택트렌즈가 그 무엇보다 가능성이 있으며, 광학적 결점을 극복하려는 시도는 콘택트렌즈 쪽이 안경보다 유리할 것이다. 단지 굴절이상이 있는 젊은 여성들의 사치품이 아니다.

표 7-3. 콘택트렌즈와 안경의 비교

		콘택트렌즈	안경
광학적 특성	시력교정	좋음	보통
	시야	넓다	부분적 결손
	상의 변화율	적다	크다
취급		불편	간단
부정난시, 부동시		적응	부적응
운동시		편리	불편
표면반사		없다	있다
기후변화에 의한 불편		없다	있다

우선 각자의 선호, 생활환경 등에 따라 다르겠지만 눈을 정밀하게 검사한 후 전문가의 도움을 받아 선별해서 착용해야 한다. 따라서 콘택트렌즈의 비적응환자로는 전안부의 염증이나 각막 변성, 눈물이나 누도질환, 불안전한 안검운동 및 자각마비 질환자 등이다.

콘택트렌즈는 어떤 경우에 적합하며, 잘 어울릴까? 양눈의 시력차가 심한 부동시(anisometropia)나 시력이 많이 나쁜 고도근시, 백내장(cataract) 수술 후 단안무수정체, 안경으로 교정이 잘 안되는 각막난시성 시력장애자, 직업상 안경착용이 곤란한 자 그리고 여성의 사회활동시 미용목적과 심리적 자신감 등으로 콘택트렌즈를 착용하게 된다.

급격한 근시진행자, 무수정체증(aphakia), 원추각막(keratoconus) 환자 그외 확실한 시력을 원하는 경우와 적응증상(adaptive symptom)[31]을 참으려는 의지가 강한 사람은 하드렌즈가 좋다.

그러나 하드렌즈의 적응에 실패했거나 각막 약난시가 있을 때, 소프트렌즈보다 더 좋은 교정시력을 원할 경우에는 중성렌즈가 좋을 것이다.

또한 먼지 등으로 평소 오염된 환경에서 생활하는 착용자나 운동선수 그

31) 제12장 「정기검사」의 표 12-3. '적응증상과 이상증상' 참조

리고 특수한 목적으로 안질환 치료를 위해 착용할 때(전문의의 지시없이 착용중 안약 사용은 금물)는 소프트렌즈가 좋다.

최근에는 스포츠의 대중화로 경기 도중에 외부충격으로 인한 파손의 위험이 없고 넓은 시야 확보와 땀으로 인해 흘러내리는 불편 해소, 야외활동 등에서 소프트렌즈는 이상적인 것으로 인식되어지고 있다.

대다수의 소프트렌즈 착용자들은 하드렌즈나 안경을 착용했을 때보다 시력의 질과 시야가 양호하다고 말한다.

이것은 하드렌즈보다 직경이 크기 때문에 피팅상태가 안정되어 있어 어두운 곳에서 동공의 증가로 인한 flare와 주변부 반사가 감소되기 때문이며 안경보다 배율차가 매우 작기 때문이다.

하지만 소프트렌즈는 근거리 시력을 주위깊게 평가해야 하는데 여러 가지 요인이 있겠지만 조절과 폭주, 검열(palpebral aperture), 눈물 등의 변동으로 인하여 불안정할 수 있다.

고함수렌즈는 일반적으로 산소투과성(oxygen permeability, Dk)이 좋아 연속착용(extended wear, EW)도 가능할 수 있고 재질이 부드럽기 때문에 착용감도 좋지만, 파손되기 쉽고 변색되기 쉬우며 시력의 불안정을 초래할 뿐만 아니라 소독의 어려움이 있으며 연속착용으로 인한 부작용과 합병증도 심각하게 보고되고 있다.

그러나 착용자들은 각각의 렌즈에 대한 장단점과 특성을 면밀히 조사한 후 자신의 눈에 잘 적응할 수 있는 렌즈를 선택해야 하며, 선정된 렌즈는 큰 무리없이 착용할 수 있어야 할 것이다.

용도에 따라 선택의 기준은 조금씩 다르지만 좋은 콘택트렌즈가 되기 위해서는 먼저 광학적으로 아주 우수해야 하며, 굴절오차를 완전히 바로 잡을 수 있어야 한다. 또한 인간의 눈 즉, 각막과 같은 재질로 만들어져 부작용이 없어야 하며 산소(O_2)와 이산화탄소(CO_2) 등의 전달을 용이하게 하는 가스투과성이어야 한다.

그 외에도 생체적합성이 우수해 눈이 가진 원래 환경에 변화를 주지 않아야 하며, 착용감이 좋고 편안해야 한다.

표 7-4. 콘택트렌즈의 비교

	하드렌즈		소프트렌즈	
	gas 비투과성	gas 투과성	저함수 (50% 이하)	고함수 (50% 이상)
시력 교정	양호	양호	양호	보통
기계적 강도	양호	Dk값이 높을 수록 약함	양호	약함
착용감(적응)	적응이 어려움	보통	양호	양호
산소투과성	불량	양호	보통	양호
취급	파손되기 쉬움 열에 변형 세척보관 용이	흠이 잘 생김 오염이 잘됨 세척보관 용이	열·화학소독 가능, 단백질 부착 보통	열소독에 약함 화학소독시 변성, 단백질부착 잘됨

또한 연속착용이 가능하며 생리적, 병적 변화로 인한 각종 오염에 따른 부작용과 합병증으로부터 안전해야 하고, 그 취급이 용이하여 세척, 소독, 보관이 거의 필요가 없어야 한다.

또한 간단한 제조공정으로 만들 수 있어 가격이 저렴하고 미용목적에 사용할 수 있어야 하며 물리적, 화학적으로 안정하여 변성이 없고 수명이 길어야 한다.

이와 같이 좋은 콘택트렌즈가 만들어진다면 소비자의 선택은 분명해질 것이며 머지않아 안경의 사용비를 능가할 것이다.

하지만 사용자가 원하지 않을 때, 안구건조증이 있는 사람, 각막지각 상실자, 수술한 후에 생긴 수포증이 있는 환자 등은 착용할 수 없으며 안검이상, 급·만성 결막염, 각막의 궤양이나 상처, 전방출혈, 홍채염 및 특수 직업환경에서 일할 때는 일시적으로 금해야 한다.

또한 알레르기, 각막 변성, 당뇨병, 녹내장, 망막박리, 모양체염 등의 환자도 착용에 신중을 기하여야 한다.

콘택트렌즈의 처방

제8장　피팅 전 검안

표 8-1. 콘택트렌즈의 처방

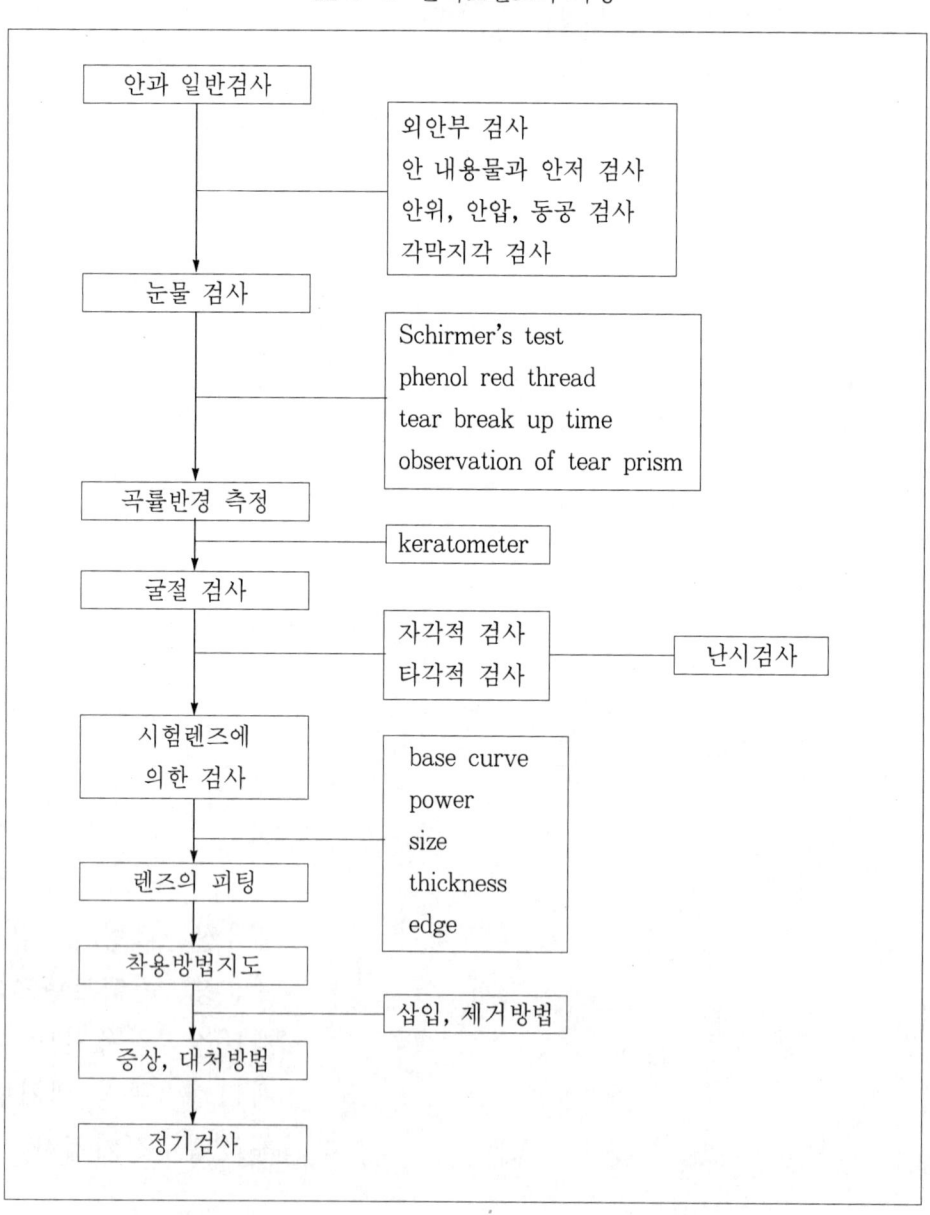

1. 안과 일반검사

콘택트렌즈는 안경과 달리 필요시에만 사용하는 것이 아니고 종일사용 또는 그 이상 사용을 목적으로 하고, 또 안구에 접촉하여 착용하기 때문에 잘못된 사용이나 취급에 의해서 각막에 직접 장애를 일으키는 수가 있다. 따라서 안경과 달리 다음과 같은 몇 가지 검사항목이 추가된다.

먼저 콘택트렌즈를 처음 착용하는지, 분실이나 파손 등에 의한 것인지를 확인한다. 초보착용자이면 초기검사에서 착용자와 여러 가지 콘택트렌즈의 양상에 대하여 대화를 하고, 착용하고자 하는 동기나 욕구를 파악하여 시력교정뿐만 아니라 미용상 적합한지 — 즉, 외모에 자신감을 갖게 하여 내성적인 성격이 활발한 성격으로 바뀌는 경우도 있으므로 — 등을 예비적으로 검토하여 종합적으로 평가하는 것이 중요하다.

검사한 결과 안질환이 있는 사람, 콘택트렌즈에 심한 알레르기[32]가 있거나, 매우 신경질적인 사람 등은 착용을 피해야 한다.

특히 눈물분비량이 극히 적은 사람은 눈물순환이 원활하지 않고 정상인보다 break-up 현상이 심해, 눈에 산소공급이 잘 되지 않고 건조감으로 인한 각막 손상의 우려가 있으므로 주의해야 한다.

따라서 안과의에 의해 전신, 안검, 눈의 질환 및 안압검사를 행하여 시력의 저하가 굴절이상인지 아니면 안저질환에 의한 것인지를 조사하고 눈물분비량의 측정, 눈물층의 안정성, 직업, 착용동기, 렌즈 착용시의 안전성, 이물감, 광학적인 문제 등을 알아야 한다.

1) 외안부검사

먼저 안검의 상태를 검사하는데 눈을 뜬 상태에서 상안검이 2~3mm 정도 각막의 상층을 덮고 있으며 하안검이 각막의 하층선상에 있으면 정상이

---

32) 알레르기성 결막염의 주원인이며 때로는 과소평가하기도 하지만 소프트렌즈와 관리용품 등에 대한 알레르기반응은 매우 중요하다. 또한 계절성 환자도 있는데, 이 경우 증상이 나타나면 착용을 줄이든가 삼가하는 것이 좋다.

고, 만일 검열폭(안구를 덮는 폭)이 이상하게 넓으면 종양 또는 염증의 원인으로 안구돌출이 일어나 반흔성 외반증 등을 일으킬 수 있으며, 그 반대로 좁은 경우에는 안검하수, 결막염증성 반흔 등이 동반된다.

안검에 염증이 있거나 또한 속눈썹이 각막에 접해 있을 때는 치료를 요하는 것이 우선 해결해야 할 문제이고, 순목하는 횟수가 상당히 적은 경우 갑상선중독증, 파킨슨병(Parkinson's disease) 등을 의심해야 하며 이와 같은 환자의 렌즈 착용은 바람직하지 않지만 차선으로 소프트렌즈가 좋다.

다음 결막질환으로는 유행성 각결막염, 과립성 결막염(trachoma) 등이 있고 또한 누기질환으로 눈물염은 각막궤양을 일으키는 중요한 원인이 되기 때문에 콘택트렌즈는 피하는 것이 좋다.

그리고 각막은 렌즈 착용에 가장 중요시하는 분야로서 세극등 현미경(slit lamp microscope) 검사, 곡률반경 측정, 지각 검사 등 다양한 방법으로 행하여야 한다.

콘택트렌즈의 응용범위는 굴절이상의 교정만으로 제한할 수 없기 때문에 그 의미에 있어서도 각막의 상태를 충분히 파악하는 것이 중요하다.

2) 안 내용물과 안저검사

안 내용물은 눈의 중간 투광체로 미세한 변화를 알기 위해서는 세극등 현미경 검사를 필요로 한다. 수정체의 혼탁된 상태가 백내장이며, 무수정체 안에서는 콘택트렌즈가 적용이 되지만 동공의 위치, 후발성 백내장의 유무, 안저 등을 검사할 필요가 있다.

안저검사는 여러 가지 의미의 질환으로부터 벗어나기 위해 소홀히 할 수가 없지만 특히 황반의 부종, 암점과 변시증의 유무검사는 중요하다. 이들의 검사방법은 형광 안저 촬영과 세극등 현미경 검사가 있으며, 시신경의 Cupping, 녹내장의 조기 발견에 중요하다.

3) 안위, 안압, 동공의 검사

콘택트렌즈의 처방에 있어서 안위의 이상은 조절성 내사위, 내사시, 상사위, 상사시 등이다. 일반적으로 조절 필요량은 안경교정과 비교하여 콘택트렌즈의 교정이 근시안에서는 증가하고 원시안에서는 감소한다.

안압의 측정은 압입법(impression tonometry)과 압평법(applanation tonometry)이 이용되며 각막 형태의 영향 등으로 후자가 많이 이용된다.

동공의 위치, 크기, 좌우부동 및 대광반응의 유무 등은 렌즈의 피팅상태에 따라 렌즈광학부와 밀접한 관계가 있으며, 렌즈의 움직임과 중심안정에 충분한 주의가 필요하다.

4) 각막의 지각 검사

일상적인 진료에서 비교적 등한시하는 각막의 지각 검사는 렌즈 착용 전의 상태를 체크해 주는 것이 좋으며 지각 저하가 각결막의 이물, 각막 진무름 등에 따른 통증을 억제하고 각막 궤양 등의 중독질환을 일으킬 수 있기 때문이다.

또한 각막지각의 병적인 저하는 렌즈 착용에 바람직하지 않으므로 3∼5일 간 착용을 중지하면 되돌아오기 때문에 시간조정이 필요하며 무수정체안은 예외이다.

정량적 측정방법으로는 Cochet-Bonnet형 각막지각계로서 나일론계 모노

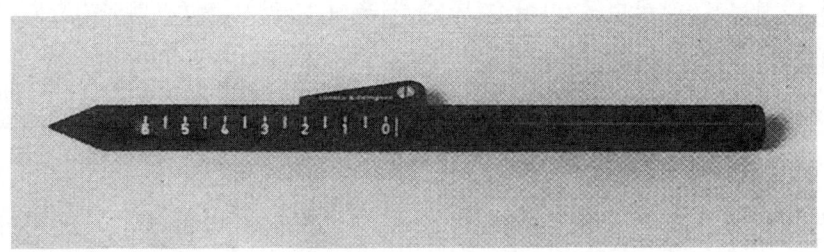

그림 8-1. 각막지각계

필라멘트(nylon mono filament)를 이용하여 각막 표면에 접촉시켜 이것을
느낄 때의 길이를 읽어내는 방법이다.

2. 눈물검사

각막의 산소공급과 각막 결막의 영양대사에 중요한 역할을 하는 눈물은
생리적 기능으로서 안구 표면을 촉촉히 하여 투명성을 유지하고 각막의 건
조를 방지한다.

콘택트렌즈를 착용하기 위하여 주로 실시되는 눈물분비량의 검사방법은
눈물분비속도의 측정방법인 Schirmer's test와 penol red thread, 눈물층
파괴시간의 측정방법인 BUT(tear break up time), 전체 눈물량을 평가하는
tear prism의 관찰 등이 있다.

또한 무염색제의 cold diffuse light source나 tear film pre-rupture
phase time(TPRPT)을 나타낼 수 있는 grid pattern을 사용한다.

1) Schirmer's test

검사를 하기 전에 안검을 자극하지 않고 비교적 어두운 방에 검사자를
앉힌 다음 끝에서 5mm 떨어진 곳에 V자 홈으로 파인 Whatman No.1 필
터페이퍼를 사용하여 눈물의 분비량을 측정하는데, V자 홈이 파인 끝쪽을
접어서 끝쪽이 외안각 근처에서 구결막 위에 놓이도록 하고 시선을 자연스
럽게 내상방을 향하도록 하여 각막과 접촉되지 않게 하며 하안검으로 지탱
한다.

5분 동안 종이가 적셔진 길이(10∼20mm가 정상)가 10mm가 되었을 때
의 시간(3분이 정상)을 측정한다. 만일 5분 동안 측정했을 때 30mm 이상
이면 필터페이퍼가 이물로서 느끼는 반사성분비가 많아졌다고 보아야 할
것이다.

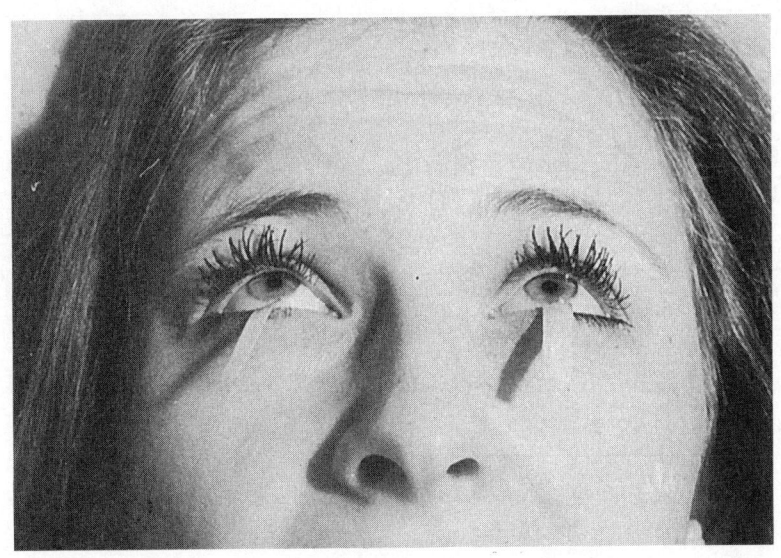

그림 8-2. Schirmer's test

2) phenol red thread

phenol red(phenolsulphonphthalein)가 포화된, 두 가닥으로 꼰 목화실을
사용하여 측정한다. 이 실은 pH에 매우 민감하여 눈물에 적셔지면서 황색
이 적색으로 변한다. 15초 동안 10~25mm가 적셔지면 정상이며 10mm
이하이면 곤란하다.

3) tear break up time(BUT)

이 검사법은 눈물층의 파괴 시간을 측정하는 것으로 fluorescein액을 눈
의 결막낭에 주입시킨다.

세극등 현미경을 사용하여 각막에 잘 맞춘 후 눈을 깜빡이지 않도록 하
여 녹색 배경에서 암청색이 갈라지는 부위가 나타날 때까지의 시간을 측정
한다. 정상적인 값 즉, 건조반점이 생기는 시간이 15초 이상이면 양호하다.

만약 BUT가 10~15초인 경우에는 렌즈를 착용하기에는 조금 부족할 수
도 있으므로 인공눈물(artificial tears)이 필요하다.

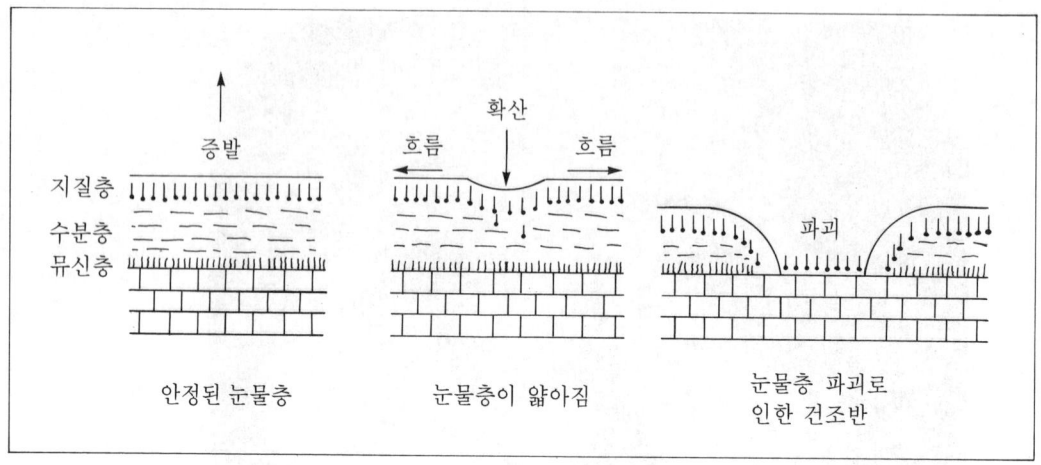

그림 8-3. 눈물층의 파괴 과정

4) tear prism의 관찰

tear prism의 높이와 폭을 관찰하여 전체 눈물량을 평가하는 방법으로 세극등 현미경을 이용한다.

tear prism이 중심부에서 0.2~0.4mm, 주변부에서 0.1~0.2mm이면 정상이지만 이보다 낮으면 눈물량이 부족함을 의미하며 나이를 먹을수록 대체적으로 감소하는 경향이 있다.

prism 내에 눈물거품이 있으면 Meibom선의 기능이상으로 지질층(lipid layer)이 오염되었음을 나타낸다.

3. 곡률반경 측정

각막의 곡률반경 측정은 각막의 외형을 파악하는 방법으로 이용하는 기기는 keratometer, photokeratometer, profile photography 등이 있다. 이와 같은 기기들 중에 가장 많이 사용되는 것은 keratometer[33]이며 수직과

---

33) ophthalmometer라고도 한다. 이 기계의 주된 사용목적은 각막의 곡률반경 측정뿐만 아니라 각막난시의 측정, 각막이상 검사, 콘택트렌즈 전후면의 곡률반경 측정 등이다.

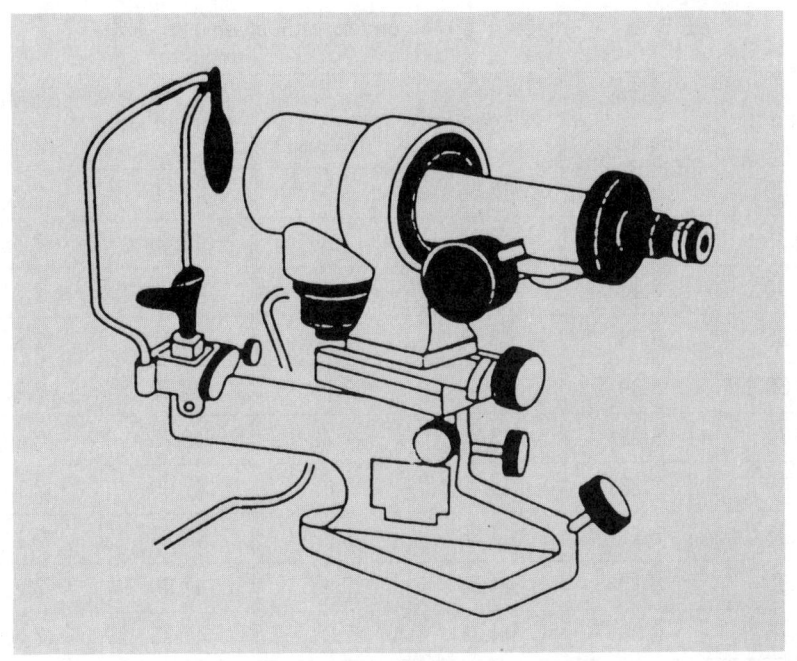

그림 8-4. keratometer의 외관

수평을 측정하여 평균치가 K-reading이 된다.

　하지만 이것만을 기초로 하여 착용할 렌즈를 선택할 수는 없다. 왜냐하면 각막은 중심부(cap zone)의 약 4mm 정도는 구면 또는 토릭면을 이루고 있는 각막 부위(corneal cap)와 중심부를 둘러싸고 있는 즉, 공막을 향할수록 점차 완만한 곡률을 갖는 주변부(peripheral zone)가 있는데 keratometer는 각막 중심반경 2mm 전후부위의 곡률반경을 측정하기 때문이며, 렌즈가 덮는 부위는 이것보다 더 크다.

　keratometer의 더 자세한 내용은 제5장 「세극등 현미경과 곡률반경 측정기」의 2. '곡률반경 측정기'를 참고하기 바란다.

　소프트렌즈의 베이스커브(후면커브)는 각막커브에 약 0.6~1.2mm를 더하여 처방되는데 그 이유는 원활한 눈물흐름과 sagittal depth value 즉, 렌즈의 전체직경과 베이스커브는 여러 가지 상관관계가 있기 때문이다.

　또한 각막난시를 측정할 수 있으며, 굴절검사 전에 각막난시를 알면 대

표 8-2. K-reading(D)과 convex radius(mm)의 관계

K-reading	convex radius	K-reading	convex radius	K-reading	convex radius
39.50	8.54	42.50	7.94	45.50	7.42
39.75	8.49	42.75	7.89	45.75	7.38
40.00	8.44	43.00	7.85	46.00	7.34
40.25	8.33	43.25	7.80	46.25	7.30
40.50	8.39	43.50	7.76	46.50	7.26
40.75	8.28	43.75	7.72	46.75	7.22
41.00	8.23	44.00	7.67	47.00	7.18
41.25	8.18	44.25	7.63	47.25	7.14
41.50	8.13	44.50	7.58	47.50	7.11
41.75	8.08	44.75	7.54	47.75	7.07
42.00	8.04	45.00	7.50	48.00	7.03
42.25	7.99	45.24	7.46	48.25	6.99

단히 편리하다.

각막의 곡률반경과 굴절력은 다음과 같은 관계가 성립한다.

$$D = \frac{n_2 - n_1 \times 1000}{r}$$

D : 각막의 굴절력(D, diopter) n_1 : 공기의 굴절률(=1.000)

r : 각막의 곡률반경(mm) n_2 : 방수의 굴절률(=1.336)

각막의 곡률반경 측정기인 keratometer는 각막 전면의 각 경선방향에 대한 곡률반경 및 굴절력을 측정할 수 있다. 또한 정난시의 도수검사, 축검사, 각막 부정난시, 원추각막의 유무를 관찰할 수 있으며 하드렌즈 후면의 곡률 측정과 소프트렌즈의 피팅을 평가할 수 있다.

4. 굴절검사 및 시력검사

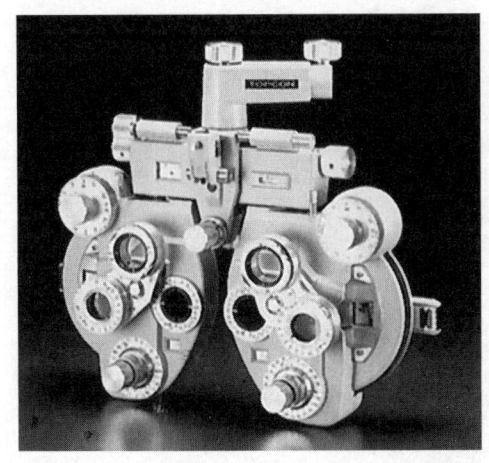
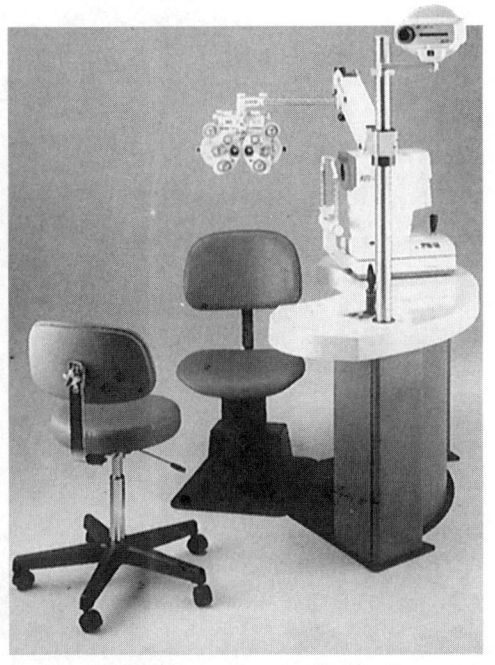

그림 8-5. 자각시력측정기와 검안 System

타각적인 검사로 정해진 검사법에 의해 나안시력을 측정해서 얻어진 도수는 보조적인 값으로 하고, 최종적인 값은 자각적인 검사법에 의하여 최량의 시력(visual acuity)[34]이 될 수 있도록 하여야 한다.

따라서 어느 정도의 근시인지, 원시인지 또한 난시가 있는지 등을 측정하여야 하며 측정방향에 따라 굴절력도 차이가 있는데 보통 자동굴절기를 이용하여 측정한다.

각막난시가 있을 경우에는 소프트토릭렌즈를 권하거나 하드렌즈 및 중성렌즈로 교정하여야 한다. 소프트토릭렌즈의 선택은 적당한 베이스커브를 선택한 다음 구면도수와 난시도수를 결정하여 −도수로 환산하고 난시축

---

34) 두 점이나 두 선의 분리를 자각하는 최소 분리력을 시력이라 하고, 최소 거리를 시각(단위분)으로 표시했을 때의 역수로 나타낸다.

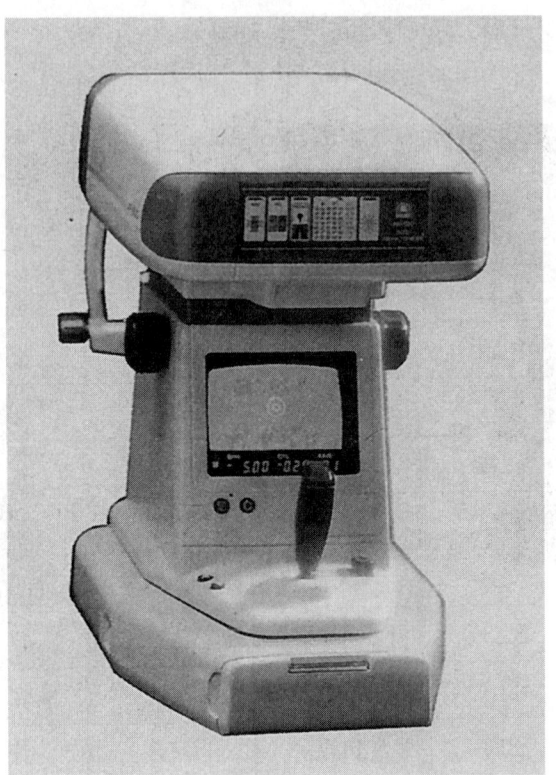

그림 8-6. 자동굴절측정기(Refractometer)

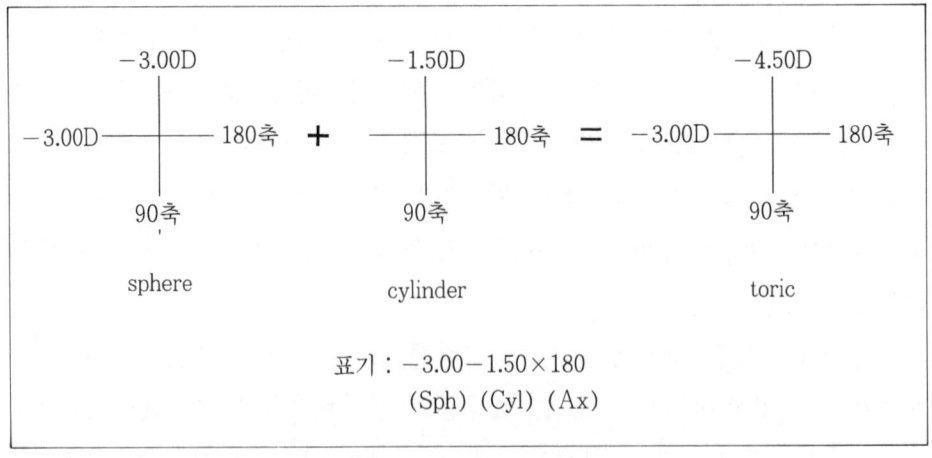

그림 8-7. 토릭렌즈의 표기

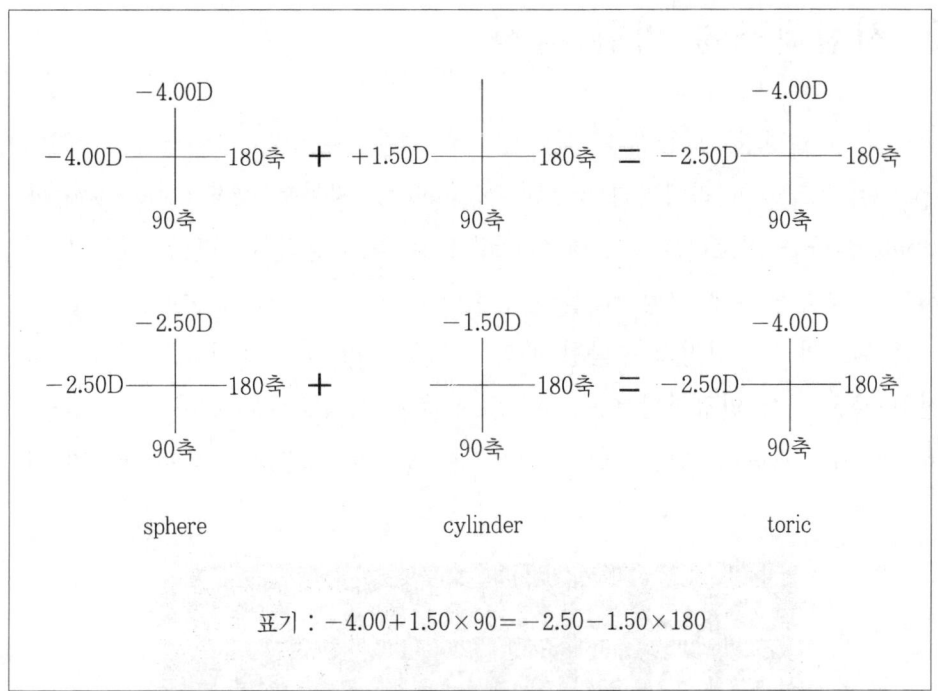

그림 8-8. 난시도수의 환산

즉, 결정된 축에 렌즈 회전각도를 보정하여 선정한 렌즈를 착용한다.

그러면 토릭렌즈의 처방에 대해 알아보기로 한다. 만일 안경처방(정점간 거리 무시)이 −2.00−3.00×180이며 K-reading이 수평경선(H)에서 8.10 mm, 41.62D이고 수직경선(V)에서 7.60mm, 44.37D일 때 토릭콘택트렌즈를 처방할 경우 다음과 같다.

$$D = \frac{(1.336-1) \times 1000}{r}$$ 식에서 굴절력을 구한다.

8.10mm R → +41.48D, 7.60mm R → +44.21D

따라서 +2.73D의 눈물에 접한 전면표면난시가 발생하므로 −4.73+2.73 ×90이 되며 최종처방은 −2.00−2.75×180이다.

5. 시험렌즈에 의한 검사

앞에선 설명한 모든 검사를 참고로 하여 렌즈의 베이스커브, 도수 (power, diopter), 전체직경(overall diameter), 광학부 직경(optic zone diameter) 등을 검토하고 시험렌즈(trial lens)를 선정하여 착용한 다음 일정 시간이 경과한 후에 피팅상태를 관찰한다.

즉 렌즈의 중심안정과 순목할 때의 움직임, lag 등을 평가하고 시력을 측정한 다음 다시 안경시험태를 끼게 하여 추가 시력교정을 한다.

이때 추가교정은 최량시력의 가장 약한 도수로 교정하는 것이 좋으며 따

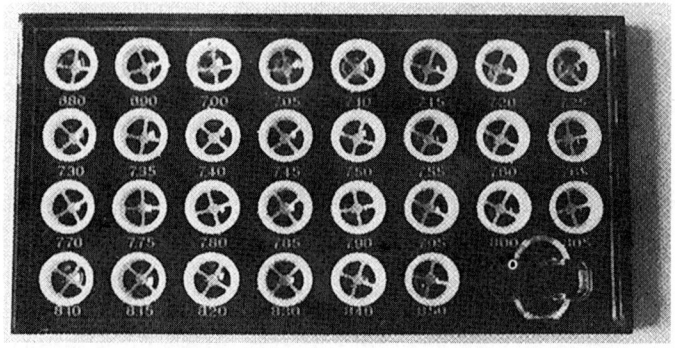

하드렌즈

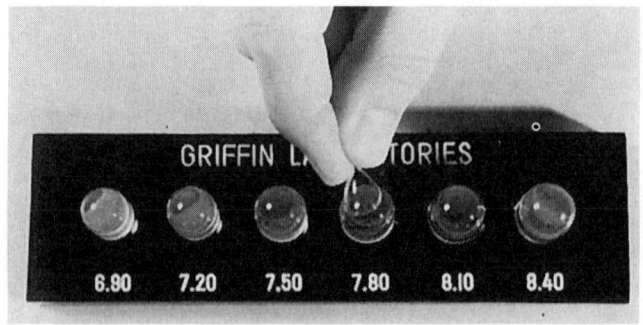

소프트렌즈

그림 8-9. 시험렌즈 세트

라서 학생이나 가까운 곳에 물체를 두고 작업하는 사람은 −0.25D 정도 낮추어 주는 것도 좋은 방법이다.

시중에는 soft type의 렌즈가 많이 보급되어 처방시 시험렌즈에 의한 테스트를 하는 경우는 별로 없지만, 착용 중 생길 수 있는 이상에 대한 예비 평가가 될 수 있다.

1) 베이스커브의 결정

하드렌즈(가스투과성 하드렌즈 포함)의 베이스커브 선택은 각막 곡률반경의 강주경선과 약주경선의 중간치에 가장 가까운 flat한 시험렌즈를 선택하는 것이 좋다.

처음 하드렌즈의 착용시엔 많은 이물감이 동반되기 때문에 점안 마취를 하고 난 후에 렌즈를 삽입해도 가벼운 이물감과 눈물이 흘러나오기 때문에 10~20분 기다려 진정된 후 착용상태를 평가한다.

평가방법은 fluorescene solution을 점안하고 pattern lamp로 관찰하거나 세극등 현미경으로 조사한다. 더 세부적인 내용은 제9장 「콘택트렌즈의 피팅」을 참고하기 바란다.

소프트렌즈는 렌즈의 제조법, 함수율, 디자인 등에 따라 많은 변화가 있으므로 각 제조사의 처방 매뉴얼을 참고로 하는 것이 좋겠다.

일반적으로 각막 곡률반경의 중간치에 0.6~1.2mm 더한 베이스커브 렌즈를 시험렌즈로 선택한다. 이 렌즈는 착용감이 대체적으로 좋기 때문에 점안마취를 할 필요는 없으며 삽입하여 10~20분 후에 세극등 현미경으로 상방시, 하방시, 제자리잡음 등을 관찰한다.

2) 도수의 결정

자각적 굴절도수에 가까운 시험렌즈를 삽입하여 시력검사를 하는데 먼저 시험렌즈만 착용하여 시력검사를 하고 안경시험태를 끼게 하여 추가교정을 한다.

추가교정도수는 정점간 거리를 고려한 vertex distance chart에 의해 안경렌즈 도수를 보정하고 시험렌즈 도수에 더하여 처방도수로 한다.

3) 직경의 결정

렌즈의 직경은 착용감과 장용안정성 및 각막에서의 움직임에 많은 영향을 주므로 각막 곡률반경이 크면 렌즈의 직경도 큰 쪽이 안정감이 좋지만 너무 큰 렌즈는 눈물교환에 따른 각막의 산소공급에 많은 영향을 미친다.

하드렌즈의 경우 결과적으로 각막의 곡률반경이 8.0mm 이상일 때 렌즈 직경은 8.7~9.0mm, 7.4~8.0mm일 때는 8.3~8.6mm, 7.4mm 이하일 때는 7.7~8.2mm를 주로 사용하지만 너무 적은 직경으로 처방하면 렌즈의 광학

표 8-3. 처방서의 관련 용어

우리말	기호	영문
처방서	Rx	prescription
시력	V	vision
우안	R, OD	right, oculus dextra
좌안	L, OS	left, oculus sinistra
양안	B, OU	binocular, oculus unati
나안시력	UV	uncorrected vision
교정시력	CV	corrected vision
구면도	S, Sph	spherical
원주도	C, Cyl	cylinder
축	Ax, A	axis
굴절력	D	diopter
곡률반경	BC	base curve
직경	D, Dia	diameter
중심두께	T, CT	thickness, center thickness
색	C	color

부(optic zone)가 동공 내에 위치하고 전면커브(front curve)와 베벨커브 (bevel curve)가 시야에 영향을 미쳐 눈부시는 현상을 일으킬 수도 있다.

검사한 결과를 처방서로 작성하고, 이를 근거로 광학적이고 생리적인 측면을 고려하여 렌즈를 선택하여 착용하게 된다.

제9장 콘택트렌즈의 피팅

1. 피팅실무

초기진단 후 렌즈를 얼마나 잘 피팅(fitting)하느냐에 따라서 착용자가

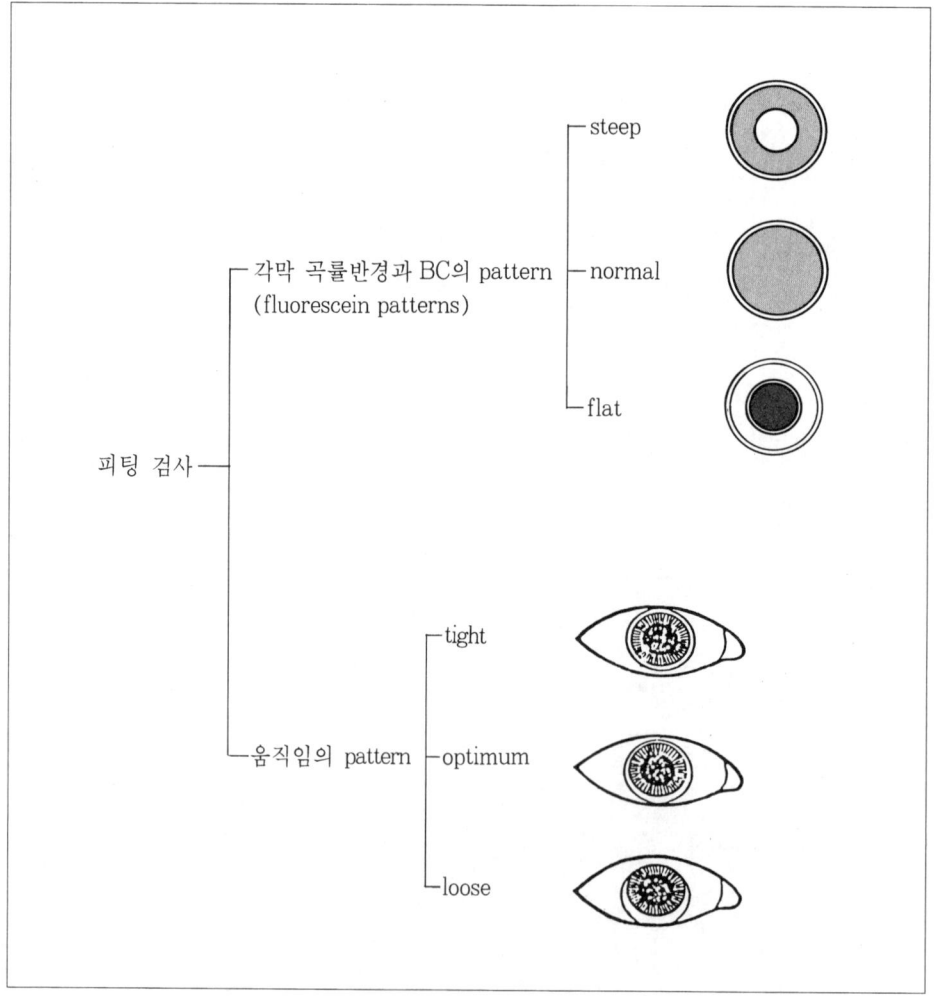

그림 9-1. 착용상태

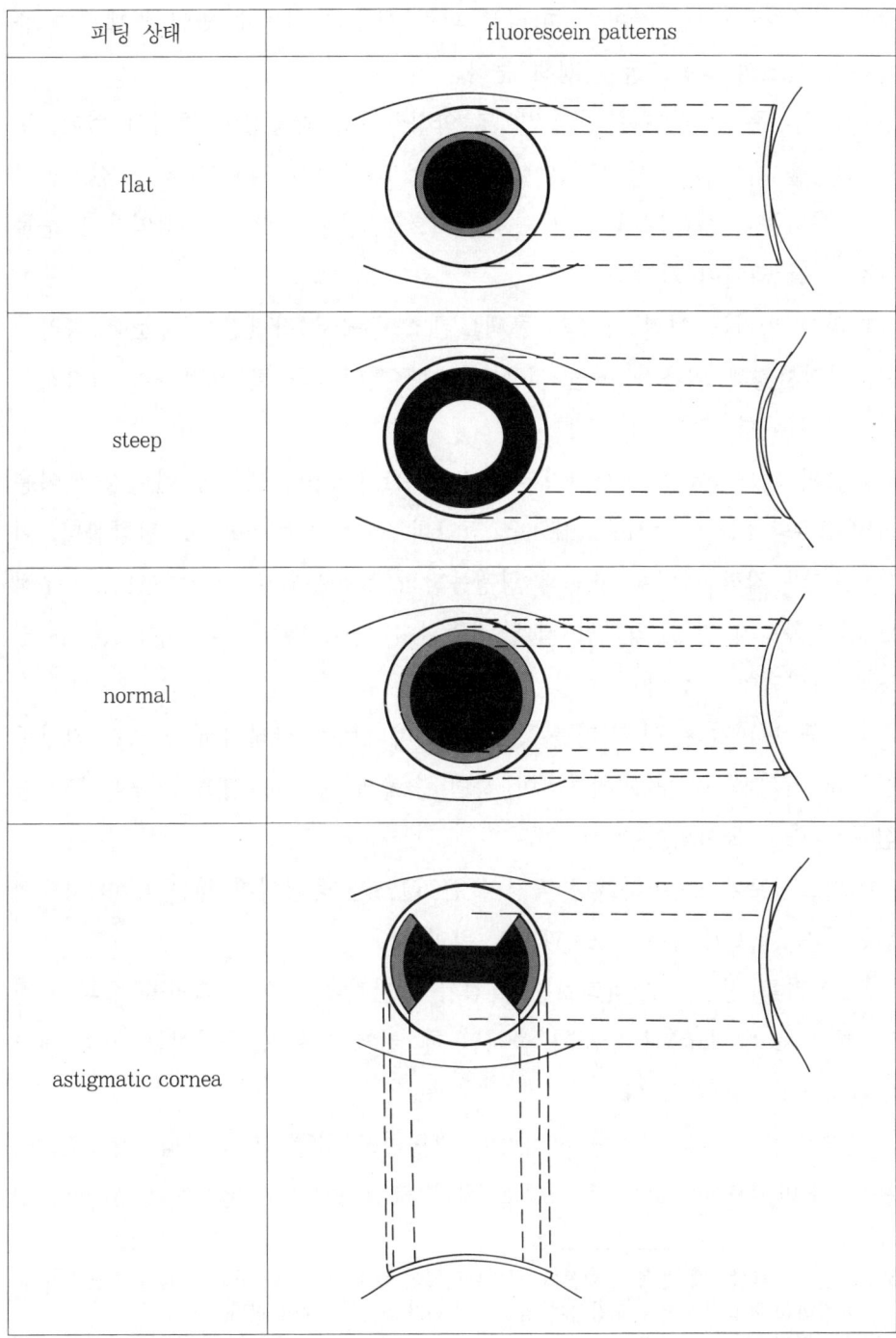

피팅 상태	fluorescein patterns
flat	
steep	
normal	
astigmatic cornea	

그림 9-2. fluorescein patterns

갖는 만족도는 다를 것이다. 따라서 피팅 실무는 처방에 있어서 대단히 중요하며 렌즈의 적응도를 결정해 준다.

피팅 후 콘택트렌즈는 광학적으로 안정[35]하고 착용감이 좋아야 하며, 눈의 건강을 유지하는 생리적인 부작용 즉, 각막에서 필요로 하는 산소공급과 대사기능이 행해져야 하고 순목운동으로 인한 렌즈의 움직임으로 눈물교환이 잘 되어야 한다.

따라서 환자는 여러 종류의 콘택트렌즈 중에서 장단점을 충분히 파악하고, 직업환경과 미용상 어떤 것을 선택할 것인가를 잘 고려하여 결정하지 않으면 안된다.

렌즈의 피팅상태를 검사하기 위해 pattern lamp나 세극등 현미경이 이용되며 2%의 fluorescein solution을 접안한 후 pattern lamp로 관찰한다. 이 때 렌즈와 각막 사이에 황녹색 형광농담의 접촉부위로 판단하는데, 국부적으로 접촉하지 않고 최대한 넓게 접촉되어 눈물교환이 원활하게 될 수 있도록 피팅되어야 한다.

세극등 현미경은 먼 거리를 정면으로 바라보는 상태에서 렌즈가 각막중심부에 위치하는가를 관찰[36]해야 하며 순목과 동시에 렌즈가 움직이고 중심부로 다시 돌아와야 한다.

베이스커브가 steep하거나 직경이 큰 렌즈는 움직이지 않는 tight 피팅의 원인이며 그 반대이면 loose 피팅의 원인이다.

먼 거리를 정면으로 바라보는 피검자의 안검을 넓혀 움직임을 살피는 정적 래그(static lag)와 안구가 움직일 때 렌즈가 함께 움직이는 동적 래그(excursion lag)가 있다.

시력검사에 의해 렌즈를 선별하여 피팅하고 착용 후 움직임, 착용감, 적응성, 후면커브, 눈물의 이동 등을 세극등 현미경으로 검사하여 최적의 상

---

35) 사물을 바라볼 때 동공 중심부에 콘택트렌즈의 광학부가 위치하고 시력의 흔들림이 없이 정확하게 굴절이상을 교정하여 양호한 시력을 얻도록 해야 한다.

36) 콘택트렌즈의 중심안정(centalization)은 눈물층의 두께가 균형을 이루어 대기압과 액체압의 차가 같아야만 되고 각막의 곡률과 렌즈의 베이스커브가 맞는 착용상태에서 순목운동과 렌즈의 무게중력으로부터 마찰저항력을 가져야 중심이 안정될 수 있다.

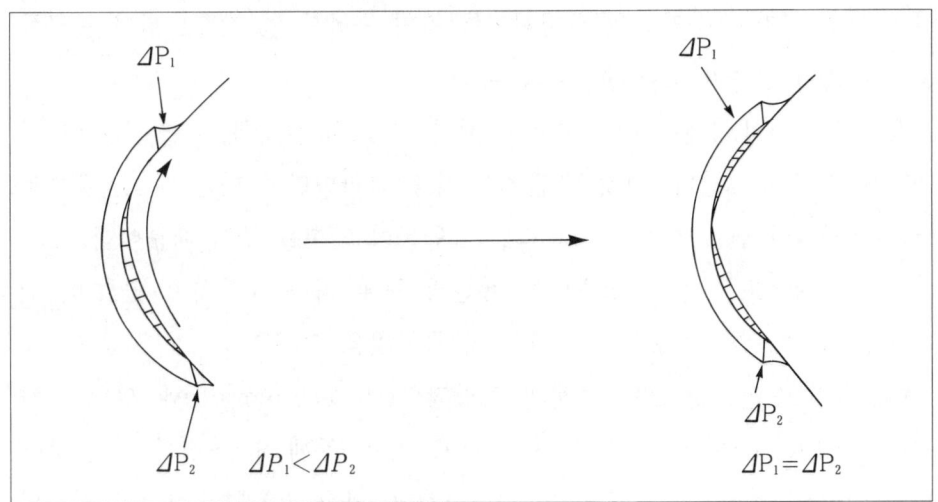

그림 9-3. 하드렌즈의 중심안정

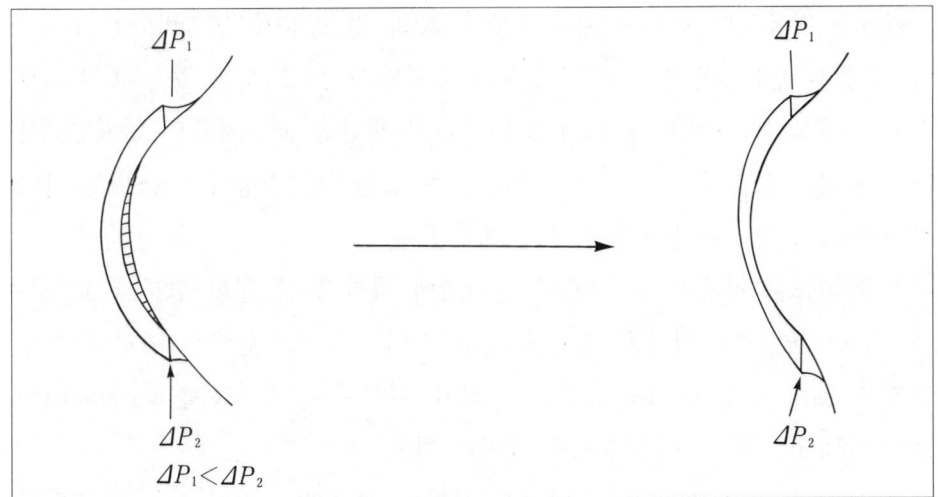

그림 9-4. 소프트렌즈의 변형고착

태로 위치하게 해 주어야 한다.

렌즈가 각막상에 부착하는 힘은 눈물의 표면장력이며 대기와 액체 사이에 압력차가 생겨 그 곡면을 지탱하고 있기 때문이다. 물분자가 표면(일종의 막)을 서로 끌어당김은 인접한 분자간의 장력에 따라 작용하므로 상하

좌우 방향은 같고 움직임은 정지한 상태지만 순목의 영향으로 힘의 불균형을 초래하여 렌즈가 약간 움직이게 된다.

움직임(lag)의 양은 각막곡률보다 베이스커브가 클수록, 렌즈 직경이 작을수록 많이 움직인다. 이것은 렌즈의 각종 파라미터에 따른 상호작용으로 생기는 각막과 렌즈 사이의 역학적인 요인들이 영향을 주기 때문이다.

착용시 적응도는 눈의 상태나 사용환경 등에 따라 개인차가 있으며, 같은 type의 렌즈일지라도 적응기간은 차이가 있을 수 있다.

대표적인 요인들을 보면 눈물의 표면장력(surface tension)에 의한 액체인력(fluid force)과 렌즈의 굴절력, 베이스커브, 두께 및 직경에 의한 중심중력(central gravity) 그리고 순목시 안검력(lid force)뿐만 아니라 렌즈와 각막 사이에 존재하는 눈물의 점도(viscosity)에 의한 마찰력(friction) 등이 있으며 그림 9-3을 참고하기 바란다.

렌즈를 착용하기 전에는 보통 1분에 20회 정도 순목(눈깜박임)하는 것이 정상이지만, 착용한 후에는 횟수가 늘어난다. 이로 인해 눈물이 나오게 되고 쳐다볼 때 선명하게 보이지 않거나 눈부심을 호소하기도 하지만, 이러한 불편은 연습기간 중에 대부분이 겪는 일반적인 증상이며 4~5일 지나면 완화되고 약 2주일 전후로 적응하게 된다.

가끔 렌즈를 착용한 후 시간이 경과함에 따라 눈에 열이 난다고 호소하는 경우가 있는데, 이것은 각막과 렌즈 사이에 눈물교환이 원활하게 이루어지지 않아 신진대사를 방해받고 있기 때문이며 결막충혈(conjunctival hyperemia)이 생길 수 있으므로 주의가 필요하다.

또한 상의 퍼짐(flare) 현상이 일어나기도 하는데 잔상이 어느 방향인지 확인하여 그 반대방향으로 렌즈가 기울어졌거나 각막곡률에 비해 렌즈의 베이스커브가 크기 때문으로 잔여난시의 영향이라 여겨진다.

착용초기에는 각막 팽윤(corneal swelling)이 흔히 일어나기도 하는데 세극등 현미경의 부품인 pachometer를 사용하여 검안하면 정상적으로 착용했다고 해도 3시간 전후로 약 3~4%의 각막 팽윤이 일어나며 적응시간이 지나면 서서히 사라진다.

만약 10% 이상 각막 팽윤이 일어나면 tight 피팅되었거나 눈물순환이 좋지 않아 각막의 산소공급에 문제가 있다고 보아야 할 것이다. 이것은 각막부종(corneal edema)의 원인이며 렌즈 착용을 중단해야 한다.

착용이 적합한지의 여부는 착용감과 시력의 안정도, 찰과상, 렌즈의 위생적 처리, 사용법 등을 검토하고 부작용에 대한 검진을 받아야 한다.

착용을 계속하다가 중단한 다음 재착용할 경우에는 착용시간을 줄여서 적응시간을 거쳐야 한다.

피팅 상태	움직임의 patterns		
optimum	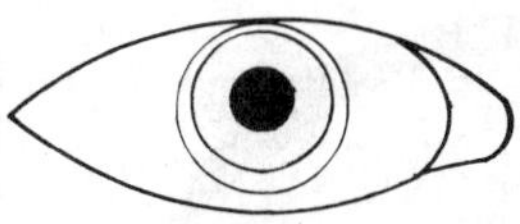	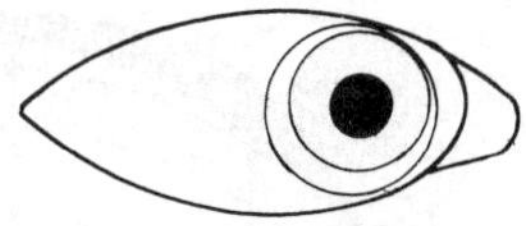	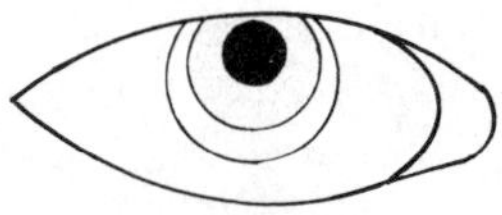
tight	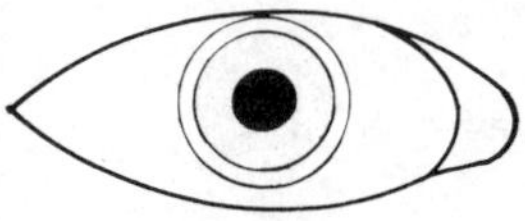	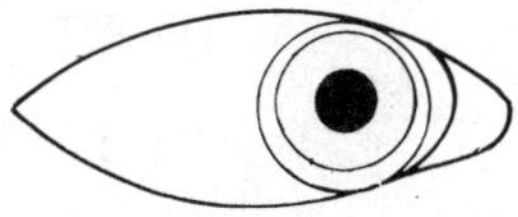	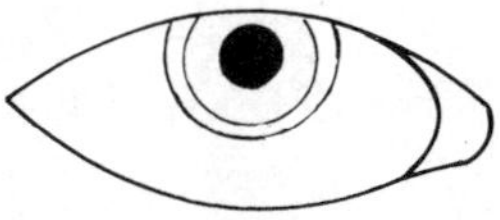
loose	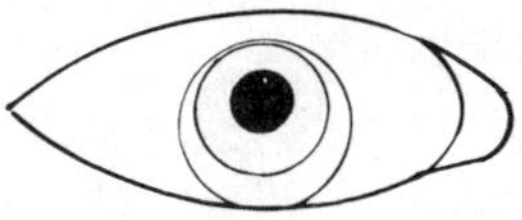	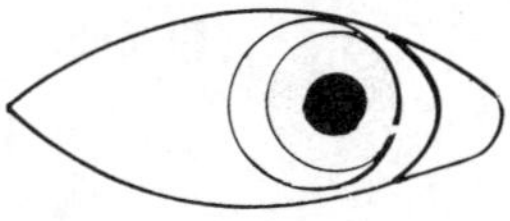	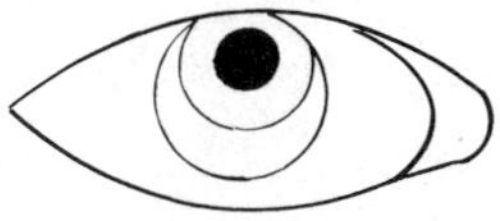

그림 9-5. 피팅 상태

렌즈를 눈에 삽입했을 때의 상태도 normal/optimum 착용이 되도록 하여야 한다. steep/tight한 피팅은 각막 약주경선의 곡률반경보다 렌즈의 베이스커브가 너무 작은 렌즈로 피팅되거나 size가 큰 렌즈로 피팅되어 조이는 상태이다.

따라서 렌즈의 움직임이 거의 없어 안구에 고착(그림 9-4 참조)될 수 있고 flat/loose한 피팅은 이와 반대이며 너무 느슨하여 눈물교환은 원활하지만 움직임이 심해 시력불안정과 이물감을 줄 수 있다(그림 9-5 참조).

처방실제의 이론적 배경은 sagittal depth value(SDV)이다. SDV는 피팅

상태에 큰 영향을 미치는 렌즈의 베이스커브와 직경 사이의 변수이다.

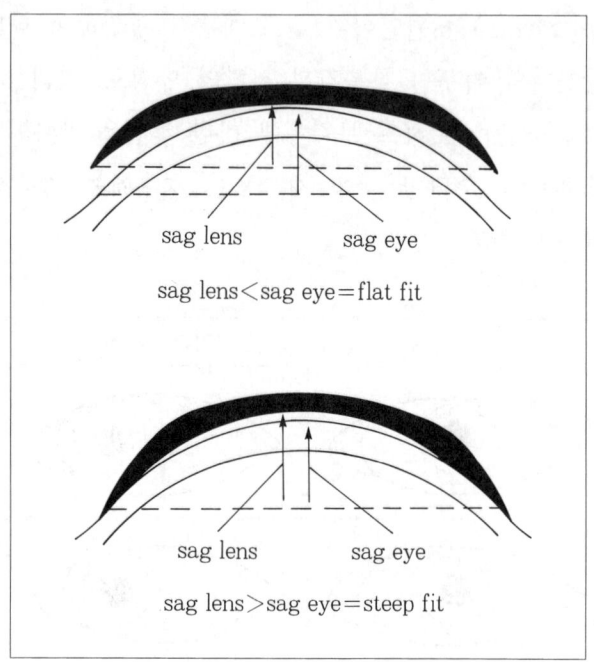

그림 9-6. flat/steep 피팅

렌즈의 베이스커브를 변화시켰을 때 렌즈와 각막 사이의 관계가 일정하게 하기 위해서는 직경을 변화시켜야 한다. 즉 steep한 경우에는 같은 곡률의 렌즈 중 직경이 작은 렌즈를, flat한 경우에는 직경이 큰 렌즈를 처방하는 것이 좋다.

$$SDV = r - \sqrt{r^2 - \left(\frac{D}{2}\right)^2}$$

r : radius of curvature

D : chord diameter

2. 초기착용

1) 하드렌즈(hard lens)

하드렌즈를 피팅할 때 가장 중요시해야 할 문제는 베이스커브, 도수, 직경 등의 선정이다. 이것은 착용자가 깨어 있는 동안 각막과 결막에 큰 무리 없이 적응하여, 편안하고 선명한 시력을 갖게 하기 위함이다.

하드렌즈는 크기가 작고 파손이나 흠, 분실 등으로 다루기가 힘들기 때문에 세심한 주의를 기울여야 한다. 렌즈의 착용 및 제거시에는 떨어질 만한 장소에 천을 깔고 밝은 장소에서 할 것이며, 숙달될 때까지 거울을 두고 확인하면서 하는 것이 좋다.

하드렌즈는 개인차가 있지만, 2~3주 정도의 초기 착용기간을 거쳐 생리적 허용범위 내에서 조금씩 순응시켜 착용한다. 초기착용에는 몇 가지 증상이 있을 수 있지만 타각적 검사에 의한 결과에 이상이 없으면, 검사결과를 착용자에게 충분히 설명하고 재착용을 시킨다. 이때 시간제한과 취급지도를 통해 무리한 착용이 되지 않도록 한다.

초기착용 후 1~2개월이 지나도 적응도가 개선되지 않으면, 변화를 줄 필요가 있다. 이러한 경우 가장 큰 문제가 이물감인데, 시력의 교정효과보다 이물감 쪽이 강해서 착용자가 갖는 편리함에 비해 크면 소프트렌즈로 바꾸는 것도 생각해야 한다.

초기에 있을 수 있는 증상 외에도 베이스커브에 의한 steep/flat한 정도를 체크한다. 또 각막난시의 정도를 감안해서, 하드렌즈의 접촉에 의한 압박상태와 교정상태를 관찰하며 난시가 아주 심한 경우 토릭렌즈를 사용하도록 한다.

베이스커브와 같이 감안해야 하는 것이 직경이다. 직경에 따른 렌즈의 움직임을 검사해서, 안검에 미치는 영향과 안열폭 등을 고려하여 하드렌즈가 갖는 경직성을 최소화시켜야 성공적인 착용으로 이끌 수 있다.

하드렌즈의 원조인 PMMA 렌즈는 최근의 소프트렌즈에서 찾아보기 힘든 광학적 신뢰성과 상당한 수준의 난시까지 교정이 가능하고, 내구성도 갖고 있으며 사후관리가 용이하다.

그러나 착용자들은 접촉부위의 이물감과 가스투과성이 없는 관계로 각막부종(corneal edema) 등의 부작용이 발생할 수 있기 때문에 개량된 재질의 렌즈로 교체하곤 한다.

또한 CAB(Cellulose acetate butylate)나 실리콘계의 혼합재료를 이용한 가스투과성 하드렌즈(rigid gas permeable lens, RGP lens)는 산소투과율로 인한 많은 장점도 있지만 이온성 침전물과의 결합 및 유해한 화학물질의 흡수 등의 단점이 잠재되어 있다.

2) 소프트렌즈(soft lens)

하드렌즈에 비해 소프트렌즈는 유연성과 함수성 및 산소투과성을 가지고 있어 초기착용부터 어려움을 겪는 일은 별로 없다. 따라서 쉽게 적응하고 적응기간도 짧다.

그러나 소프트렌즈 또한 베이스커브와 직경에 대한 중요성을 말하지 않을 수 없다. 베이스커브와 직경에 의한 steep/flat 및 tight/loose한 상태에 대한 설명은 앞에서 했다.

대다수의 소프트렌즈는 각막 전체와 공막의 일부까지 덮는 직경이 큰 렌즈이다. 각막은 주위의 공막보다 볼록하게 되어 있는데, 이것은 곡률이 서로 다름을 뜻한다. 따라서 소프트렌즈의 베이스커브는 이러한 것과 착용시 생기는 곡률의 변화가 모두 감안되어야 한다.

여러 가지 변화조건을 환산해서 잘 맞는 베이스커브[37]를 선택하여 착용해야 하며, 충분한 눈물 분비량을 가지고 있어야 한다. 렌즈는 눈물층 위에서 약간 움직여야 편안하며, 안구에 고착되면 위험하다.

소프트렌즈의 착용방법은 하드렌즈의 착용방법과 거의 같지만, 세척과

---

37) base curve는 lathe cut 렌즈 후면의 중심부 곡률반경이다. spin casting 렌즈의 경우에는 base curve보다 posterior apical radius(PAR)라는 용어를 쓴다.

소독 등 관리에 많은 신경을 써야 하며, 하드렌즈와는 달리 뒤집힌 렌즈의 착용으로 인한 이물감이나 충혈 등이 생길 수 있으므로 주의해야 한다.

소프트렌즈도 착용감이 좋지 못할 경우가 있는데, 이것은 너무 flat한 경우의 지나친 움직임, 너무 steep한 경우의 시간이 지남에 따른 압박, edge와 bevel의 잘못된 처리, 이물질의 부착 등 여러 원인을 들 수 있겠다.

3) 소프트토릭렌즈(soft toric lens)

난시를 교정하기 위해서는 광학적 상태가 매우 복잡하고 정교한 디자인을 가진 소프트토릭렌즈가 사용되며, 하드렌즈 또는 난시교정용 안경 등이 요구된다.

비록 교정이 필요없는 정상적인 눈에도 조금은 난시적인 요소가 있고, 약난시인 경우는 구면등가치(spherical equivalent)의 공식을 이용하여 동일한 평균도수를 가진 일반렌즈로 처방할 수 있다.

$$구면등가치에 \ 의한 \ 도수 = 구면도수 + \frac{난시도수}{2}$$

하지만 구면렌즈로 과굴절교정시키면 잔여난시(residual astigmetism)를 동반하고 또한 렌즈와 눈물의 경계면에 의해 유발난시(induce astigmetism)가 일어나기도 하며 이는 안정피로(asthenopia)의 원인이 된다.

난시의 정도가 구면도수에 비해 클 때에는 일반렌즈로는 부적합하고 소프트토릭렌즈나 하드렌즈를 이용하고 있지만, 하드렌즈의 경우 착용감이 좋지 않으며 수정체의 모양이 원추형으로 발생하는 난시는 교정이 불가능하여 소프트토릭렌즈를 권장하고 있다.

이는 일반렌즈의 시력과 비교하여 보면 완벽한 난시교정 효과와 고도난시 환자에게 편안한 착용감을 제공하기 때문이다.

소프트토릭렌즈는 굴절상태가 독특하고, 복잡한 광학적 상태를 가진 렌즈로 4.0D 이상의 각막난시에도 좋은 시력을 얻을 수 있으며 이러한 렌즈는 정교한 렌즈 디자인으로 종래의 하드렌즈보다 착용감이 더 좋아진 난시

교정용 렌즈이다.

소프트토릭렌즈로 시력을 교정하기 위해서는 눈의 굴절축(정난시의 직교하는 두 경선 중에서 작은 굴절율을 가진 경선, axis)을 알아야 하며, 이것은 난시도수 측정의 기준이 된다. 토릭렌즈의 도수는 모든 자오선과 일치하지 않으므로 일정한 축의 방향으로 교정되어야 한다.

일반렌즈는 안경과 달리 눈의 깜박임에 의해 약 10° 정도 회전하지만 소프트토릭렌즈는 독특한 디자인으로 렌즈의 움직임을 최대한 좌우동형으로 고정하여 난시축에서 벗어나지 않게 만들어져서, 정확하고 변함없는 난시교정 시력이 가능하다.

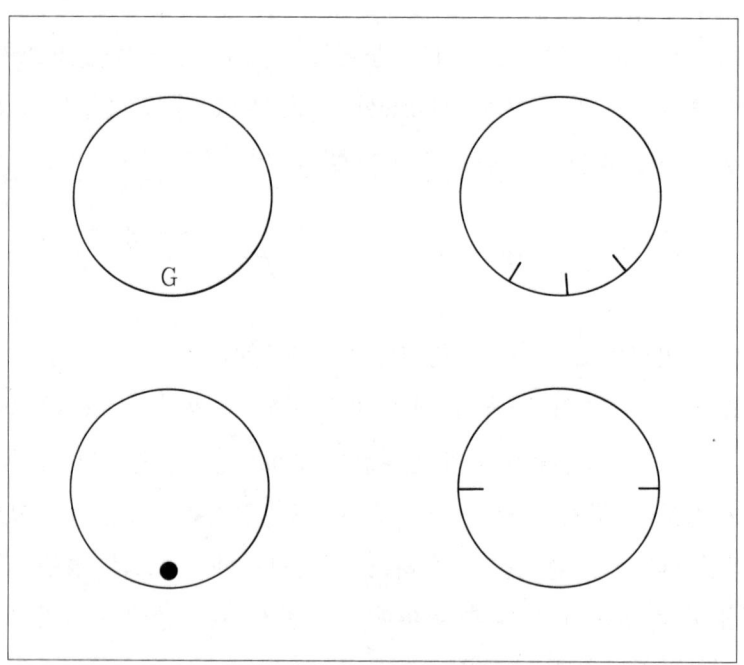

그림 9-7. 토릭렌즈의 축 표기

그러나 환자의 난시도수와 토릭렌즈의 교정도수가 완전히 맞지 않을 때는 허용하는 가장 낮은 난시교정도수의 렌즈를 선택하고, 또한 축이 렌즈의 난시축과 맞지 않을 때에는 180°나 90° 쪽으로 가장 유사한 것을 선택한다.

소프트토릭렌즈는 일반 소프트렌즈와 같은 생리적인 기준을 만족시켜야 함에도 불구하고 원주굴절력과 프리즘이 추가되어 두께가 두꺼워지기 때문에 산소투과량과 눈물순환을 저해하며 각종 각막의 신진대사작용에 장해를 줄 수도 있다.

따라서 세극등 현미경으로 주의깊게 살펴봐야 하며 이상증상(abnormal symptoms)이 있으면 더 얇은 렌즈를 착용하거나 착용시간을 줄여야 하며 그래도 이상이 있으면 착용을 중단해야 한다.

토릭렌즈도 착용 후 steep/flat 및 tight/loose한 증상을 관찰해야 됨은 물론이고, 난시도수교정을 위해 회전움직임(rotation)과 제자리잡음(orientation)을 관찰해야 한다.

제10장 착용지도

콘택트렌즈 착용지도의 목적 중에서 가장 중요한 것은 눈에 장애를 일으
키지 않도록 착용하고 될 수 있는 한 렌즈를 안전한 상태로 계속 유지하도
록 지도하는 것이다.

표 10-1. 착용과 지도방법

A. 피팅
  A) 삽입(insertion)방법
  B) 제거(removal)방법
  C) 제자리잡기(recentering)
  D) 착용시간
  E) 착용자가 주의할 점

B. 지도방법
  A) 하드렌즈와 소프트렌즈의 삽입과 제거방법
  B) 초기착용시간을 연장할 때와 중단하고 재착용할 때의 방법
  C) 렌즈를 능숙하게 취급해 장시간 사용할 수 있도록 지도

---

1. 삽입과 제거방법

1) 전문가에 의한 방법

렌즈의 삽입(insertion)과 제거(removal)는 처음 착용하는 희망자들에게
작은 두려움을 줄 수 있으므로 전문가의 높은 신뢰를 필요로 한다. 따라서
지도하기 전에 손을 깨끗이 씻고 사용할 렌즈도 cleaner로 충분히 세척한

표 10-2. 삽입과 제거시 숙련의 목적과 주의할 점

A) 숙련의 목적 - 불안과 공포감을 주지 않음

안구의 상처를 방지

검사시간의 합리화

B) 주의할 점 - 삽입시 : 이물질 혼입방지

과삽입을 하지 않음

렌즈의 세척과 헹굼

불량렌즈의 삽입방지

베이스커브 관찰

제거시 : 과제거를 행하지 않음

불량렌즈의 수정

불안요인을 주지 않음

(1) 하드렌즈와 소프트렌즈의 삽입방법

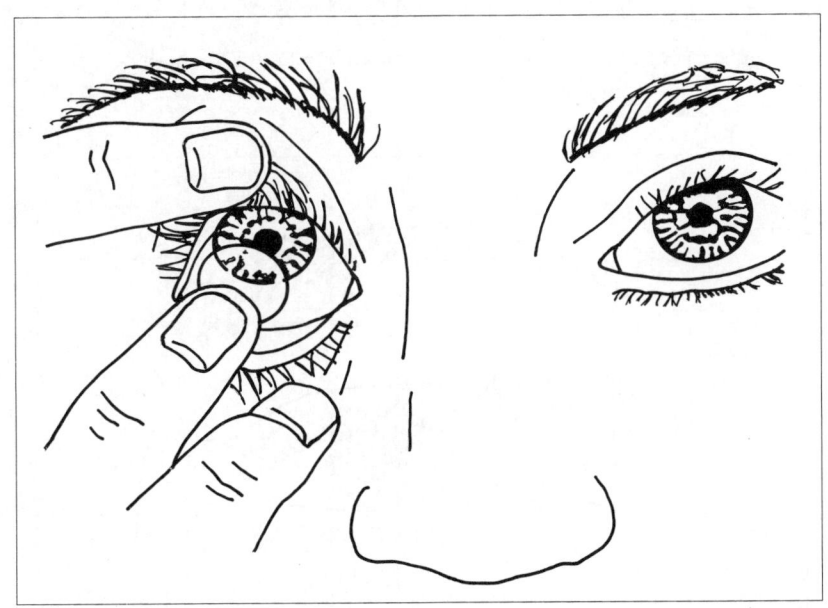

그림 10-1. 콘택트렌즈의 삽입방법

다음 착용자의 마음을 안심시킨 후 행하여야 한다.

피검자를 의자에 앉힌 다음 얼굴을 정면으로 향하게 하고 시선을 먼 방향의 한 점을 양안으로 응시하도록 한 다음 전문가는 피검자의 우측에 서서 오른손의 검지에 렌즈를 얹고 피검자에게 눈을 감지 않도록 주의를 주며 왼손의 검지로 상안검을 밀어올림과 동시에 오른손의 중지로 하안검을 내려 렌즈를 각막상에 살짝 얹어놓고 손을 천천히 뗀다.

그리고 피검자에게 눈을 가볍게 깜박이도록 지시하고 이물감이나 통증 등을 질문한다.

(2) 하드렌즈의 제거방법

피검자를 의자에 앉힌 다음 얼굴을 정면으로 향하게 하고 시선을 먼 방향의 한 점을 양눈으로 응시하도록 한 다음 전문가는 피검자의 우측에 서서 오른손의 검지(또는 중지)로 외직근의 하안검을 잡고 렌즈보다도 크게 눈을 뜨게 한 다음 귀측으로 안검을 천천히 당기면서 감도록 하여 렌즈를 제거하며 왼손으로 턱 밑을 받혀 떨어지는 렌즈를 잡는다.

렌즈가 제거되면 잠시 후 눈을 뜨고 몇번 깜박이도록 한다.

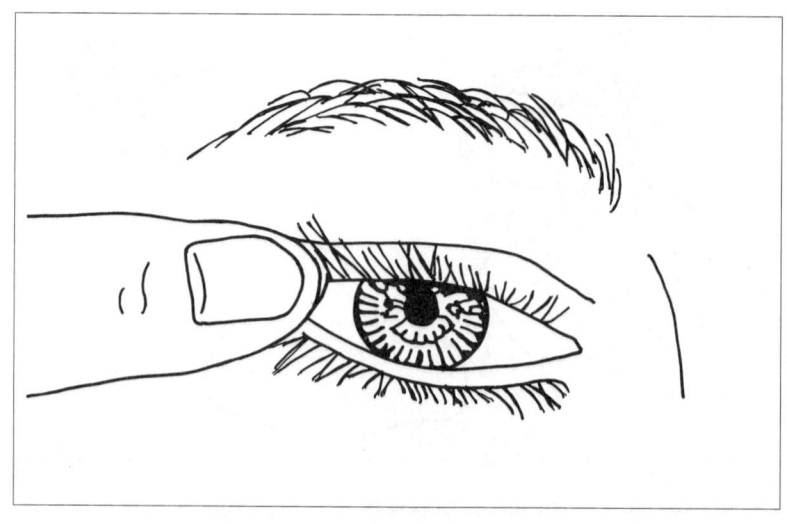

그림 10-2. 하드렌즈의 제거방법

(3) 하드렌즈의 제거방법(밀어내는 법)

피검자를 의자에 앉힌 다음 얼굴을 정면으로 향하게 하고 시선을 먼 방향의 한 점을 양눈으로 응시하도록 한다. 전문가는 피검자의 우측에 서서 왼손의 엄지(또는 검지)로 렌즈보다도 위가 되도록 상안검을 밀어올리고 받쳐주면서 오른손의 엄지(또는 검지)로 렌즈보다 아래가 되도록 하안검을 내린 다음 걷어올리는 것처럼 렌즈를 서서히 밀어올려 제거시킨다.

이때 피검자에게 눈을 감도록 하며 친절하게 제거되었음을 알리고 눈을 뜨도록 한다.

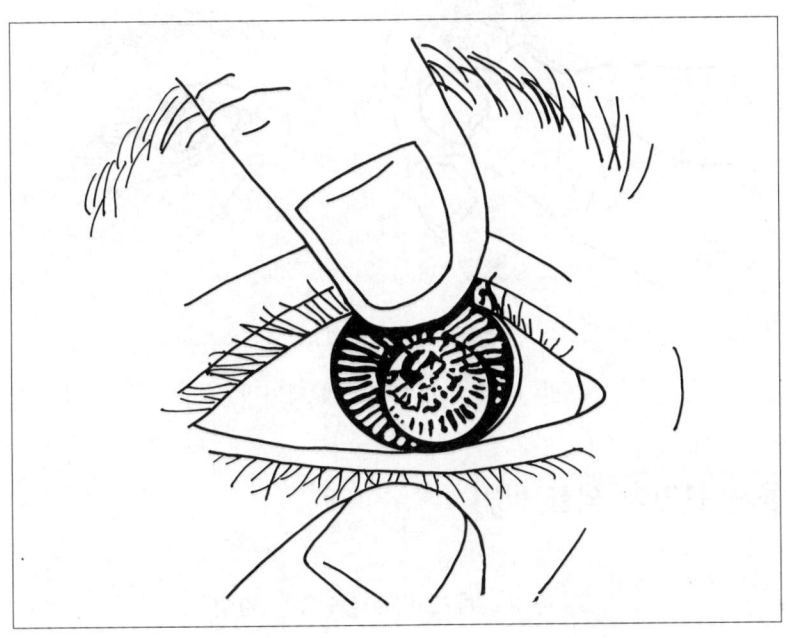

그림 10-3. 하드렌즈의 제거방법(밀어내는 법)

(4) 소프트렌즈의 제거방법

피검자를 의자에 앉힌 다음 얼굴을 정면으로 향하게 하고 시선을 먼 방향의 한 점을 양눈으로 응시하도록 한 다음 전문가는 피검자의 우측에 서서 왼손의 검지(또는 엄지)로 상안검을 밀어올리고 오른손의 중지로 하안검을 내린 뒤 피검자를 향해 검지로 시계 4시30분 방향을, 엄지로 7시30분

방향을 가볍게 접촉하여 살짝 뽑아 제거한다. 그리고 피검자에게 눈을 몇 번 깜박이도록 지시한다.

이 방법은 렌즈의 하방부에 공기가 들어가 음압 때문에 개방되어 잘 제거되며 소프트렌즈의 가장 이상적인 제거방법이다.

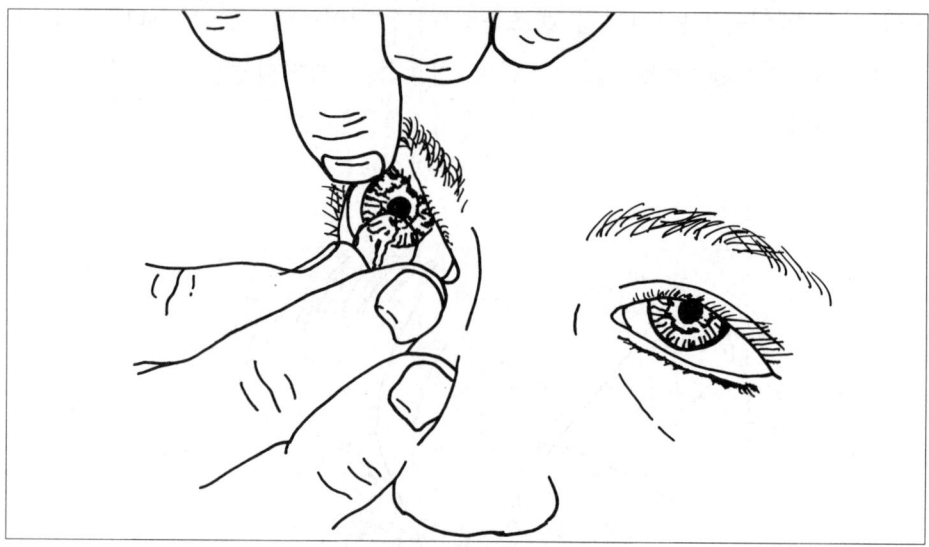

그림 10-4. 소프트렌즈의 제거방법

2) 착용자 본인에 의한 방법

표 10-2. 지도의 목적과 주된 요점

A) 지도의 목적 - 안구의 상처를 방지 　　　　　　　파손과 분실을 적게 함 　　　　　　　기술부족에 따른 비적응증 예방 B) 지도의 주된 요점 - 어린이 및 노인 : 가족의 도움 　　　　　　　두려움이 많은 사람 : 제거방법 우선 지도 　　　　　　　둔한 사람 : 삽입과 제거를 반복하여 행하게 함

콘택트렌즈의 최종적인 삽입과 제거는 본인의 적절한 방법선택에 따른 적응도에 있으므로 폭넓은 연령층과 각자의 개성은 여러 가지 지도방법을 요구한다. 따라서 착용자가 잘 숙지할 수 있고 행할 수 있도록 전문가는 잘 지도하여야 한다.

(1) 하드렌즈와 소프트렌즈의 삽입방법

테이블 위에 거울을 경사지게 놓은 다음 거울을 들여다보면서 삽입하는 눈과 반대쪽 손의 검지에 렌즈를 올려놓고 중지로 하안검을 끌어내리면서 같은쪽 손의 검지(또는 중지)로 상안검을 끌어올림과 동시에 렌즈를 각막에 살짝 올려놓는다.

렌즈가 삽입되면 서서히 손을 떼고 가볍게 눈을 깜박여 제자리에 자리잡았는지를 확인한다.

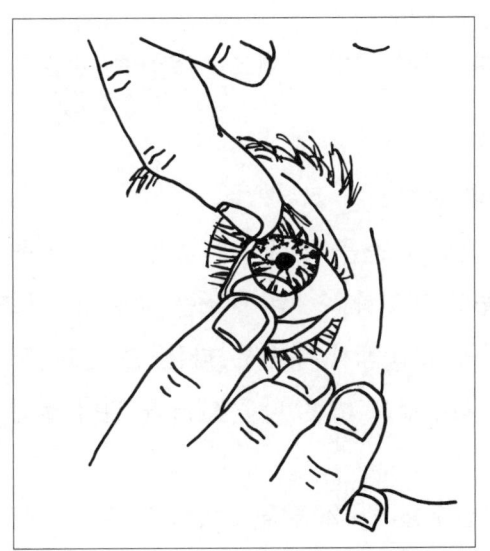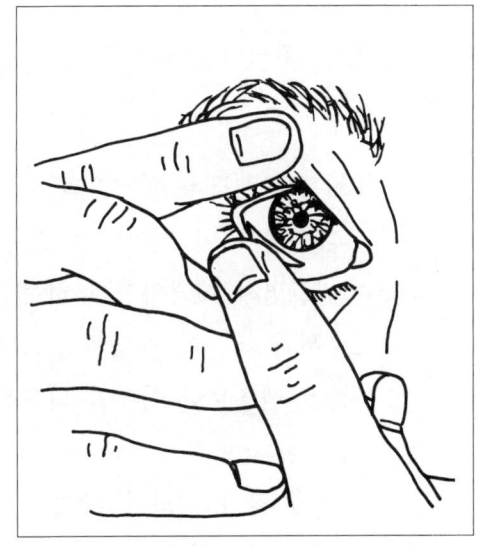

그림 10-5. 하드렌즈와 소프트렌즈의 삽입방법

(2) 하드렌즈의 제거방법

테이블 위에 거울을 경사지게 놓은 다음 들여다보면서 검지로 상안검의 가장자리를 고정하고 중지로 하안검의 렌즈 밑부분을 가볍게 밀어넣으면서

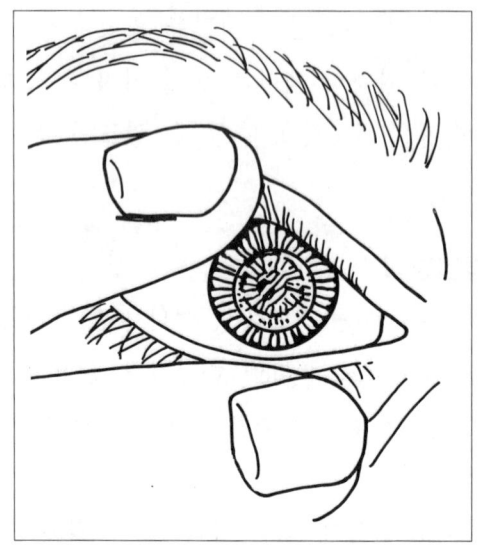

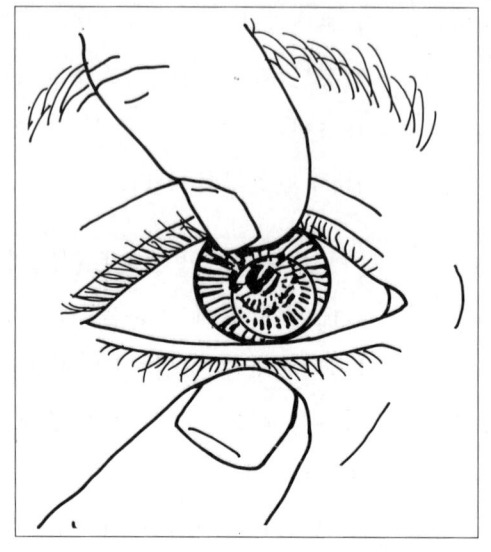

그림 10-6. 하드렌즈의 제거방법　　　　그림 10-7. 하드렌즈의 제거방법
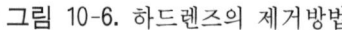
　　　　　　　　　　　　　　　　　　　　　　　(밀어내는 법)

눈을 깜박이면 렌즈가 제거된다. 이때 제거된 렌즈는 반대쪽 손으로 받는
다.

(3) 하드렌즈의 제거방법(밀어내는 법)

테이블 위에 천이나 타월을 깔고 거울을 경사지게 놓은 다음 거울을 들
여다보면서 제거하고자 하는 눈의 반대쪽 손 검지(또는 중지)로 렌즈보다
도 위가 되도록 상안검을 밀어올리고 받쳐 주면서 다른 손 검지(또는 중
지)로 렌즈보다 아래가 되도록 하안검을 내린 다음 렌즈를 밀어 올려 제거
시킨다.

이때 잘 제거되지 않으면 식염수를 1~2 방울 점안하여 다시 시도한다
(그림 10-7 참조).

(4) 소프트렌즈의 제거방법

테이블 위에 거울을 경사지게 놓은 다음 거울을 들여다보면서 오른손으
로 제거할 경우 중지로 하안검을 가볍게 내린 뒤 검지로 시계 4시30분 방
향을, 엄지를 7시30분 방향으로 접촉하여 살짝 뽑아낸다.

왼손으로 제거할 경우 중지로 하안검을 내린 다음 검지로 7시30분 방향을 엄지로 4시30분 방향으로 살짝 접촉하여 뽑아낸다.

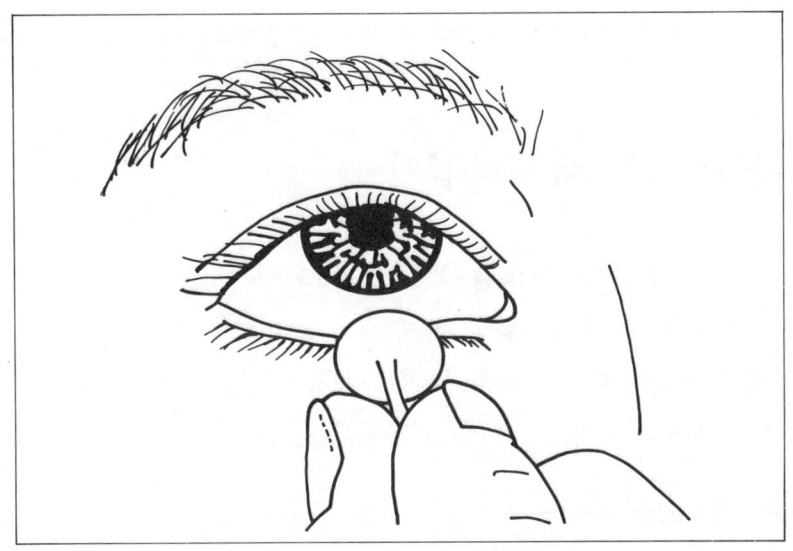

그림 10-8. 소프트렌즈의 제거방법

(5) 흡착기를 이용하여 제거하는 방법

지금까지 설명한 방법으로 하드렌즈를 제거하려고 해도 잘 되지 않을 경우 흡착기(suction holder)를 이용하여 제거한다.

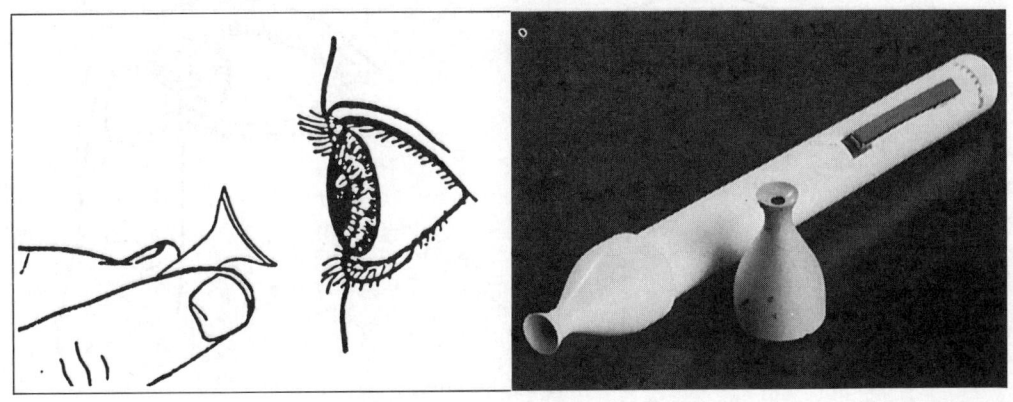

그림 10-9. 흡착기를 이용한 제거방법

테이블 위에 거울을 경사지게 놓은 다음 거울을 들여다보면서 왼손의 검지로 상안검을 밀어올리고 엄지로 하안검을 내려 눈을 크게 개검시킨 후 오른손에 쥔 흡착기를 렌즈에 살짝 접촉하여 흡착시킨 후 렌즈의 한쪽면이 먼저 각막으로부터 이탈되도록 하면서 렌즈를 제거시킨다.

2. 하드렌즈의 제자리잡기

렌즈의 어긋남은 hard-type을 착용한 초보자에게 많이 볼 수 있는데 삽입방법을 지도할 때 제자리잡게 하는(recentering) 방법을 충분히 설명해 주어야 하며 연습과정에서 귀측, 코측, 상방, 하방으로 어긋나게 삽입시켜 각막상으로 렌즈를 가져오도록 하는 훈련이 필요하다.

(1) 귀측, 코측으로의 어긋남

손거울을 이용하여 렌즈가 어디에 있는가를 찾은 다음 반대측에 거울을

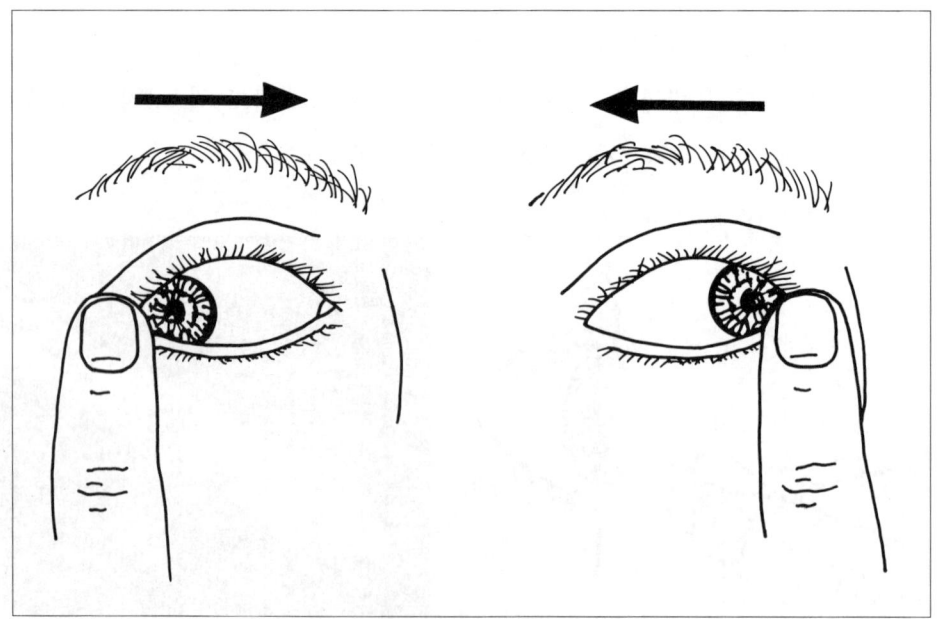

그림 10-10. 귀측, 코측의 어긋남을 되돌리는 법

가져가서 안검 위에 렌즈가 움직이지 않도록 하여 눈을 서서히 렌즈 쪽으로 향하게 한 후 깜박이며 정면을 보면 각막상으로 되돌아온다.

(2) 하안검 아래로의 어긋남

검지나 중지를 써서 안검 위에서 렌즈의 위치를 찾고 위치를 알게 되면 검지로 안검에서 렌즈를 각막중심 쪽으로 살짝 누르면서 밀어내듯이 하며 제자리잡게 한다. 또는 렌즈 쪽으로 눈을 향하게 한 후 정면을 본다.

(3) 상안검 아래로의 어긋남

만일 렌즈가 위쪽으로 어긋나 있는 경우에는 다섯손가락을 안검 위에 둘러싸는 듯이 대고 렌즈를 밀어내리게 한다.

끝으로 이 모든 방법을 동원해도 렌즈가 각막에 고착된 경우에는 식염수를 한두 방울 점안한 후 다시 시도하면 렌즈가 움직이게 된다.

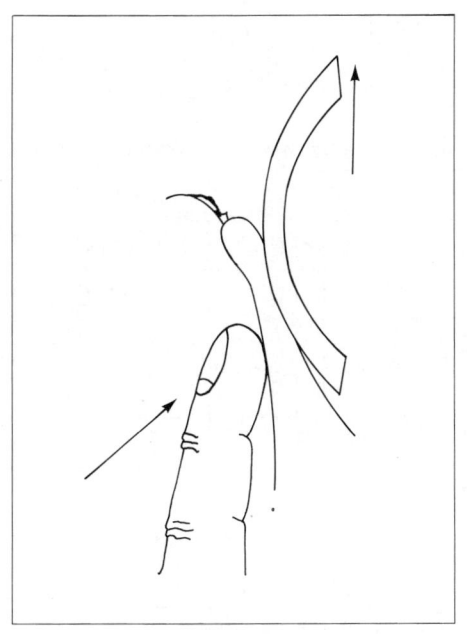

그림 10-11. 하안검 아래로의 어긋남을 되돌리는 법

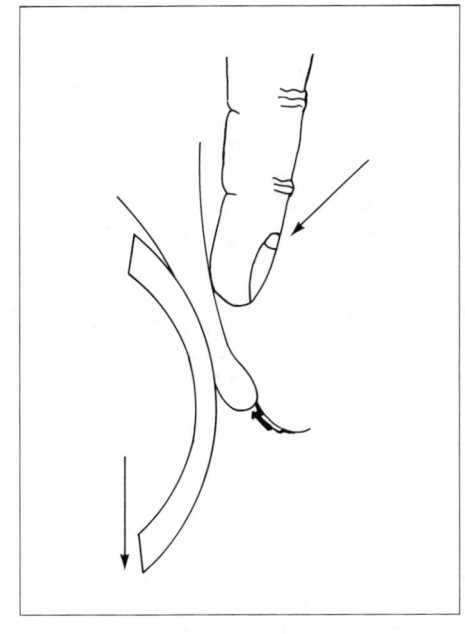

그림 10-12. 상안검 아래로의 어긋남을 되돌리는 법

3. 착용 스케줄

하드렌즈에 비해 소프트렌즈는 눈에 잘 적응되므로 단기간에 착용시간을 연장할 수도 있으며 특히 일회용 렌즈(disposable lens) 및 함수율 70% 이상의 연속착용 소프트렌즈는 착용 첫날부터 거의 완전하게 착용하는 사람도 가끔 있다.

그러나 대체적으로 착용시간을 점차 연장하는 것이 바람직하며 착용시간의 연장도 각 제조사에서 권하는 처방 매뉴얼의 착용 스케줄을 따르는 것이 제일 좋으며 눈의 상태나 착용환경 등의 개인차가 있기 때문에 많은 변수가 있다.

또한 불규칙적으로 착용을 원하는 사람도 일단은 착용스케줄에 따라 적응시킨 후 필요에 따라 착용해야 하며 착용을 중단하고 시일이 경과한 다

표 10-3. 초기 착용시간

| 사 용 일 | hard type | | soft type | |
| | hard lens | RGP lens | daily wear | extended wear |
	사용시간	사용시간	사용시간	사용시간
1 일	2시간	3시간	4시간	4시간
2 일	3시간	4시간	5시간	6시간
3 일	4시간	5시간	7시간	9시간
4 일	5시간	6시간	9시간	14시간
5 일	6시간	7시간	12시간	종일 사용
6 일	7시간	8시간	14시간 이내	연속 사용
7 일	8시간	9시간		
8 일	9시간	10시간		
9 일	10시간	12시 간이내		
10일	12시간 이내			

음 재착용할 경우는 착용시간을 줄여 착용하는 것이 바람직하다.

연속착용렌즈(extended wear lens)가 아닌 경우에는 취침 전에 반드시 렌즈를 눈에서 제거하여야 하며 일일착용도 14시간을 넘지 않도록 하고 연속착용렌즈라 하더라도 겸용착용(flexible wear)이 좋으며 연속착용할 경우 기간을 줄이는 것이 부작용에서 벗어날 수 있는 방법이다.

표 10-4. 착용을 중단하고 재착용할 때의 착용시간

착용하지 않은 기간	착용을 줄이는 시간
1 일	약 2시간
2 일	약 3시간
3 일	약 4시간
4 일	약 5시간
5일~1주일	약 6시간
1주일~1개월	약 7시간
1개월 이상	초기착용과 동일

4. 착용자가 주의할 점

1) 주의 및 숙지사항

장시간 외부노출로 인해 탈수상태가 되면 파손의 위험이 크고 또한 착용할 수 없는 상태가 되므로, 생리식염수에 1시간 이상 충분히 담궈서 원형이 회복된 후 사용한다.

착용 전후 반드시 세척을 하여 렌즈가 오염되지 않게 하고 정기적으로 살균, 소독 및 단백질 제거를 하여 세균번식을 방지하고 뿌옇게 흐려지지 않도록 하며 생리식염수, 크리너, 단백질제거제, 종합관리용액(보존액) 등은 반드시 전문회사의 제품을 사용하고 수돗물이나 기타 사제불량품은 절대로 이용하지 않도록 한다.

비누, 샴푸, 마스카라, 헤어 스프레이, 화장품 등은 사용시 렌즈와 접촉하지 않도록 하고, 화장은 렌즈를 착용한 후에 하며 손톱은 항상 짧고 깨끗하게 손질하여 취급중 렌즈에 손상을 입히지 않게 한다.

뒤집힌 상태의 렌즈를 착용하지 않도록 하고, 좌우 시력차가 있는 경우에는 바뀌지 않게 하며 또한 렌즈를 착용한 상태에서 안약 사용은 절대 금물이다. 따라서 약물 사용은 전문의의 지시하에 사용하도록 한다.

두 개가 달라붙은 소프트렌즈는 무리하게 떼지 말고 보존액이나 식염수에 담궈서 수화시킨 뒤 주의해서 떼어내며, 가능한 한 렌즈를 착용한 상태로 수면을 취하지 않도록 하고, 연속착용인 경우 취침 후에는 렌즈의 움직임을 확인하여 안구에 고착되지 않도록 한다.

정기검사는 부작용의 예방 및 조기발견을 위해 받아야 하며 전문가의 지시사항 및 사용설명은 반드시 숙지하고 이를 준수한다.

2) 바른 렌즈의 확인

뒤집혀진 렌즈를 착용할 경우는 hard type보다는 soft type의 경우인데, 소비자가 렌즈를 착용하자마자 이물감을 느끼게 되어 단시간밖에 사용할

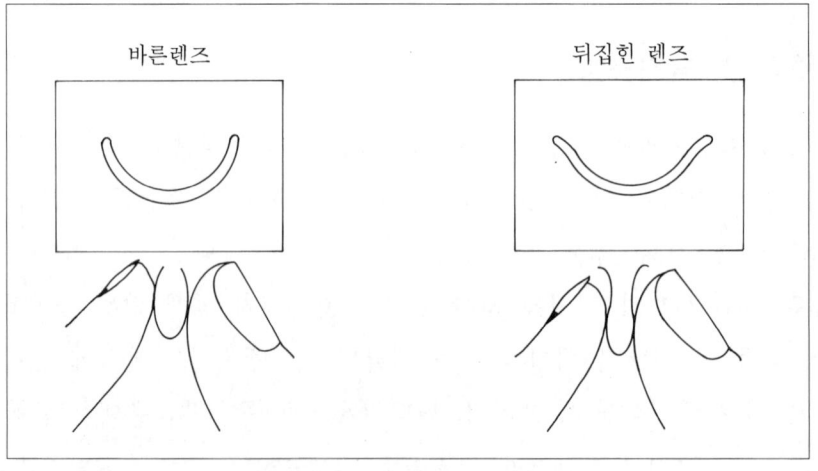

그림 10-13. 뒤집힌 렌즈의 확인

수 없고, 보이는 것이 이상하다고 호소할 것이다.

이는 렌즈가 얇을수록 뒤집힌 것을 알기 어렵다. 그리하여 최근에는 렌즈에 마크나 도수 등을 표시하여 구별할 수 있도록 하였다.

이것이 없는 경우에는 렌즈를 검지에 얹었을 때 렌즈의 모양으로 알 수 있고, 또한 엄지와 검지로 잡아서 구부러진 모양으로 판단할 수 있다.

제11장 증상대처방법

콘택트렌즈를 처음 착용하고 떠날 때는 3~4시간 후에 방문하여 검사를 받도록 해야 하고, 이때 렌즈의 움직임, 각막부종, 찰과상 등을 주의깊게 검사해야 한다. 모든 상태가 정상이라도 다음에 이상증상이 있으면 다시 방문하도록 지시하고 보낸다.

여전히 모든 상태가 정상이면 계속 착용이 가능하며, 착용하는 도중에 어떠한 문제점이 발견되었을 때에는 즉시 전문가와 상의한 후 적절한 대책을 마련하도록 한다.

또한 콘택트렌즈는 일정한 수명이 있는 소모품이고, 착용자가 파손이나 분실로 인하여 전화나 다시 찾아오는 경우가 있으며 조언이 필요할 경우

표 11-1. 증상의 원인 및 대처방법

A. 착용초기(착용개시 후 2주일 이내) **증상**

  A) 렌즈 취급

  B) 렌즈 자체

  C) 적응증상과 이상증상

B. 착용안정기(계속 착용중) **증상**

  A) 피팅

  B) 이상증상에 따른 생체의 문제점

C. 렌즈 제거 후 증상

  A) 자각증상

  B) 착용 rule

  C) 생체의 문제점

언제든지 부담감이 없도록 충분한 서비스를 제공하여야 한다.

렌즈 착용자는 사후 서비스(after service)에 대해 자세히 알아보고 이상이 있을 때에는 다시 찾아오겠다는 약속을 받아두어야 한다. 또한 교육받은 사항 즉 착용, 제거, 중심 맞추기, 초기적응 및 착용시간, 취급방법, 관리방법 등의 사항들을 기록해 두고 이를 실천하는 데 참고로 삼으면 많은 도움이 될 것이다.

1. 하드렌즈의 증상 및 대처방법

1) 착용초기

표 11-2. 착용직후 증상 및 대처방법

증상	원인	대처방법
통증	렌즈와 각막 사이에 이물이 들어감	렌즈를 제거하고 취급방법을 재지도
따가움, 눈물	세척액 또는 소독액이 렌즈에 남아 있음	렌즈의 취급 및 세척, 소독, 보존액의 사용법 이해
흐림, 충혈, 통증	렌즈 오염	렌즈의 세척, 보존방법 등의 주의할 점을 지도
시력불안정	렌즈를 좌·우 바꿔 착용	렌즈를 검지에 올려놓고 확인(마크)
눈물이 많이 나고 충혈, 통증	렌즈의 변형, 파손, 기스	투영기 등으로 확인하고 착용을 중지시킴
쉽게 흐려지고 사물을 똑바로 보기 힘들 때	loose 피팅 edge, bevel 불량	steep한 렌즈로 변경. 불량원인을 체크하고 수정 또는 교환
이물감	오염, 파손, 좌·우 엇갈림	렌즈 교환, 바른 렌즈 취급 재지도

착용직후의 증상[38]은 여러 가지가 있지만 렌즈의 취급 부주의, 파손, 기스, 편심 및, 눈에 장애가 있거나 과교정이 대부분이며, 수시간이 지남에 따라 메이봄 내분비과다(hyperseretion of meibomian), 스펙터클 블루(spectacle blur), 각막부종(corneal edema) 등의 증상이 일어날 수도 있다.

착용 후 2주일 이내는 렌즈에 순응하는 과정으로서 일종의 적응증상이지만 개선되지 않을 경우에는 이상증상을 의심해야 하며 이때에는 안경으로 바꾸거나 시력교정효과보다 이물감 쪽이 더 크면 착용감이 좋은 소프트렌즈로 변경해야 한다.

표 11-3. 착용초기 증상 및 대처방법

증상	원인	대처방법
착용초기 적응증상	타각적인 문제	타각적 원인을 설명해 주고 부담을 주지 않는 정도에서 착용을 계속하게 함
이물감이 강함	각막난시가 강한 렌즈, 접촉부위의 압박 관찰, 검열폭이 좁고 렌즈의 움직임이 나쁨, loose, tight 피팅	toric렌즈로 변경, 렌즈의 size 변경, 렌즈의 곡률변경
근거리가 잘 보이지 않음, 단시간에도 눈이 피곤함	조절력 감퇴(노안)과 교정	근용안경 병용, 적정한 교정도수로 교정

2) 착용안정기

렌즈 착용중의 자각증상은 급격하게 일어나는 것과 완만하게 일어나는 것이 있는데 전자는 이물 혼입이나 렌즈 파손으로 인한 것이 대부분이고 후자는 렌즈 표면의 건조나 눈의 피로, 이물질 부착, 렌즈의 노후화 등이라

---

38) 콘택트렌즈 착용시 호소하는 증상은 크게 2가지로 분류할 수 있는데 시간이 지남에 따라 사라지는 적응증상(adaptive symptoms)과 계속 악화되는 이상증상(abnormal symptoms)이 있다(제12장 표 12-2. 참조).

여겨진다.

표 11-4. 착용안정기 증상 및 대처방법

증상	원인	대처방법
렌즈곡률이 커서 먼지 등 이물이 들어가기 쉬움	loose 피팅	렌즈의 베이스커브를 steep한 것으로 변경
흐리고 침침함	tight 피팅, 표면의 오염	size를 작은 것으로 변경하거나 베이스커브를 flat한 것으로 변경, 렌즈를 세척하여 재착용
착용시간을 늘릴 수 없다	눈물 분비량 부족	산소투과성 하드렌즈로 변경하거나 베이스커브를 flat한 것으로 변경
눈이 충혈되며 피로하다	적응기간 중 생체리듬이 흐트러지고 있다	착용시간을 제한한다
근거리 시력이 나오지 않는다	렌즈 표면의 건조, 오물 부착, 과교정	렌즈 세척과 취급을 재지도, 적정도수로 변경
압박감	tight 피팅되었거나 size가 너무 크다	베이스커브를 flat한 것으로 변경하거나 size가 적은 렌즈로 변경
각막윤부의 충혈	각막의 산소부족	사용을 일시 중지시키거나 산소투과성 하드렌즈로 변경한다
결막충혈	결막염증 loose fitting	치료하기까지 착용을 중지시키거나 렌즈 edge의 기계적인 자극을 줄이기 위해 steep한 것으로 변경

3) 렌즈 제거 후

렌즈를 제거한 후에 일어나는 자각증상은 과착용, 스펙터클 블루, 시력 변화, 난시 발생 등이 있는데 착용자는 대단히 민감하고 불안감을 가지고 있어 증상의 원인이 되며 따라서 충분한 사전 설명이 필요하다. 또한 증상이 발생한 경우에는 신중하게 대처해야 한다.

표 11-5. 렌즈 제거 후 증상 및 대처방법

증상	원인	대처방법
심한 통증, 충혈, 많은 눈물	과착용	각막감염을 방지하기 위해 치료될 때까지 착용을 중지시킴
렌즈를 제거하고 안경을 착용하여도 잘 안보임	스펙터클 블루	각막부종에 따른 생리적인 원인이며 베이스커브를 flat한 것으로 변경하거나 size를 적은 것으로 변경 또는 산소투과성 하드렌즈로 변경한다.
안구가 뻐근한 압박감	tight 피팅되었거나 size가 큼, 각막부종	베이스커브가 flat한 것으로 변경하거나 size가 적은 것으로 변경 또는 산소투과성 하드렌즈로 변경
나안시력이 좋아짐	렌즈압박에 따른 일시적인 각막곡률 변화	다소 베이스커브를 steep한 것으로 변경

2. 소프트렌즈의 증상 및 대처방법

1) 착용초기

착용직후의 증상은 일시적인 것이 많으며 시간이 경과하면 사라지는 것

이 대부분이다. 소프트렌즈의 초기착용은 하드렌즈보다 착용감이 좋아 적
응되는 기간이 단시간이지만 완전히 불안감이 없다고 볼 수 없으며 하안검
의 압박감, 가벼운 이물에 의한 충혈, 도수가 다른 렌즈를 좌우 바꿔 삽입
한 경우, 먼지 등이 렌즈 밑에 부착, 세척 불충분, loose 피팅, 파손된 렌즈
등의 착용으로 인한 것이다.

이럴 때는 전문가의 조언이 필요하고 재피팅되어야 하며 또한 각막난시
가 있는 경우에는 소프트토릭렌즈를 시도해 보는 것도 좋은 방법이다.

표 11-6. 착용직후 증상 및 대처방법

증상	원인	대처방법
이물감과 좌·우안의 시력 불안정	좌·우 렌즈 바꿔 삽입, 뒤 집힌 상태, loose 피팅	렌즈 좌·우 확인, 올바른 취급지도, steep한 것으로 변경
시력의 흐림	세척 부족, tight/loose 피팅	렌즈의 충분한 세척 및 취급지도, 렌즈의 베이스커브를 변경
렌즈가 눈에 고착됨, 따갑고 충혈	tight 피팅, 렌즈 세척 미숙	재처방, 세척방법 재지도
이물감과 좌우안의 시력 unbalance	렌즈가 뒤집혀진 상태에서 삽입, 좌·우 렌즈 바꿔 삽입	렌즈 테이터를 체크하고 바른 취급방법 재지도
눈물, 이물감, 통증	이물의 혼입, 세척 불충분, 전용 이외의 세척액 사용	렌즈 제거 후 통증이 없으면 재착용, 통증이 있으면 치료시까지 착용 중지
이물감, 시력의 흐림, 충혈, 통증	여러 가지 각막장애, 각막상피의 상처	눈과 렌즈의 처방 테이터를 검사하고 피팅 관계를 체크

표 11-7. 착용초기 증상 및 대처방법

증상	원인	대처방법
물체가 겹쳐 보임	난시의 발생, loose 피팅	환자의 시력을 체크하고 처방을 재검토
가벼운 충혈	구결막의 가벼운 자극	통증이 동반되지 않으면 경과를 설명하고 재착용시킴
눈부심	렌즈의 이물작용으로 각막 및 결막에 자극	착용시간을 서서히 연장하면 대부분 적용되어 없어짐
작은 이물감	렌즈 edge가 안검에 자극을 줌	타각적으로 이상이 없으면 재착용시킴
시력 불안정	눈물, loose 피팅	피팅 상태를 체크하고 이상이 없으면 계속 착용, steep한 렌즈로 변경
쉽게 흐려짐	각막부종	심각한 부종이 아니면 착용하면서 계속 체크

표 11-8. 착용안정기 증상 및 대처방법

증상	원인	대처방법
눈이 머들머들하고〔순목(눈깜박임)이 매끄럽지 못하고〕 눈물이 남	이물 혼입	렌즈를 세척하고 착용, 그래도 이물감을 느끼면 재처방 및 내원
시간의 경과와 함께 흐려짐	순목 및 눈물분비량 부족에 따른 렌즈의 표면건조, 렌즈오염, 위치의 불안정	눈물의 분비량 체크, 세척 후 착용을 재지도, steep한 렌즈로 변경
눈이 피로하고 충혈	수면부족, 불안정한 생체리듬, 타각적인 문제	규칙적인 생활, 착용시간 엄수, 타각적인 문제를 검토
시력이 흐리거나 불안정	순목상태 불규칙, 렌즈의 표면건조	정상적인 순목지도, 착용방법의 엄수

2) 착용안정기

착용중에 있어서도 하드렌즈와 같이 급격한 변화와 완만한 변화가 올 수 있으므로 착용상태에 따른 증상들을 상세히 조사하여 안전하게 착용할 수 있도록 하여야 한다.

3) 렌즈 제거 후

렌즈 제거 후 증상은 삽입과 제거시, 과착용 등으로 인한 문제뿐만 아니라 규정시간을 지켜 착용하는 것이 대단히 중요하다.

표 11-9. 제거 후 증상 및 대처방법

증상	원인	대처방법
가벼운 이물감	렌즈 제거방법 미숙, 각막 상피의 상처	불규칙 착용방법을 개선, 착용시간의 엄수, 삽입, 제거방법 재지도
통증과 충혈	제거시 이물(티끌) 삽입	제거방법 재지도, 통증이 심한 경우 내원
눈물이 많이 남	tight 피팅, 제거시 가벼운 결막 자극	시간이 경과하면 안정됨

3. 증상대처방법의 종합정리

콘택트렌즈에 기인하는 안장애의 주된 원인은 이물감을 포함한 통증, 충혈, 시력저하이다. 이들 자각증상에 대해 주의깊게 병력(病歷)을 관찰함으로써 정확한 진단과 적절한 치료가 가능하다.

하지만 전문가의 입장에서 이상적으로 잘 피팅되었다고 생각되는 착용자가 여러 가지 증상을 호소하며 다시 내원하는 수도 있는데, 이럴 때는 더

표 11-10. 일반적인 증상대처방법

증상	원인	대처방법
가끔 상이 퍼지며 시력이 흐림	flat/loose 피팅으로 중심안정이 되지 않거나 렌즈 광학부가 적어 동공을 충분히 덮지 못함	steep/tight 피팅의 렌즈나 주변부가 얇은 렌즈로 교환, 광학부 size가 큰 렌즈로 교환
시력이 제대로 나오지 않음	과교정, 렌즈 좌·우 바꿔 삽입, 렌즈 표면의 오염	시력교정검사, 좌·우렌즈 확인, 현미경으로 렌즈 표면을 검사하고 오염된 렌즈는 교환
착용중 원·근거리 물체의 시력 불량 및 안정피로, 두통 등	과교정, 중심안정의 불량, 잔여난시, 조절력의 부족, 폭주, 렌즈건조, 전후면이 뒤집힌 경우	피팅 상태 확인, 근점검사와 중심안정 및 시력교정검사를 함
렌즈를 착용하고 순목하면 시력변화가 있는 경우	flat/loose 피팅	피팅 상태를 확인한 후 재처방
착용중 통증 및 불쾌감, 눈물이 나고 눈부심	이물질의 부착, 렌즈 균열 및 결손, 전후면 뒤집힘, 관리용액의 부적합	세척 후 재착용, 균열 및 결손 렌즈의 교환, 바른 삽입, 관리용액 변경
착용중 이상이 없었으나 서서히 이물감을 느낌	심리적, 의학적 요인과 임신 등 몸의 생리적 작용의 변화로 눈물의 부족에 따른 영향	원인을 제거할 때까지 착용 중지
착용시간이 길수록 눈에 열이 나고 건조감을 느끼며 뿌옇게 안개낀 것처럼 보임	steep/tight 피팅, 렌즈 size가 너무 큰 경우 등으로 렌즈 밑의 정상적인 눈물 교환을 방해	피팅 검사 후 flat/loose 피팅이 되도록 하거나 렌즈 size가 적은 렌즈로 교환
착용 후 바로 불쾌감을 느끼며, 눈을 움직이면 안검자극이 생기고 제거하면 증상이 사라짐	렌즈 edge 형상이 안검에 맞지 않음	형상이 맞는 디자인의 렌즈로 교환
착용중 갑자기 예리한 통증	먼지, 티끌, 눈썹 등이 렌즈 밑에 침입	즉시 렌즈를 제거한 후 세척하여 착용하고 그래도 계속 통증이 남으면 일시적으로 착용중지
시야의 흐림현상	loose 피팅, 광학부가 작은 렌즈, 스펙터클 블루, 각막부종	피팅 상태 및 콘택트렌즈 검사, 재처방

상세히 검토하고 재처방하여 보내지만, 이내 렌즈를 착용하지 못하고 또 다른 곳에서 안과진료를 받아 각막에 큰 질병이라도 얻어 어떻게 되는 것처럼 하며 찾아오는 사람도 있다.

세극등 현미경으로 자세히 살펴보면 작은 각막상피에 생길 수 있는 미세한 변동으로 큰 고충이 생기지는 않음을 알 수 있지만, 콘택트렌즈를 잘 알지 못하는 진찰자는 각막상피의 미세한 변화를 질환으로 오인하여 착용자를 불안에 빠뜨리게 하고 영원히 렌즈에서 멀어지게 만든다.

이 작은 증상들을 전문가는 감정적으로 대응하지 말고, 냉정하고 합리적으로 판단하여 대처해야 함은 두말할 것도 없다.

제12장 정기검사

표 12-1. 정기검사

```
A. 자각적 검사(진료)
   A) 적응증상(adaptive symptoms) : 서서히 사라짐
   B) 이상증상(abnormal symptoms) : 더욱 악화됨


B. 타각적 검사
   A) 렌즈 자체 - 착용중 : slit lamp microscope
               제거 후 : 육안, lupe, 투영기, lensmeter, thickness gauge 등
   B) 피팅 - hard type : fluorescein patterns
           soft type : slit lamp microscope
   C) 교정시력검사 - 착용중
               제거 후(필요시)
   D) 전안부 검사 - 각막, 결막의 부작용과 합병증
```

콘택트렌즈가 가지고 있는 착용상의 부작용을 최소화하기 위해서 지금도 개량되고 있고 그 성능이 향상되고 있으나, 완전한 렌즈는 사실상 없기 때문에 주의를 기울여야 하고 예방책을 강구하여야 한다.

특히 초보착용자들은 어떻게 착용하고 관리해야 하는지, 고충이 있을 경우의 해결방법 등은 잘 모른다. 렌즈를 처방하고 착용함에 있어서 중요한 것은 착용자를 충분히 납득시켜 깨닫게 하고 지키게 하는 것이 대단히 중요하며 이것이 바로 전문가의 사명이다. 편리하고 안전하게 사용하는 것은 착용자의 지혜이지만 우리는 도움을 주어야 할 의무가 있기 때문이다.

렌즈 착용시 일어날 수 있는 증상에 대한 대처방법은 앞에서도 언급하였지만 강조하는 의미에서 증상별로 표 12-2에 다시 설명하였다.

표 12-2. 정기검사에서 볼 수 있는 증상 및 대처방법

증상	원인	대처방법
시력 변동 및 저하	렌즈 앞·뒷면 또는 좌·우 바꿔 삽입	바른 착용지도
	flat한 렌즈 피팅(과다한 움직임)	검사 후 재처방
	건안	생리식염수 점안, 얇은 렌즈이면 보통 두께의 렌즈로 교환, RGP 렌즈로 피팅 고려
	렌즈의 침전물	렌즈 교환, 관리방법 교육
	각막부종	착용시간의 단축, 얇은 렌즈나 산소투과도가 높은 렌즈 또는 RGP 렌즈로 교환
	부정확한 굴절력	검사 후 재처방
	스펙터클 블루	검사 후 재처방
착용감이 좋지 않음	렌즈의 침전물	렌즈의 교환, 관리방법 교육
	이물질의 부착	세척·제거 후 착용
	거대돌기결막염(GPC)	착용중지, 내원
	관리용액에 의한 자극	관리용품의 변경
	각막부종	착용시간의 단축, 얇은 렌즈나 산소투과도가 높은 렌즈 또는 RGP 렌즈로 교환
	steep한 렌즈의 피팅	검사 후 재처방
	손상된 렌즈의 착용	렌즈 교환
통증	안질환의 감염	착용중지, 내원
	렌즈 밑에 이물질이 부착, 세척의 부족	렌즈 세척 후 착용
	렌즈 edge가 찢어진 경우	렌즈 교환
충혈	알레르기성 반응	관리용품의 변경
	건안	생리식염수 점안, 얇은 렌즈이면 보통 두께의 렌즈로 교환, RGP 렌즈로 피팅 고려
	안질환의 감염	착용중지, 내원
	적절하게 피팅되지 못한 경우	검사 후 재처방

착용자는 부작용과 합병증에 대한 것을 충분히 알아야 하고, 그러기 위해서는 정기검사가 필수적이다. 이는 올바른 취급을 기할 수 있고 도수의 추가교정, 적응증상 및 이상증상을 판별하여 자각증상 및 부작용의 예방과 조기발견에도 도움을 준다.

정기검사를 받지 않으면 새로운 의학의 혜택을 받을 수 없으며 성능이 향상된 콘택트렌즈의 출현, 강력한 크리너와 편리한 보존액의 개발, 보다 기능적인 렌즈의 관리용품 등으로부터 멀어지는 결과를 초래한다.

하지만 현재의 렌즈 착용자들은 대부분 정기검사를 불필요한 것으로 여기고 있으며 가끔 눈과 렌즈에 이상이 있어 안과병원에 내원하는 정도이며, 이에 대한 충분한 지식을 가지고 있지 않다.

콘택트렌즈의 정기검사는 착용초기 2주~1개월 간은 적응증상의 개선정도를 파악하고 그 이후의 검사에서는 이상증상과 렌즈의 경연변화 즉 각종 파라미터, 변색, 파손, 오염, 부착·흡착 및 눈에 미치는 영향 등을 종합적으로 검사하여 이상이 있을 경우 확실한 조치를 취해야 한다.

정기검사기간은 렌즈의 종류에 따라 다르지만 어떤 것이라도 초기착용 1개월 후의 검사는 필수적이며, 이후에는 일반 하드렌즈는 6개월, 가스투과성 하드렌즈와 일일착용 소프트렌즈는 3개월, 연속착용 소프트렌즈는 1개월마다 정기적으로 행하여야 한다.

1. 자각적 검사(진료)

콘택트렌즈의 자각증상에 대한 대응은 얼마나 잘 착용했는가에 따라서 달라질 수 있다. 착용기간에 따라 근시의 진행, 렌즈의 변화에 따른 수명, 기타 여러 가지 원인으로 인하여 렌즈의 착용상태는 변하기 마련이다.

그렇다고 해서 각결막에 이상이 없고 시력도 정상이며 렌즈에도 특별한 증상이 없는데 너무 과민하게 증상에 대해 현혹될 필요는 없다. 먼저 자신 있게 렌즈를 착용하고 지시사항을 준수하며, 차후 정기검사일에 꼭 검사를

표 12-3. 적응증상과 이상증상

A. **적응증상** - 머들머들한 느낌, 눈이 부심, 흐리게 보임, 순목 횟수가 많음, 눈의
가장자리가 가려움, 한 점을 오래 응시하면 피로함, 가벼운 충혈,
수명(photophobia), 눈물의 프리즘 효과로 인한 상의 퍼짐(flare),
바람이 스며드는 느낌 등

B. **이상증상** - 이물감, 결막충혈, 시력 저하, 강한 건조감, 심한 눈꼽, 통증, 렌즈의
어긋남(벗겨짐), 강한 압박감, 렌즈 제거 후 안개현상, 흐림 등

받도록 해야 한다.

콘택트렌즈의 착용초기 1～2주 동안에는 가벼운 증상인 적응증상이 발생
할 수도 있는데 익숙해짐에 따라 서서히 사라짐으로 장애를 남기지 않는
다. 하지만 개인차가 있으며 처음부터 자각하지 않는 사람도 있고 또한 익
숙해지지 않는 사람도 있다.

이들의 호소 중에는 적응증상 같지만 실제로는 이상증상을 포함하는 수
도 있으므로 주의를 기울여야 한다.

일반적으로 서서히 렌즈에 적응됨에 따라 자연히 소멸하는 것이 보통이
지만 렌즈 자체의 결함과 잘못된 처방 등은 증상이 없어지기는커녕 더욱
눈에 악영향을 준다. 따라서 정기검사는 이들 증상을 해소하고 쾌적한 착
용이 되도록 정확한 대처방법에 따라 처리해야 한다.

2. 타각적 검사

1) 렌즈 자체검사

정기검사시 렌즈 자체검사는 매우 중요하지만 파라미터를 체크할 수 있
는 모든 관련기기가 비치된 곳은 별로 없다. 따라서 육안 또는 세극등 현

미경으로 렌즈를 조사하는 일이 대부분이며, 육안으로 보면 렌즈의 오염, 파손, 부착물 등을 발견할 수 있고 세극등 현미경으로 보면 이들의 상태를 더욱 잘 알 수 있다.

만약 lupe, contactlens screen, contactlens analyzer, lensmeter, thickness gauge(dial gauge) 등의 관련기기가 있으면 렌즈의 size, power, base curve, thickness 등을 측정할 수 있다.

흠, 비틀림검사는 lupe, contactlens screen, contactlens anlayzer와 slit lamp microscope 및 비틀림검사기로 알 수 있다. 그런데 렌즈광학면의 흠이 전혀 없는 것은 거의 없으며 여기서 중요한 것은 어디까지가 유해한 것이냐 하는 것인데 전문가에 따라 많은 견해차가 있다.

이것은 각막에 해를 끼치는 것, 시력에 악영향을 주는 것, 착용을 악화시키는 것 등이라 여겨진다.

비틀림현상은 소프트렌즈보다 하드렌즈에서 볼 수 있는 왜곡현상이며 착용감과 시력에 영향을 줄 수 있기 때문에 유심히 관찰해야 한다.

오염, 부착물, 젖음성의 검사는 slit lamp microscope, lupe, contactlens screen, contactlens analyzer 등으로 잘 알 수 있으며 관리방법이 좋지 않으면 오염될 수 있고 특히 후면의 부착물은 각막장애의 원인이 되며 이들은 하드렌즈에 있어서 젖음성을 저하시킨다.

또한 소프트렌즈에서는 단백질부착물 등의 변성으로 인한 각종 부작용의 원인이 되며 단백질제거제를 이용하여 제거하여야 한다.

렌즈의 변형과 파손은 주의깊게 관찰하여야 한다. 렌즈를 제거하여 검지 손가락 위에 얹고 정상 형태인지 변형되었는지를 검사하고 lupe나 contactlens screen 또는 contactlens analyzer를 사용하여 파손된 것이 있는가를 확인해야 한다.

렌즈곡률(base curve) 검사는 하드렌즈일 경우 radiuscope, karatometer로 측정할 수 있으며 소프트렌즈는 contactlens analyzer로 측정할 수 있다.

가장자리(edge) 검사는 lupe 및 contactlens screen으로 하며 엄지와 검

지손가락으로 렌즈의 가장자리부분을 쓸어 내려 감각으로 edge의 형, 예리한 정도, 두께 등을 판단할 수도 있지만 제조자마다 다르기 때문에 쉽게 좋고 나쁨을 알기는 어렵다.

직경(size, diameter) 검사는 렌즈가 얇아서 측정시에 비틀림이 생기지 않게 하여 측정해야 하며 micrometer가 부착되어 있는 lupe, contactlens screen, contactlens analyzer 등이 이용된다.

이 밖에도 중심두께는 thickness gauge(dial gauge)와 contact analyzer로 측정한다.

2) 피팅 검사

하드렌즈의 경우는 세극등 현미경으로 fluorescein pattern, edge의 접촉상태, 움직임과 정지위치 등을 확인한다.

중앙부에서의 pattern은 손가락으로 상하 안검을 크게 벌리고 렌즈를 각막 중앙부에 옮겨 균등이 빛나면 좋을 것이다. 만약, 중앙부만 농염하면 steep 피팅되었으며 주변부만 염색되면 flat 피팅되었으므로 수정 또는 재처방이 바람직하다(그림 9-1 참고).

가장자리의 접촉상태는 눈물교환에 중요한 역할을 하므로 45° 각도에서 슬릿 폭을 1.0mm 정도로 하고 각막 중앙부로 옮겨 관찰하며 tight/loose 피팅을 알 수 있다.

렌즈의 움직임이나 정지위치는 각막이나 안검의 형상, 눈물의 양, 순목, 렌즈의 디자인 및 베이스커브에 의해서 정해진다. 움직임은 순목 후 곧바로 천천히 하강하는 것이 이상적이며 정지위치는 동공 중앙부가 렌즈의 광학부 중심에 있어야 안정된 교정시력을 얻을 수 있다.

소프트렌즈 또한 순목시의 움직임과 상방시 또는 하방시의 이동이 있어야 한다. 심한 loose 피팅은 시력불안과 각막 장애의 발생원인이며 tight 피팅은 렌즈의 주변부가 공막을 압박하는 수가 있으므로 주의해야 한다.

3) 교정시력검사

콘택트렌즈를 착용한 채로 한쪽 눈을 가리고 시력검사를 행하는 데 필요한 기기는 5m 시력표와 안경시험테 및 검안렌즈 세트 등이 있고 검안렌즈에는 구면렌즈와 원주렌즈 그리고 프리즘렌즈가 있으며 원주렌즈는 그 축과 직각 방향으로만 굴절력을 갖고 축 방향은 굴절력이 없다.

측정에는 한두 번만으로 좋으나 정밀을 요할 때는 5번 정도를 하여 3/5 이상 읽은 지표를 그 시력으로 한다. 만약 1.0 이상의 지표를 읽으면 큰 무리는 없지만 과교정 또한 생각하지 않을 수 없다.

시력이 1.0 이하인 경우는 검안렌즈 세트를 이용하여 보정한 수치를 콘택트렌즈에 보정해 주어야 하므로 착용자의 의향을 물어보아야 한다.

또한 렌즈교정시력이 1.0 이하라도 고도근시, 강한 난시, 무수정체안, 원추각막, 당뇨병성 망막 등의 시력저하 원인으로 시력을 더 보정할 수 없거나 그래도 큰 불편이 없다면 계속 착용해도 무리는 없다.

이 뿐만 아니라 렌즈의 오염, 부착물, 파손 등 시력저하의 원인이 없는데도 교정시력이 나쁠 때는 세극등 현미경검사, 안저검사, 안압검사 등 안과적 검사를 동시에 행해야 한다.

이후 렌즈를 제거하고 검안렌즈 세트로 시력을 교정하고 필요하면 refractometer 검사를 한 다음 만족한 시력이 얻어지면 렌즈를 재차 잘 조사하여 원인을 찾도록 한다.

한편 렌즈를 제거한 후의 교정시력 불량은 각막질환의 휴유증, 홍채의 모양체염, 망막박리, 녹내장, 백내장의 진행, 당뇨병, 고혈압에 의한 안저변화 등을 의심해야 하며 안과적 정밀검사를 행해야 한다.

4) 안저부검사

콘택트렌즈란 어쨌던 시력교정을 주목적으로 안구에 부착되는 이물질이며 따라서 생체에 적용되는 다른 이물질들과 마찬가지로 많은 부작용을 각막, 결막, 안검 등에 일으킬 수 있다는 사실을 잊어서는 안된다.

하지만 그리 놀랄 일은 아니며 실제로 아주 심한 형태의 렌즈와 관련된 질병의 발생율은 상대적으로 낮다는 것과 함께 대부분 착용자들의 눈에 잘 적응한다는 사실은 매우 고무적인 일이고 놀라운 일이다.

하지만 렌즈 자체의 결함이나 기술부족의 원인으로 발생할 수도 있겠지만 눈물부족과 알레르기증상, 질병 등의 정밀한 안구 진찰 없이 장점만을 믿고 착용하였다면 착용자의 잘못도 빼놓을 수 없으며 또한 관리소홀이 제일 큰 문제이다. 따라서 판매자는 올바른 선택을 할 수 있게 인식시켜야 한다.

종전부터 사용한 하드렌즈의 재료인 PMMA(Polymethyl methacrylate)는 착용감이 나쁘고 산소가 거의 투과되지 않음에도 불구하고 안저질환은 많지 않았다.

그러나 소프트렌즈의 재료인 PHEMA(Polyhydroxyethyl methacrylate)의 등장과, 특히 고함수렌즈의 사용이 증가되면서 착용감이 좋아 이물감을 느끼지 않는 반면 연속착용으로 인하여 부작용과 안저질환에 관한 논문이 계속 발표되기 시작했다.

CCLRU(각막과 콘택트렌즈의 연구연합)의 연구보고서에 의하면, 렌즈 착용의 중도탈락은 일일착용(daily wear : 깨어있는 시간에만 착용) 방식으로 렌즈를 착용하는 사람보다 연속착용(extended wear : 1, 2주일 연속적으로 착용) 방식을 이용하는 착용자들이 더욱 많이 나타났다고 보고하였는데 이것은 우리에게 시사하는 바가 많다.

연속착용렌즈라고 할지라도 정기적으로 검안을 실행할 수 없는 경우 연속착용은 바람직하지 못하며 필요시 겸용착용(flexible wear : 매일착용을 원칙으로 하되 일주일에 1, 2일을 낀 채로 잠을 잠)이 좋을 것이다.

소프트렌즈가 건조해졌을 때 렌즈에 흡수한 화학물질과 부착물의 농도가 높아져 과민반응 증상이 일어나고 눈에 산소와 눈물의 공급기능을 저하시키면 이로 인하여 찰과상과 같은 외상과 안저질환을 일으킬 수 있는데, FDA는 최대한 7일 동안만 연속착용할 것을 권고하고 있다.

일회용 렌즈(disposable lens)는 반복사용이 가능한 소프트렌즈보다 안전하다는 메이커들의 주장에도 불구하고 오히려 심각한 염증을 일으킨다는 연구결과가 나왔다.

일회용렌즈는 일일착용 렌즈보다 각막에 감염을 일으킬 위험이 10～15 배 높다고 밝혀졌으며 이는 관리용품을 사용하지 않음으로 해서 박테리아와 같은 미생물이 침투할 수 있는 여건이 높아졌기 때문이라고 말하고 있다.

이들 관점에서 보면 절대 안전한 콘택트렌즈는 존재하지 않는다. 제조사와 판매자는 안저질환을 예방하기 위해 올바른 관리방법을 착용자에게 교육하여야 하며, 착용자는 렌즈가 눈에 미치는 영향을 면밀히 파악해야 한다.

표 12-3. 함수성 소프트렌즈의 착용방식과 선택

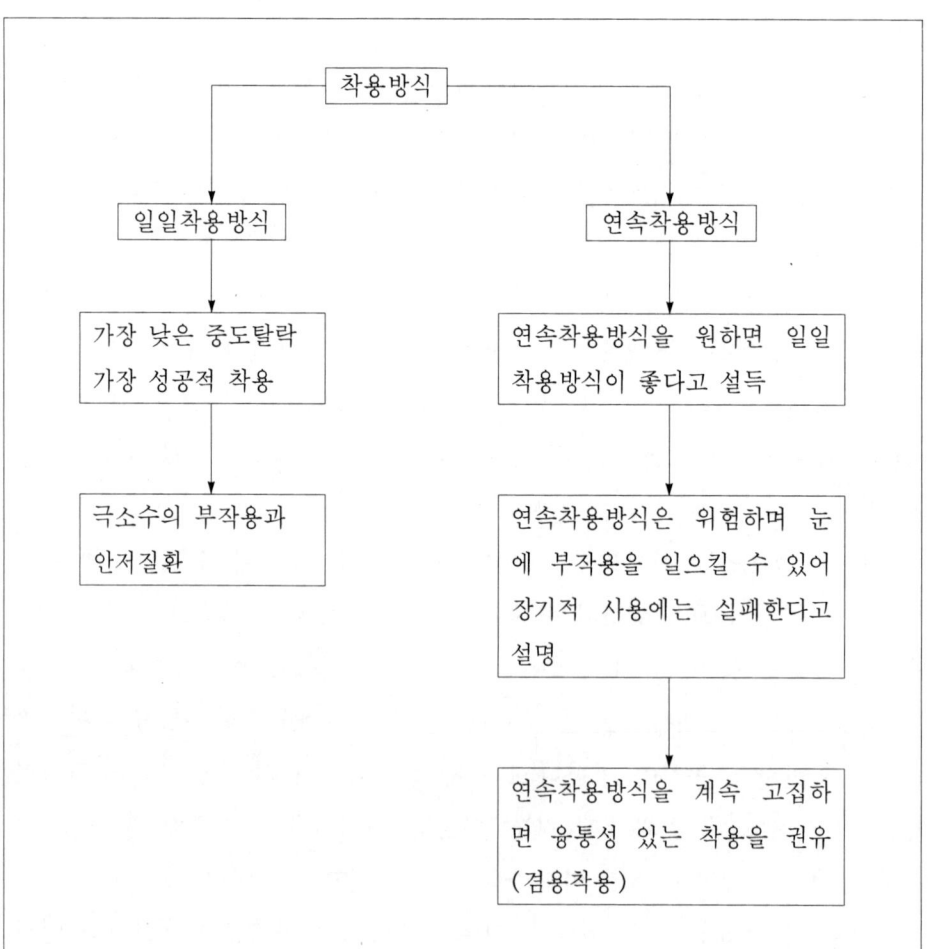

  착용자는 이들 질환으로부터 벗어나기 위해 세척과 소독을 철저히 하여 렌즈를 위생적으로 사용하고 세균의 온상인 렌즈케이스도 청결하게 해 주어야 하며, 이상이 있을 때에는 전문가와 충분히 상담할 수 있도록 지도하여야 한다.

  또한 정기적으로 전문가에게 검사를 받아야 하며, 렌즈 착용으로 인한 각종 질환은 대부분 가벼운 증상에서 시작하므로 착용을 중지하거나, 착용시간의 준수, 올바른 사용법으로 치료 및 예방이 가능하다.

  렌즈의 장시간 착용은 눈의 신진대사를 방해하고 저항력을 약화시키는 요인이 된다. 특히 공기중의 산소공급을 방해하는 원인이 되어 산소결핍으로 인한 여러 가지 질환이 발생하게 된다.

  이것은 저산소증(hypoxia)으로 인한 각막의 산소부족과 착용자의 적응상태가 불량한 경우 신진대사에 문제가 발생하여 여러 가지 증상으로 나타난다.

  렌즈로부터 야기된 안저질환은 렌즈와 안구 표면의 기계적인 상호작용으로 눈의 생리학과 관련하여 결막, 안검, 세균군, 과민증상 등의 구체적인 것을 알아야 하며 제15장「부작용과 합병증」에서 충분히 다루었다.

제 4편

콘택트렌즈의 관리

제13장 착용자의 일상관리

 콘택트렌즈의 성공적인 착용여부는 전문가의 효과적인 처방도 중요하지만 그보다 착용자가 일상생활에서 행하는 관리는 더 중요하며 이것이 바로 안경과 달리 콘택트렌즈가 갖는 불편함의 대부분이라고 생각된다.

 따라서 초보착용자에게는 부담이 될 지도 모르지만 일상생활에서 올바른 관리방법을 습관화시킨다면 문제될 것이 없으며, 콘택트렌즈가 갖는 장점을 극대화시킬 수 있을 것이다.

표 13-1. 일상관리

```
A. 하드렌즈(hard lens)
  A) 세척(cleaning)
  B) 보관(wetting and soaking)
  C) 점안액(in-eye drops)


B. 소프트렌즈(soft lens)
  A) 세척(cleaning)-표면세척(surfactive cleaning)
                단백질 제거(protein removal)
  B) 소독(disinfection)-열소독(thermal disinfection)
              화학소독(chemical disinfection)
```

 콘택트렌즈를 보다 안전하고 효과적으로 착용함으로써 안구 자극, 렌즈의 변색, 때로는 치료를 요하는 안질환으로부터 벗어날 수 있으며 또한 올바른 렌즈의 사후 관리방법(lens care regimen)을 숙지하고 준수하는 일이 매우 중요하다.

 관리를 소홀히하게 되면 눈의 건강을 해치기 마련이며 렌즈 손상의 주된 원인으로, 이를 적절하게 취급하지 않고 지시사항을 준수하지 않는다면 차라리 렌즈 착용을 포기하는 것이 좋다.

1. 하드렌즈의 관리

렌즈를 착용하여 쾌적하고 편안하게 사용하기 위해서는 질이 좋은 관리용품을 올바르게 이용해야 하며 전문가는 착용자을 잘 지도해야 한다. 렌즈는 제거 즉시 세척하지 않으면 오염되며 또한 시간이 경과하면 제거도 어렵다.

하드렌즈인 경우 착용할 때 적심효율을 높이고 방부처리를 위해 전용 보관액(storage solution, wetting and soaking solution)에 보관해야 한다.

하드렌즈의 전용 관리용품의 경우 BAK(Benzalkonium chloride)가 함유된 제품이 많은데, 이 BAK를 소프트렌즈에 사용할 경우 재질의 내부에 붙어서 눈을 자극하는 원인이 될 수 있다.

사용하는 윤활액(lubricant drops)이나 적심액(rewetting drops)은 하드렌즈의 착용과 많은 관계가 있다. 따라서 착용중인 렌즈의 성격에 맞는 관리용품을 선택하고, 반드시 전문회사의 제품을 사용해야 안전하다. 그리고 각 제품마다 사용법은 조금씩 차이가 있으므로 잘 지켜서 피해를 입는 일이 없어야 하겠다.

1) 세척(cleaning)

렌즈 세척의 필요성을 설명하기에 앞서 어떤 것이 렌즈를 오염시키고, 또한 영향을 미치는지를 알아둘 필요가 있다. 콘택트렌즈는 착용한 후, 시간이 지나면 각종 부착물(deposits)이 쌓이게 된다. 눈을 깜박이는 동안 눈물에 의해 씻겨지지 않고 렌즈 표면이나 재질 속에 남아 있으면, 착용 후 반드시 제거해 주어야 한다.

하드렌즈의 세척은 소프트렌즈보다 비교적 쉽다. 그 이유는 렌즈 표면에

지질이나 단백질, 무기물 등이 부착(adhesion)될 뿐, 재질의 내부에 침착(cohesion)되지는 않기 때문에 표면을 씻어주면 대부분 제거된다. 소수성인 하드렌즈 표면에는 지질이 부착되기 쉬운데, 이는 렌즈를 더럽히고 습윤성을 감소시키므로 반드시 씻어 주어야 한다.

렌즈의 주요 부착물은 단백질(proteins), 지질(lipids), 뮤신(mucin), 무기물(inorganics), 화장품(cosmetics) 등과 같은 외부환경에 의한 이물질인데, 렌즈를 오염시키는 원인으로 세척이 필요할 뿐만 아니라 렌즈 표면의 습윤성을 떨어뜨리고 세균의 증식을 촉진시켜 자극을 가져오게 하며 감염을 일으킨다.

2) 보관(wetting and soaking)

적심액(wetting and rewetting solution)은 눈의 환경에 맞게 식염수와 같이 염도 및 pH 변화를 막는 완충시스템 및 Thimerosal, EDTA, Sorbic acid 등으로 방부처리를 한 것이다.

윤활액(lubricant solution)은 멸균 및 산도 조절을 위한 용액이며 윤활작용을 돕기 위해 점도향상제(viscosity-enhancing agents)가 들어 있어 각막과 렌즈의 마찰을 감소시키는 것으로 하드렌즈 착용시 매우 유용하다.

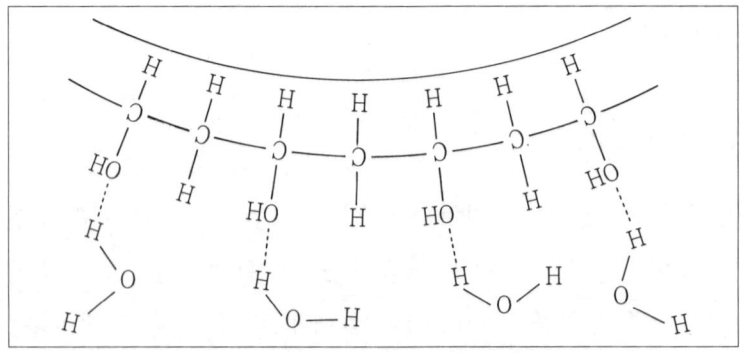

그림 13-1. 렌즈와 눈물 사이의 PVA 형태

유화제인 PVA(Polyvinyl alcohol)는 세제 속에 계면활성제와 함께 사용되기도 하며, 점성에 대한 장점을 가지고 있어 물과 렌즈에 대한 흡수 및 접착 특성으로 눈물의 접촉시간을 연장시킨다.

PVA를 사용하면 PMMA 렌즈나 RGP 렌즈의 표면과 눈물 사이에서 흡습성을 향상시켜 주는 역할을 하는데, 눈물층 중에 가장 안쪽에 있는 뮤신층(mucin layer)과 비슷한 역할을 한다. 이 밖에도 Methyl cellulose, Polyvinyl pyrrolidone 등이 있다.

침윤액(soaking solution)은 렌즈를 침수성이 되도록 습윤상태로 유지시켜 단백질과 지방을 어느 정도 제거함으로써 감염을 예방하며 살균제로 Benzalkonium chloride, Chlorobutanol, EDTA 등이 사용된다.

3) 점안액(in-eye drops, conditioner solution)

렌즈를 끼고 있는 동안 착용감 개선을 위해 콘택트렌즈의 세척제나 소독제를 눈에 바로 집어넣는 것은 아주 위험한 일이지만 식염수는 점안하여도 무방하다.

점안액은 렌즈가 건조해지는 것을 막고 자극을 주는 이물질을 눈에서 씻어내는 데 사용할 수 있다. 렌즈를 착용한 상태는 눈물이 접촉해야 할 면이 2배로 증가함을 뜻한다. 따라서 눈물을 증발시키고 각막의 적심효율을 감소시켜 불편감은 물론 시력확보와 산소투과를 어렵게 하고, 렌즈의 파라미터 변형도 유발한다.

모든 착용자에게 점안액이 필요한 것은 아니다. 건조감이나 불편감을 느낄 때만 사용하면 된다. 예를 들어 눈물의 부족으로 안건조증이 있거나, 건조하고 바람부는 환경에 있을 때, 렌즈 제거에 어려움을 느낄 때, 알레르기 증상이 있을 때 일상생활에서 피로하거나 지쳤을 때 사용하면 좋다.

2. 소프트렌즈의 관리

소프트렌즈의 사후관리방법은 렌즈의 종류와 관리용품에 따라 조금씩 다르지만 세척과 소독을 하고 보관하는 것은 공통적인 사항임을 명심해야 하며 세척은 표면 세척과 단백질 제거로, 소독은 열소독과 화학소독으로 세분된다.

또한 아무리 좋은 재질을 사용하고, 산소투과율과 함수율이 높은 연속착용렌즈라 할지라도 부작용이 모두 없어지는 것이 아니기 때문에 관리를 게을리해서는 안된다.

표 13-2. 소프트렌즈의 관리방법

소독방법 / 절차	열소독 (thermal disinfection)	화학소독 (chemical disinfection)
표면 세척 (surfactive cleaning)	세척액 (cleaner)	세척액 (cleaner)
헹굼 (rinsing)	식염수 (saline solution)	식염수 (saline solution)
소독 (disinfection)	소독기 (disinfection unit)	소독액 (disinfection solution)
보관 (storage)	식염수 (saline solution)	보존액 (storage solution)
단백질 제거 (protein removal)	단백질 제거제 (enzyme cleaner)	단백질 제거제 (enzyme cleaner)

콘택트렌즈 관리에 사용되는 각종의 용품은 제14장 「관리용품」에서 자세히 다루고 성질을 충분히 파악하기로 하며, 여기에서는 일반적인 관리방식에 대한 설명을 주로 하겠다.

1) 세척(cleaning)

렌즈에 부착된 침전물은 눈을 자극하는 원인이 되며 시력 방해, 불편함, 착용시간의 감소, 착용중 포기, 감염 위험성의 증가, 흡습성 저하, 변색유발 및 다른 침전물의 부착을 촉진하는 등의 부작용을 일으키는 원인이 된다.

렌즈의 세척은 계면활성제(surfactant)에 의한 표면 세척(보통 세척이라함)과 효소분해제(enzyme cleaner)에 의한 단백질제거(protien removal)가 있다.

(1) 표면세척(surfactive cleaning)

세척은 렌즈 표면에 부착된 지질이나 약하게 붙어 있는 단백질 및 기타 이물질을 계면활성제가 포함된 세척제(cleaner)를 사용하여 착용 전후에 매일 씻는 것을 말하며, 헹굼(rinsing)도 포함된다. 물론 침전부착물[39]을 완전히 제거하는 세척제는 없으며 단지 그 수를 줄여 준다.

하이드로겔의 소프트렌즈는 재질 표면은 물론이고 내부에 단백질이나 무기물 등이 붙을 수 있어 세척이 어렵다. 또한 이것은 물을 함유하고 있기 때문에 대기중의 이산화탄소(CO_2), 아황산가스(SO_2), 황산가스(SO_3), 질소산화물(NO_2, NO_3) 등과 같은 기체를 흡수하여 산성화되기 때문에 반드시 세척해 주어야 한다.

따라서 소프트렌즈는 이물질을 완전히 제거하는 것이 불가능하며, 특히 단백질 제거는 정기적으로 꼭 해 주어야 한다.

세척제에 사용되는 계면활성제는 눈에 무독하고 저자극성이어야 하며 눈에 들어가도 거의 충혈이 없어야 한다. 일반적인 렌즈 세척제로는 높은 세척력과 자극성이 적은 비이온성(non-ionic)이나 양쪽성(amphoteric) 계면활성제가 많이 사용된다.

현재 세척용으로 사용하는 제품은 일반적으로 제조업체마다 주요 조성과 배합비율은 다르겠지만, 자극성이 적은 비이온성 계면활성제나 양쪽성 계면활성제를 포함하고 있으며, 등장성 완충용액도 포함된다.

(2) 단백질 제거(protein removal)

눈물 속에서 분비되는 단백질은 여러 가지 종류가 있으며, 각 단백질마다 고유한 기능과 성질을 가지고 있다. 그 중에서 +전하의 수용성 단백질

---

39) 침전부착물은 단백질, 지방, 칼슘 등의 침전물이 있다.

은 친수성 소프트렌즈의 주된 침전부착물로, 부착 초기에는 생체적합성 (biocompatibility)을 높여주는 역할을 하지만 계속 쌓여서 축적된 후 변성 (denaturation)[40]되면 제거하기도 어렵고, GPC[41]를 유발하는 원인이 된다.

일반적인 세척으로는 강하게 붙어 있거나 변성된 단백질은 제거하기 어렵다. 특히 Lysozyme은 작고 +전하를 가진 단백질로 소프트렌즈의 재료와 아주 강한 친화력을 보인다. 보통 HEMA를 주성분으로 해서 만든 소프트렌즈의 경우, 구조 내 포함되어 있는 카르보닐기(Carbonyl group, $=C=O$)는 다른 부분에 비해 상대적으로 전자밀도가 높아 -전하를 가지므로 Lysozyme과 강하게 상호작용(interaction)한다.

따라서 소프트렌즈의 주요 침전부착물 중에 하나가 이러한 단백질이며, 이것은 다른 이물질의 부착을 촉진시킨다.

단백질 제거는 효소분해제(enzyme cleaner)를 사용하여 부착된 단백질을 잘게 끊어서 씻어내는 화학적인 세척방법으로 이루어지며 일주일에 한번 정도가 적당하다. 이때 사용되는 분해효소는 Papain, Pancreatin, Subtilisin 및 Subtililsin-peroxide 등이 있다.

2) 소독(disinfection)

소독은 렌즈를 세척한 뒤, 일정한 안전수준(safe level)까지 렌즈에 부착된 미생물(microorganism)[42]을 줄이기 위해서 멸균(sterilization)하는 것이다. 올바른 소독을 행하지 않으면 감염의 위험은 매우 높아진다. 따라서 렌즈 세척과는 별개의 것이며 대신할 수 없다.

재료의 특성이나 용도 및 함수율 등에 따라 제작자들이 추천하는 소독방법은 다양하지만, 함수성 소프트렌즈 소독은 기본적으로 열소독과 화학소

---

40) 온도나 산도 및 주변 환경의 변화로 인해 단백질의 입체구조가 변화되어 원래의 성격과 활동력을 잃은 상태를 말한다. 이러한 변성된 단백질은 부착성이 높아 제거하기가 어렵다.

41) 거대돌기결막염(giant papillary conjuctivitis, GPC) : 렌즈의 움직임이나 표면의 이물질 등에 대한 과민반응으로, 결막에 발생하는 거대한 돌기의 비정상적인 커짐을 의미한다.

42) 미생물은 박테리아, 균, 효모 등과 같이 단세포 또는 다세포의 형태로 사는 작은 생물체.

독으로 나눌 수 있으며 각각 장단점이 있다.

(1) 열소독(thermal disinfection)

열소독은 가장 먼저 사용된 소독방법으로 식염수를 렌즈케이스에 채우고 렌즈를 담아 약 80~95℃에서 15~20분간 끓이는 방법이다. 또한 편리한 열소독을 위한 소형소독기(thermal disinfection units)가 있으며, 열소독과 화학소독을 동시에 하는 방법도 개발되었다.

열에 의한 소독은 단시간에 가장 확실하게 할 수 있다는 장점이 있으나, 렌즈를 중탕으로 삶는 것은 단백질의 부착을 촉진시킬 우려가 있다. 이로 인해 쉽게 세균에 재오염될 수 있으며, 렌즈 수명의 단축 및 변색·변형을 유발하는 원인이 될 수도 있다.

따라서 매일 열소독을 하면 렌즈 재질이 약해질 우려가 있고, 세척되지 않고 남아 있는 부착물이 열에 의해 더욱 강하게 부착될 수 있으므로 일주일에 2~3회가 좋다.

(2) 화학소독(chemical disinfection)

화학소독은 약물소독 또는 냉각소독이라고도 하는데 열소독의 단점을 보완하기 위한 것으로, 사용중인 렌즈의 특성에 맞는 전용 소독액에 4시간 정도 넣어두면 소독이 된다. 이 방법은 열소독보다 비용과 시간이 많이 들지만, 단백질 등의 부착이 적고 열에 의한 재질의 약화가 적어 렌즈의 수명이 더 길어진다.

그러나 화학소독은 소독시간과 소독액에 많은 주의를 기울여야 한다. 이 것은 사용이 편리하고 효과적이지만, 소독액의 종류, 방식, 소요시간 및 렌즈의 성격에 따라 사용할 제품 선택에 신경을 써야 한다. 개인차가 있지만 경우에 따라 알르레기성 반응을 일으킬 수도 있다.

화학소독에 의한 렌즈의 사후 관리방법을 택하여 시행하면서 살균을 더 완전히 하기 위해 열소독도 같이 하는 경우가 있는데, 이는 렌즈의 불투명, 변색, 변형 또는 눈에 대한 부작용을 일으키는 원인이 되므로 바람직하지 못한 방법이다. 그러나 열소독방법을 사용하던 착용자가 화학소독으로 관리방법을 바꾸는 것은 무방하다.

3. 소프트렌즈의 일일관리

착용자의 준수사항 불이행은 콘택트렌즈 산업이 급속도로 발전함에도 불구하고, 안전하고 성공적인 렌즈 착용에 커다란 장애요인으로 남아 있으며 그 외에 게으름, 비용과 시간, 이해의 부족 등을 들 수 있겠다. 이것은 렌즈의 변색(discoloration) 또는 혼탁(clouding) 렌즈 그리고 재질의 파손 및 렌즈 파라미터의 변형이 나타날 수도 있으며, 각막에 필요한 생리적 조건의 불균형을 가져와 이로 인해 도중에 렌즈 착용을 포기하는 원인이 되기도 한다.

또한 소독은 열소독과 화학소독 중에서 어느 한 방법을 택해 할 수 있으며, 열소독은 렌즈케이스에 2/3 가량 생리식염수를 채운 뒤 깨끗이 세척된 렌즈를 담구고 뚜껑을 잘 닫은 다음 끓는 물에 10~20분간 중탕하여 소독하며 이때 전용 소독기를 사용하면 편리하다.

화학소독은 렌즈케이스에 화학소독액(종합관리용액, 보존액)을 2/3 가량 채운 다음 깨끗이 세척된 렌즈를 약 4시간 담궈 두면 된다.

이때 렌즈케이스의 식염수 및 보존액에 렌즈가 확실히 담겨져야 하며 그렇지 않고 케이스의 뚜껑을 닫을 경우 렌즈가 파손되는 수가 있으니 조심해야 한다.

따라서 콘택트렌즈의 관리는 착용자의 체질[43]과 렌즈의 재질[44]에 따른 올바른 소독방법을 행해야 하고 주변환경에도 많은 영향을 받으므로 주의를 기울여야 한다.

---

43) 여성의 생리, 임신기간 중에는 단백질량의 증가로 침전부착될 수 있고 음주, 다량의 콜레스테롤 환자, 건안은 지방 침전물이 증가하며 순목횟수가 적거나 피임제를 복용하는 여성은 칼슘 침전이 원인이다.
44) 하드렌즈는 지방 침전물이, 소프트렌즈는 단백질 침전물이 많이 부착된다.

표 13-3. 소프트렌즈의 일일착용 '및 관리

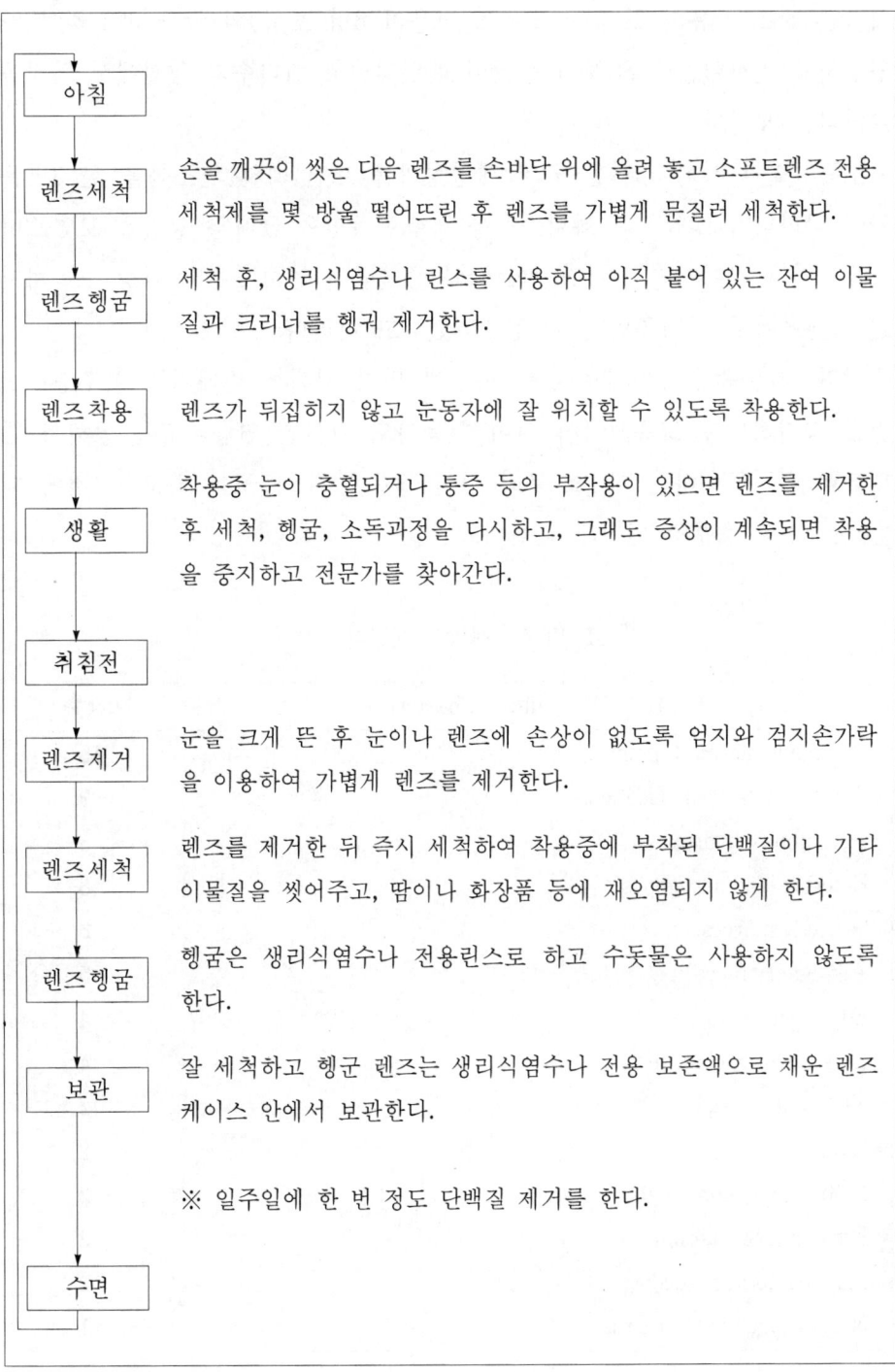

아침

렌즈세척
손을 깨끗이 씻은 다음 렌즈를 손바닥 위에 올려 놓고 소프트렌즈 전용 세척제를 몇 방울 떨어뜨린 후 렌즈를 가볍게 문질러 세척한다.

렌즈헹굼
세척 후, 생리식염수나 린스를 사용하여 아직 붙어 있는 잔여 이물질과 크리너를 헹궈 제거한다.

렌즈착용
렌즈가 뒤집히지 않고 눈동자에 잘 위치할 수 있도록 착용한다.

생활
착용중 눈이 충혈되거나 통증 등의 부작용이 있으면 렌즈를 제거한 후 세척, 헹굼, 소독과정을 다시하고, 그래도 증상이 계속되면 착용을 중지하고 전문가를 찾아간다.

취침전

렌즈제거
눈을 크게 뜬 후 눈이나 렌즈에 손상이 없도록 엄지와 검지손가락을 이용하여 가볍게 렌즈를 제거한다.

렌즈세척
렌즈를 제거한 뒤 즉시 세척하여 착용중에 부착된 단백질이나 기타 이물질을 씻어주고, 땀이나 화장품 등에 재오염되지 않게 한다.

렌즈헹굼
헹굼은 생리식염수나 전용린스로 하고 수돗물은 사용하지 않도록 한다.

보관
잘 세척하고 헹군 렌즈는 생리식염수나 전용 보존액으로 채운 렌즈 케이스 안에서 보관한다.

※ 일주일에 한 번 정도 단백질 제거를 한다.

수면

국내 한 제약회사의 연구팀이 렌즈관리에 관한 검사결과를 발표한 바에 의하면 렌즈 착용자 25명(하드렌즈 착용자 3명 포함)의 균을 채취하여 배양검사를 실시했는데 80%가 세균이 배양되었고 대다수가 양안에서 양성을 보였다는 것이다.

소독방법과 시기에 따른 균의 배양상태를 보면 매일 열소독을 한 3명은 균이 나타나지 않았으나 화학소독을 시행한 1명은 균배양 양성을 보였으며 소독간격이 길어지면 길어질수록 균의 증식률이 높아 1주일 이상 소독하지 않은 렌즈에서는 14종의 균이 검출되었다고 하였다.

이와 같은 준수사항 불이행을 사전에 막기 위해서 판매자는 사후관리방법을 숙지하도록 교육하여야 하며 착용자도 세심한 연습과정을 동해서 콘택트렌즈를 착용하는 데 별 무리 없이 적응할 수 있도록 하고, 그것에 대한 중요성을 충분히 인식해야 한다.

표 13-4. 배양된 세균의 종류

배양된 세균명(cultured bacteria)	No.(수)
Pseudomonas maltophilia	15
Acinetobacter calcoaceticus	9
Aeromonas hydrophila	8
Enterobacter aerogenes	8
Serratia marcescens	8
Alkaligens faecalis	5
Edwardsiella tarda	4
Enterobacter cloacae	4
Klebsiella oxytoca	2
E.coli	2
Klebsiella pneumoniae	2
Pseudomonas aeroginosa	2
Flavobacterium species	2
Non pathogenic Neisseria	1

제14장 관리용품

콘택트렌즈의 발전과정에서 관리용품(accessory)의 등장은 빼놓을 수 없다. 화학적인 기술의 발달은 보다 안전하고 편리하며 효과적인 관리용품을

표 14-1. 관리용품의 종류

A. 생리식염수(saline solution)
　A) 방부제가 없는 식염수(unpreserved saline solution)
　B) 방부제가 있는 식염수(preserved saline solution)

B. 세척제(cleaner)
　A) 계면활성제(surfactant) : Poloxamine, Poloxymer 407, Hexylene glycol
　　　　　　　　　　　　　Cocoamphocarboxy glycinate
　B) 효소제(enzyme agent) : Papain, Pancreatin, Subtilisin
　　　　　　　　　　　　Subtilisin-Peroxide

C. 소독제(disinfectant)
　A) 비선택성(non-selective) : Hydrogen peroxide
　B) 단백질선택성(protein-selective) : Thimerosal
　C) 막선택성(membrane-selective) : Benzalkonium chloride(BAK),
　　　　　　　　　　　　　　　　Chlorhexidine
　D) 고분자형 막선택성(polymeric membrane-selective) : Polyquad, Dymed

D. 기타
　A) 렌즈케이스(lens case)
　B) 관리함(care kit)
　C) 자동세척기(auto-cleaning units)
　D) 소독기(disinfecting units)

제공해 주고 있다. 국내에도 주변용품을 전문적으로 생산하는 업체가 적지 않고 렌즈산업과 더불어 급속하게 발전하고 있다.

관리용품의 보급이 늘면서 소비자들도 선택의 폭이 넓어졌으며 여러 가지 편리함을 제공받고 있다. 여기에는 식염수(saline solutions), 세척제(cleaners), 소독제(disinfectants) 그리고 각종 용기(case, care kit) 및 휴대형 기기(portable units) 등이 있다.

1. 식염수

콘택트렌즈에 사용되는 식염수(saline solution)는 0.9%의 염화나트륨 등장성 완충용액(isotonic buffer solution)이다. 이것의 용도는 렌즈의 습윤상태를 유지해 주는 보관액으로 사용하여 렌즈의 파라미터 변화를 방지하고, 열소독시 끓이는 용액, 세척 후 헹굼액, 침전제거액 및 인공누액 등으로 이용한다. 따라서 눈에 직접 점안하여 사용하는 것 외에도 렌즈의 전반적인 관리에 사용된다.

식염수는 염도(tonicity) 조절을 위한 염화나트륨(NaCl)뿐만 아니라 완충작용을 하도록 칼륨(K^+), 나트륨(Na^+) 같은 알칼리금속이온을 포함하는 붕산염(borate salts)과 인산염(phosphate salts)이 녹아 있다.

시판되고 있는 식염수는 방부제(antiseptic)가 들어 있는 것과 없는 것이 있는데 물론 장단점이 있다. 부패를 막기 위한 방부제로 Sorbate, Thimerosal, Polyquad, Dymed 등이 사용되고, 방부제가 없는 식염수는 미생물이 부착, 서식하지 않는 디자인의 용기에 들어 있다.

식염수와 기타용품에 킬레이팅제(chelating agent)[45]로 EDTA(Ethylene diaminetetraacetic acid)가 많이 사용되며, 이는 칼슘의 침전방지 및 제거를 위해 넣는다. EDTA는 1~4개의 알칼리금속을 함유하는 수용성 염을

---

45) EDTA의 경우 여러 개의 비공유전자쌍과 음이온을 가진 분자로 특히 금속이온과 강하게 결합한다.

만들 수 있는데, 나트륨이온이 2개 붙은 경우에 Disodium edetate가 된다.

　EDTA는 식염수 외에도 세척제, 소독제, 보존액, 점안액 등에 폭넓게 사용되며 렌즈와 관리용액의 산화방지, 변질방지 및 안정제로도 이용된다.

$$HOOC\text{-}CH_2 \diagdown \qquad\qquad CH_2COOH$$
$$N\text{-}CH_2\text{-}CH_2\text{-}N$$
$$HOOC\text{-}CH_2 \diagup \qquad\qquad CH_2COOH$$

2. 세척제

　렌즈의 세척은 매일 착용 전후에 해야 한다. 세척에는 표면세척과 단백질제거가 있다고 앞장에서 언급하였다. 따라서 세척제에는 표면세척제와 단백질제거제가 있다.

1) 표면세척제(surfactant cleaner)

　일반적으로 렌즈세척제(lens cleaner)를 말하며, 이것은 계면활성제가 포함되어 있어 렌즈에 부착된 각종 이물질을 씻어서 제거하는 데 사용한다. 렌즈를 취급할 때 가장 많이, 또 자주 사용하므로 렌즈의 관리용품 중에서 가장 흔한 것으로 여겨진다.

　계면활성제는 표면에 부착된 이물질을 떨어지게 하며 헹구기 전에 다시 부착되는 것을 막기 위한 것이다. 중요한 작용은 먼저 이물질을 렌즈의 표면에서 유화(emulsifying)시켜 이탈되게 하는 것, 그리고 물속에서 미셀(micell)[46]을 형성하고 분자에 포함된 극성을 띤 작용기(charged functional group)의 상호작용으로 쉽게 용해되게 하는 것이다.

　세척제에 포함된 계면활성제는 여러 종류가 있는데, 먼저 이온성 계면

---

46) 비누분자와 같이 소수성과 친수성을 동시에 가진 분자들이 물속에서 서로 소수성 부분끼리 안쪽에 모이고 바깥쪽은 친수성 부분으로 둥글게 모인 것을 말하며, 기름기가 있는 때를 둘러싸서 쉽게 씻겨낸다.

활성제(ionic surfactant)와 비이온성 계면활성제(non-ionic surfactant)로 나눌 수 있다. 또한 이온성 계면활성제에는 양이온성(cationic)과 음이온성(anionic) 및 양쪽성(amphoteric) 계면활성제가 있다.

대표적인 계면활성제는 Poloxamine, Poloxamer 407, Hexylene glycol, Cocoamphocarboxy glycinate, Octylphenoxy(oxyethylene)ethanol, Amphoteric 10 등이 있다.

세척제는 계면활성제 외에도 적당한 방부시스템(preservative system)과 점도향상제(viscosity enhancing agent)[47], 삼투압조절제(osmolality affect agent)[48], 킬레이팅제(chelating agent)[49], 완충용액(buffer solution)[50] 등이 포함되어 있다.

또한 세척제 중에는 세척효율을 높이기 위한 세척강화제(upper cleaning agent)로 고분자형 구슬(polymeric bead)이나 알코올 성분(isopropyl alcohol)이 포함되기도 한다. 이는 문질러서 제거하는 효과를 강화하기 위한 것으로 세척한 후 충분히 헹구지 않으면 뿌옇게 되거나 렌즈 변색과 자극감을 줄 수도 있다.

이러한 세척제에 의한 소프트렌즈의 세척은 표면에 약하게 붙어 있는 찌꺼기에는 효과적이지만 강하게 침착된 이물질이나 단백질부착에는 효과가 적다. 특히 열소독을 하는 동안 렌즈에 남아 있다가 변성(denature)된 단백질은 제거하기가 어렵다.

2) 단백질제거제(enzyme cleaner)

소프트렌즈의 세척시 일반적인 세척으로는 단백질제거가 어렵기 때문에 세척제 외에도 단백질제거제(enzyme cleaner)가 별도로 필요하다. 지금 시판되고 있는 단백질제거제는 여러 가지 종류가 있지만 정제(tablets)로 물

---

47) Hydroethyl cellulose, Hydroxypropyl cellulose
48) 0.9% NaCl solution
49) EDTA
50) 붕산(Boric acid), 인산(Phosphoric acid)

에 녹여서 사용하는 것이 많다.

단백질제거제에는 여러 가지 단백질분해효소가 포함되어 있는데 대표적인 것은 Papain, Pancreatin, Subtilisin, Subtilisin-Peroxide 등이 있다.

Papain은 papaya에서 추출된 단백질분해효소로 하이드로겔 렌즈에 부착된 단백질제거에 아주 효과적이다. 단백질분해효소는 덩치가 큰 단백질 분자를 공격해서 잘게 끊는다. 다시 말해서 소화시키듯이 삭여서 물에 녹는 작은 크기의 펩티드(peptide)로 만든다. 이 효소는 열소독과 3%의 과산화수소를 이용해서 무력화시킬 수 있다.

Pancreatin은 돼지나 소의 췌장(pancreas)에서 얻을 수 있는데 주로 Protease[51], Lipase[52] 그리고 Amylase[53] 같은 활성효소를 포함하고 있는 단백질이다. Pancreatin은 지난 수년간 소화제를 만드는 성분으로 사용되었으며 체계적인 관리를 통해 사람에게 안전하게 이용되고 있다.

Pancreatin에 포함되어 있는 Protease는 직접 단백질을 제거하고, Lipase와 Amylase는 각각 지질(lipid)과 뮤신(mucin) 등의 부착물을 제거한다.

Subtilisin은 B.licheniformis를 조절배양해서 얻는 세포추출 단백질분해효소이다. 이것은 활성제(activator) 없이 온도나 pH에 영향을 받지 않고, 다양한 형태의 단백질을 광범위하게 공격한다.

Subtilisin은 열적, 화학적 관리에 모두 사용할 수 있는데 열효소세척제(Thermal enzymatic cleaner)와 발포성 효소세척제(effervescent enzyme cleaner)의 형태로 이용된다.

마지막으로 Subtilisin-Peroxide는 단백질제거와 3% 과산화수소 소독을 동시에 하는 것으로 가장 최근에 사용되는 방법이다. 효소세척과 소독을 동시에 하면 여러가지 이점이 있는데, 착용자의 렌즈 취급 감소로 인한 오염과 손상위험이 적어 안전하며, 시간을 절감할 수 있어 편리하며, 세척/소

---

51) 단백질(Protein) 분해효소, 생체효소 중에 어미가 -ase이면 분해효소임.
52) 지질(Lipid) 분해효소.
53) 다당류(glycan) 분해효소.

독 사이클을 단순화시켜 준다.

또한 단백질제거제에는 분해효소제뿐만 아니라 보조성분으로 첨가하는 bulking agent[54], 완충용액, 거품형성제(effer vestscent agent)[55], 윤활제(lubricant agent)[56] 등이 사용된다.

3. 소독제

소독제(disinfectant)는 감염(infection)을 막기 위해 미생물을 죽이는 시약이 포함된 관리용품으로, 살균력이 강하면서 눈에 대한 독성은 적도록 알맞게 절충되어야 콘택트렌즈용으로 사용할 수 있다.

소독제에 포함된 항균제(antimicrobial agent)는 미생물을 죽이거나 무력화시키는 방법에 따라 비선택성(non-selective), 단백질선택성(protein-selective), 막선택성(membrane-selective)으로 나눌 수 있다.

비선택성 살균제는 미생물의 비특정부위에 광범위하게 작용하므로 강한 살균력을 가지며 넓고 다양한 미생물에 대해서 확실한 효과를 보이지만, 자극성도 강하여 눈에 부작용을 유발할 위험이 크다.

단백질선택성 살균제는 미생물의 원형질세포막을 구성하는 단백질에 작용하고, 막선택성 살균제는 세포막 구성성분인 인지질(Phospholipid)[57]에 부착되어 세포막을 허물어뜨리는 항균제다.

최근에 아주 효과적인 고분자형 막선택성(polymeric membrane-selective) 항균제의 개발로 인해 미생물세포막에 선택적으로 작용하고 안구자극성을 최소화시킨 소독제가 개발, 시판되어 소비자의 호응을 얻고 있다. 앞으로 안전하고 효과적인 소독제가 계속 개발될 것이다.

---

54) 염화나트륨(NaCl), Lactose
55) Sodium carbonate, Tartaric acid
56) Polyethylene glycol
57) 인산과 염기성 알콜을 포함하는 극성머리 부분과 2개의 비극성 지방산 꼬리를 가진 구조를 가진다.

1) 과산화수소(Hydrogen peroxide, H_2O_2)

과산화수소는 비선택성(non-selective) 살균제로 분해되면서 생기는 산소자유라디칼(free oxygen radical)이 살균활동을 한다. 이것은 어떤 종류의 미생물이라도 빠른 시간 내에 확실한 살균력을 발휘한다. 그러나 독성이 강해 눈에 심한 자극을 주며, 자유라디칼(예 ; hydroxide radical, ·OH)이 수산화이온(hydroxide ion, OH^-)으로 바뀌면서 산도를 변화시키므로 중화시켜 주어야 한다.

2) 티메로살(Thimerosal)

단백질선택성(protein-selective) 살균제인 Thimerosal은 구조내 포함되어 있는 수은이 살균력을 가진다. 이 수은(Mercury, Hg)은 미생물의 세포 안밖에 있는 단백질을 손상시키며, 효소작용을 방해하여 정상적인 에너지 대사를 불가능하게 하고 생명유지에 필요한 성분을 잃게 한다.

크기가 작은 단백질선택성 살균제는 원형질막(plasma membrane) 속에 포함되어 있는 단백질을 손상시켜 막을 뚫고, 이곳을 통해 침입할 수 있으며 내부의 DNA까지 손상시킨다.

Thimerosal은 대부분의 미생물에 대해서 높은 살균력을 나타내지만, 이것만 사용한 경우 살균반응속도가 느리므로 대개 Chlorhexidine이나 EDTA 같은 다른 살균제와 섞어서 사용한다.

Thimerosal에 포함된 수은이 독성을 가지고 있어 눈을 자극하는 원인이 되며, 이미 렌즈에 부착되어 있는 단백질에 작용하면 렌즈를 변색시키는 요인이 된다. 또한 화학적으로 안정한 구조가 아니므로 장시간 보존시 변질의 우려가 높다.

$$\text{COONa} \quad \text{SHgCH}_2\text{CH}_3$$

3) 벤즈알코늄 클로라이드(Benzalkonium chloride, BAK)

하드렌즈용 살균제로 폭넓게 사용되는 Benzalkonium chloride는 막선택성 살균제로 세포막을 구성하는 인지질과 유사한 구조를 가지고 있다.

따라서 미생물의 세포막을 구성하는 인지질 틈에 끼어 살균활동을 하므로 PMMA 렌즈나 RGP 렌즈용으로 적합하지만, 함수성 렌즈에 사용하면 재질 속에 침착되어 눈을 자극하는 요인이 된다.

$$\left[\langle \rangle - CH_2 - \overset{\overset{\displaystyle CH_3}{|}}{\underset{\underset{\displaystyle CH_3}{|}}{N^+}} - CH_2 \quad \overset{CH_3 \quad CH_2 \quad CH_2 \quad CH_2 \quad CH_2 \quad CH_2 \quad CH_3}{\diagup \diagdown \diagup \diagdown \diagup \diagdown \diagup \diagdown \diagup \diagdown \diagup}{CH_2 \quad CH_2 \quad CH_2 \quad CH_2 \quad CH_2} \right] Cl^-$$

↑
hydrophobic group

↑
hydrophilic group
(lippophilic group)

BAK는 보통 낮은 농도로 사용하므로 Pseudomonas aeruginosa 같은 그람음성(gram-negative)세균에는 효과가 적은데, EDTA와 함께 사용해서 살균력을 향상시킨다.

4) 클로르헥시딘(Chlorhexidine)

이것은 Thimerosal과 달리 막선택성 살균제로 미생물의 원형질막을 구성하는 인지질(Phospholipid)이 표적이며, 수은이 포함되어 있지 않아 독성과 자극성이 비교적 적다. Chlorhexidine의 항균활동부위(antimicrobial active part)는 Biguanide group이며, 구조 내에 2개가 포함되어 있다.

Chlorhexidine과 Dymed는 Biguanide group을 가지고 있어 같은 방식의 살균 메커니즘을 보이는데, +전하를 가진 Biguanide group은 인지질의 −전하를 가진 머리부분에 붙어서 미생물의 세포막을 파괴한다.

적당한 살균력을 가지며 자극성이 과산화수소, Thimerosal, BAK보다 적다. 그러나 염소로 치환된 방향족[58]고리(aromatic rings)가 자극이나 민감성반응을 일으킬 수 있으며, 렌즈에 부착된 단백질에 결합하여 렌즈의 변색을 유발하고 자극성을 증가시킬 수도 있다.

$$Cl-\bigcirc-NH-\underset{\underset{NH}{\|}}{C}-NH-\underset{\underset{NH}{\|}}{C}-NH-(CH_2)_6-NH-\underset{\underset{NH}{\|}}{C}-NH-\underset{\underset{NH}{\|}}{C}-NH-\bigcirc-Cl$$

5) 폴리쿼드(Polyquad)

Polyquad는 4차암모늄(Quaternary ammonium)을 포함하는 고분자형 막선택성(polymeric membrane-selective) 살균제로 +전하를 갖는 4차 암모늄이 인지질과 반응하여 세포막을 파괴하므로 Dymed와 비슷한 항균제이다.

눈에 대한 자극성이 적고 부작용도 감소되었지만 특정 박테리아나 균에 대해서는 살균력이 약할 수도 있고, 고함수렌즈인 경우 재질 속에 붙어서 눈을 자극할 수도 있다.

$$(HOCH_2CH_2)_3-N^+-CH_2CH=CHCH_2-\left[\underset{\underset{CH_3}{|}}{\overset{\overset{CH_3}{|}}{N^+}}-CH_2CH=CHCH_2\right]_n-N^+-(CH_2CH_2OH)_3$$

6) 다임드(Dymed, Polyaminopropyl biguanide, PAPB)

Dymed는 살균력을 가진 Biguanide group을 고분자 형태로 만들고, 10개 정도의 active part를 갖도록 해서 살균력은 향상시키고 눈에 대한 자극성을 감소시킬 목적으로 만든 고분자형 막선택성 살균제로 안정한 분자형태를 가지며 변질에 대한 위험도 적다.

---

58) 벤젠(Benzene)이나 벤젠고리를 포함하는 유도체

$$H_2N-\left[(CH_2)_6-NH-\underset{\underset{NH}{\|}}{C}-NH-\underset{\underset{NH}{\|}}{C}-NH-\right]_n-NH_2$$

Dymed는 미생물의 세포막에 선택적으로 접근해서 파괴하므로 아주 효율적인 살균, 소독기능을 가진다. 단순한 형태의 미생물 세포막에는 쉽게 결합하고, 사람의 눈을 구성하는 세포막에는 접근하기 어려운 구조이다. 따라서 미생물에는 강한 독성을 보이나, 눈에는 자극성이 적은 비알레르기성이다.

또한 저농도로 사용하므로 눈에 부작용이 거의 없으며, 열소독을 해도 소프트렌즈의 변색, 변형을 거의 유발하지 않는다. 그러나 균에 대한 활동력이 조절되어 있으므로 숫자가 많으면 효과는 떨어진다.

4. 기타 용기 및 기기

렌즈 관리는 단지 렌즈 자체만 씻고 소독하는 것으로는 충분하지 않다. 렌즈를 담는 용기나 기타 부속품은 렌즈에 비해 상대적으로 소홀히 하기 쉬우나, 이것도 올바른 관리가 필요하다.

최근에 알려진 바에 의하면 박테리아의 분비물인 생물질막(biofilm)이 존재하고 이 biofilm은 미생물균을 보호하는 역할과 재감염을 돕는 것으로 알려져 있다.

이것은 안질환을 유발시키거나 콘택트렌즈를 오염, 손상시키는 원인이 된다는 연구결과도 발표되었다.

1) 렌즈케이스(lens case)

콘택트렌즈를 착용하는 대부분의 소비자들은 렌즈케이스의 오염에 대해서 다소 무관심하고, 주의를 기울이지 않고 있다. 비록 세척과 소독을 완벽하게 한 렌즈라 하더라도 오염된 렌즈케이스에 보관한다면, 그 효과는 기

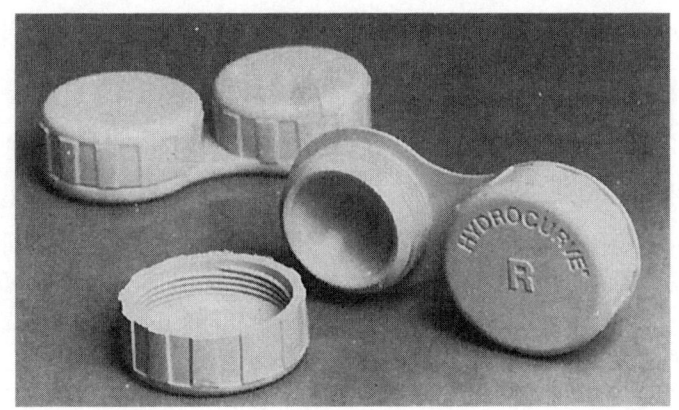

그림 14-1. 렌즈케이스

대할 수 없다.

렌즈케이스의 오염원인인 biofilm은 다당류(Polysaccharide)의 점착성막으로써 세척과 소독으로도 잘 제거되지 않는다. 이 biofilm에서 각막부종(corneal edema)의 한 원인이 되는 Pseudomonas aeroginosa와 각막염(kratitis)의 주원인인 Acanthamoeba가 발견되기도 하는데, 이는 치료가 어렵고 잠복기간이 매우 길다는 점을 유의해야 한다.

따라서 렌즈케이스는 세심하게 세척한 후 건조시켜야 하며 자주 교체해 주어야 한다. 세척시에는 세척용 솔로 렌즈케이스 내부의 벽과 홈, 구석진 곳을 잘 문질러 주어야 하며 말린 후 가열용 microwave에 1분 정도 집어넣어 완전히 건조시키거나, 끓는 물 속에 20분 이상 담궈두는 방법도 있지만, 자주 교체해 주는 것이 좋다.

감염에 의한 심각한 안질환과 시력장애의 문제를 고려해 본다면 렌즈케이스의 교체비용은 대단한 것이 될 수 없을 것이다.

2) 기타 기기

착용자들은 보다 빠르고 편하며 안전한 관리방법을 원함에 따라 앞에서 다룬 관리용품 외에도 많은 제품이 시판되고 있다.

예를 들어 세척, 소독 및 보관용액으로 사용할 수 있는 용액이 개발되어 보급되고 있다.

또한 여행이나 출장시 사용할 수 있게 만든 작은 관리함(care kit)이 소개되었으며, 그 외에도 원심력을 이용한 콘택트렌즈 자동세척기, 열소독기 등 간편한 조작으로 이용할 수 있는 소형 기기들이 속속 개발되어 소비자를 기다리고 있다.

이러한 추세는 앞으로 계속된다고 본다. 그러나 편리함 속에 가려진, 우

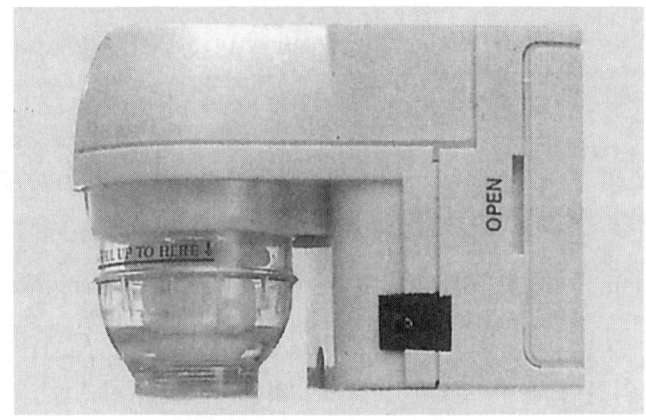

그림 14-2. 자동세척기

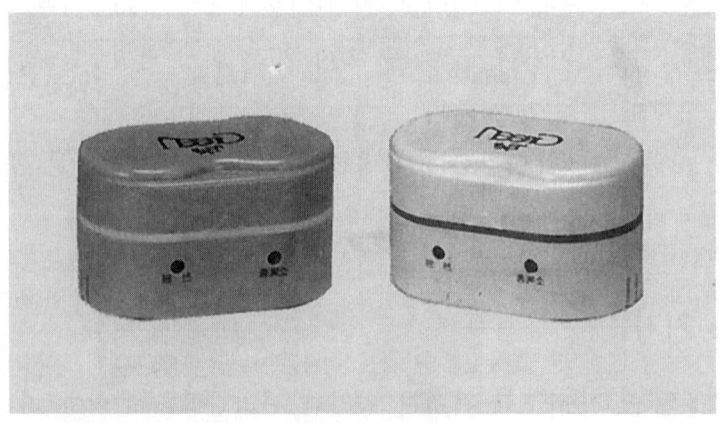

그림 14-3. 소독기

리들이 모르는 부작용이 있을 수 있기 때문에 신중하게 선택해야 한다.

콘택트렌즈와 관리용품의 사용은 의사나 전문가의 몫이 아니며, 판매자의 설명도 잘 들어야 하지만 무엇보다도 중요한 것은 사용자가 올바로 알고 실천하는 것이다.

5. 시판되는 관리용품

표 14-2. 방부식염수

상표명	제조회사	완충제	방부제
Hydrocare	Allergan	Phosphate	0.001% Thimerosal, EDTA
Sorbicare	Allergan	Borate	0.1% Sorbic acid
Opti-Soft	Alcon	Borate	0.001 Polyquad, EDTA
Boil & Soak	Alcon	Borate	0.001% Thimerosal, EDTA
ReNu	Bausch & Lomb	Borate	0.00003% Dymed, EDTA
Saline Solution	Charter	Borate	EDTA
Sofal	Stericon	Borate	0.1% Sorbic acid, EDTA
Soft Mate	Sola/Barnes-Hind	Borate	0.001% Thimerosal
Software	CIBA	Borate	0.006% Hydrogen peroxide

표 14-3. 표면세척제

상표명	제조회사	방부제	계면활성제
Opti-Clean	Alcon	Thimerosal, EDTA	Tween 21
LC-65	Allergan	Thimerosal, EDTA	
Daily Cleaner	Bausch & Lomb	Thimerosal, EDTA	Tyloxapol
DURA care	Blairex	Thimerosal, EDTA	Nonionic detergents
Lens Cleaner	Charter	EDTA	Poloxamine
CIBA Vision Cleaner	CIBA Vision	Sorbic acid, EDTA	Cocoamphocarboxy glycinate
Soft Mate Daily Cleaner	Sola/Barnes-Hind	Potassium sorbate, EDTA	Octylphenoxy(oxy-ethylene)ethanol
Sofclens	Strieter	Sorbic acid, EDTA	Poloxamer 407
Pliagel	Wesley-Jessen	Sorbic acid, EDTA	Poloxamer 407

표 14-4. 하드렌즈의 보관액

상표명	제조회사	기　능	방부제
Soaclens	Alcon	wetting/soaking	Thimerosal, EDTA
Total	Allergan	all purpose	Benzalkonium chloride, EDTA
Wet-N-Soak	Allergan	wetting, soaking	Benzalkonium chloride, EDTA
Soakare	Allergan	soaking	Benzalkonium chloride, EDTA
Wetting & Soaking Solution	Bausch & Lomb	wetting, soaking	Chlorhexidine, EDTA
Lobob Soaking	Lobob	soaking	Benzalkonium chloride, EDTA
Lobob Wetting	Lobob	wetting	Benzalkonium chloride, EDTA
One Solution	Barnes-Hind	all purpose	Benzalkonium chloride, EDTA

표 14-5. 하드렌즈의 윤활제

상표명	제조회사	방부제
Adapt	Alcon	Thimerosal, EDTA
Adsorbotear	Alcon	Sobic acid, EDTA
Opti-Tears	Alcon	Polyquad
Lens Flesh	Allergan	Sobic acid, EDTA
Blink-N-Clean	Allergan	Chlorobutanol
Comfort Drops	Barnes-Hind	Benzalkonium chloride, EDTA
Clerz 2	Wlesley-Jessen	Boric acid, Sorbic acid
Clerz	Wlesley-Jessen	Thimerosal, EDTA

표 14-6. 소프트렌즈의 효소분해제

상 표 명	제조회사	효소
Opti-Zyme	Alcon	Pancreatin
Enzymatic Cleaner for Extended Wear	Alcon	Pancreatin
Enzymatic Contact lens cleaner	Allergan	Papain
Ultrazyme Enzymatic cleaner	Allergan	Subtilisin-Peroxide
Thermal Cleaning Tablets	Bausch & Lomb	Subtilisin-Peroxide
Effervescent Cleaning Tablets	Bausch & Lomb	Subtilisin-Peroxide
Soft Mate Plus Cleaner	Sola/Barnes-Hind	Subtilisin-Peroxide

표 14-7. 소프트렌즈의 소독제

상 표 명	제 조 회 사	소 독 제
Flex-Care Especially for Sensitive Eyes	Alcon	Chlorhexidine 0.005%, EDTA 0.1%
OPTI-FREE Rinsing, Disinfection and Storage Solution	Alcon	Polyquad 0.001%, EDTA
Hydrocare Cleaning and Disinfection Solution	Allergan Optical	None
Disinfecting Solution	Bausch & Lomb	Thimerosal 0.001%, Chlorhexidine 0.005% EDTA 0.1%
Multi-Purpose Solution	Bausch & Lomb	Dymed 0.00005%
Disinfecting Solution	Charter	Thimerosal 0.001%, Chlorhexidine 0.005% EDTA 0.1%
Soft Mate Disinfecting Solution	Sola/Barnes-Hind	EDTA 0.1%, Chlorhexidine gluconate 0.005%
Dura Soft Colors Disinfecting Solution	Wesley-Jessen	EDTA, Chlorhexidine gluconate 0.005%

제 15 장　부작용과 합병증

표 15-1. 부작용과 합병증

A. 각막(cornea)

　A) 각막부종(corneal edema)

　B) 상피의 미세낭종(epithelial microcysts)

　C) 상피의 액포(epithelial vacuoles)

　D) 상피의 손상(epithelial staining)

　E) 내피 polymegethism(endothelial polymegethism)

　F) 각막소모증후군(corneal exhaustion syndrome)

　G) 각막침윤물(corneal infiltrates)

　H) 각막신혈관신생(corneal neovascularization)

　I) 궤양성 각막염(ulcerative keratitis)

　J) 각막주름(corneal wrinkling)

B. 결막(conjunctiva)

　A) 거대돌기결막염(giant papillary conjunctivitis, GPC)

　B) 화학적 결막염(chemical conjunctivitis)

　C) 구결막외상(bulbar conjunctiva lession)

　D) 메이봄 내분비과다(hyperseretion of meibomian)

C. 기타

　　부작용과 합병증을 설명하기에 앞서 콘택트렌즈의 관리에 대한 내용을 다루었다. 따라서 이후의 부작용과 합병증에 대한 내용은 렌즈에 대한 경계심을 목적으로 함이 아니라, 올바른 착용자 관리를 한번 더 부탁하는 내용이라 하겠다.

콘택트렌즈는 굴절이상을 교정하는 의료용구이지만 안경과는 달리 안구와 직접 접촉된 상태를 유지하므로 렌즈가 착용자의 눈에 맞는가 하는 적합성 여부와 관리를 소홀히 할 경우 착용자가 겪게 되는 것이 바로 부작용과 합병증이다.

이들 부작용은 렌즈와 안구 표면의 상호작용으로 발생하며 크게 나누면 3가지로 요약되는데, 물리적 요소(physical factor)는 렌즈와 안검, 결막, 각막간의 직접적인 접촉이 원인이며 생리적 요소(physiological factor)는 신진대사적인 요인으로 간주된다. 또한 미생물적 요소(microbiological factor)는 합병증으로 발생하는 감염의 측면에서 고려되어야 하며 이 밖에도 알레르기반응을 포함한 과민반응요소(hypersensitive factor)가 부수적으로 발생하여 주요 관심사로 등장했다.

보통 각막이나 결막에 직접적인 증상이 나타나고, 여러가지 요인이 합쳐지기도 한다. 각막부종, 상피의 미세낭종, 액포, 각막소모증후군, 거대돌기결막염 등이 대표적인 부작용이며, 그 외에도 상피손상, 침윤물, 신혈관신생, 각막주름, 기포, 심한 충혈, 각종 결막염 및 외상 등이다.

1. 각막변화

1) 각막부종(corneal edema)

하이드로겔 렌즈로 인한 각막부종은 정상적인 각막두께를 유지하기 위해 필요한 산소량보다 적은 양의 산소공급이 원인이 된다.

각막이 붓게 되는 원인은 생체피로성분인 젖산(유산, lactic acid)의 축적[59]으로 추정되는데, 산소가 부족한 상태에서 에너지 대사 결과로 젖산의 농도가 증가하고 이것이 각막실질로 이동하여 축적되면, 농도가 높은 곳으로

---

59) Klyce의 젖산이론에 따르면 콘택트렌즈 착용으로 인하여 발생하는 저산소증은 젖산을 과다하게 생산하여 그 결과로 삼투압을 일으키며 각막의 두께를 증가하게 한다는 것이다.

용매(물)가 이동하는 삼투(osmosis) 현상으로 인해 각막이 팽창되는 부종을 일으키게 된다. 그러나 젖산농도와 삼투압에 의한 물의 이동만으로는 콘택트렌즈로 인해 각막부종이 되는 것을 완전히 설명할 수는 없다.

눈물의 탄력성 저하, 콘택트렌즈로 인한 이산화탄소 유출의 감속, 렌즈 자체의 물리적 영향, 온도와 pH의 변화, 또는 염증의 매개를 포함한 전체적인 기질반응이 그 원인이 될 수가 있기 때문이다.

한편, 저산소부종(hypoxic edema)은 렌즈를 착용하지 않은 정상적인 상

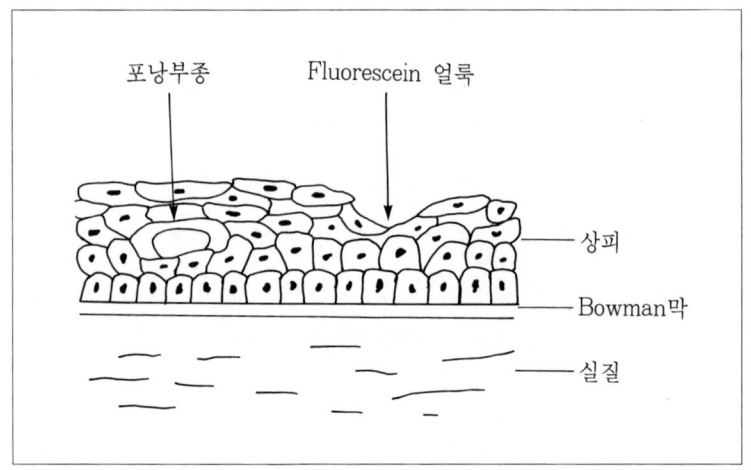

그림 15-1. 각막부종의 발생

태에서도 일어날 수 있다. 20% 이상으로 심하게 각막이 팽창된 경우, 각막의 투명도가 떨어지게 된다.

각막의 저산소증이 만성적으로 오랫동안 지속될 경우, 상피의 두께 감소와 고착, 실질의 얇고 가늘어짐 그리고 내피의 polymegethism 현상이 일어난다.

부종의 증상은 실질로 들어가는 분비액(물)이 증가함에 따라 발생하는 줄무늬와 주름이다. 연속착용렌즈를 낀 채 수면을 취한 후 1시간 이상 주름과 줄무늬가 관찰되면 연속착용을 중지해야 한다.

각막부종이 일어나는 것을 줄이기 위해서는 산소공급량을 늘려주어야 하

는데, 함수율이 높은 렌즈나 얇은 하이드로겔 렌즈 사용, 연속착용의 횟수 감소, 높은 산소투과성 렌즈 착용 등의 방법이 있다.

2) 상피의 미세낭종(epithelial microcysts)

지나친 연속착용으로 저산소증이 증가된 경우 발생하는 죽은 세포나 노

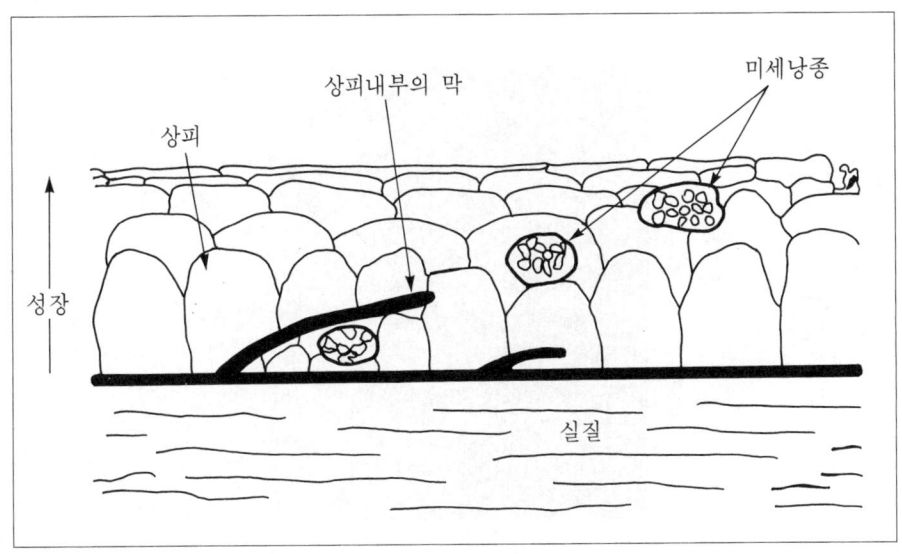

그림 15-2. 상피의 미세낭종

화된 세포로 추정되는 상피의 미세낭종은 일일착용의 경우에도 발생하지만, 소프트렌즈의 연속착용자에게서 잘 관찰된다.

또한 렌즈를 착용한 채 수면을 취한 시간이 많을수록 미세낭종의 수도 증가한다. 이 미세낭종은 저산소증에 의한 것인지, 탄소산화물의 누적에 따른 산의 이동 때문인지 확실하지 않다.

미세낭종은 작은 크기로 각막의 가운데 부분에 점의 형태로 나타나며 숫자가 적은 경우 자각증상을 느끼지 못하나 아주 많이 생성되어 상피가 손상될 정도면 위험하며 시력확보도 어렵게 된다.

이것을 줄이기 위한 방법은 앞의 경우와 마찬가지로 산소투과성이 높은

렌즈 사용, 연속착용을 줄이거나 일일착용으로 바꾸는 것이 좋으며 렌즈 착용을 중지하면 줄어들고 6~8주가 지난 후 상피는 완전히 회복된다.

3) 상피의 액포(epithelial vacuoles)

미세낭종보다 크며 각각의 형태로 가장자리가 비교적 선명하고 둥근 형태로 생기는 상피의 액포는 대부분의 렌즈 착용에서 나타나며 연속착용한

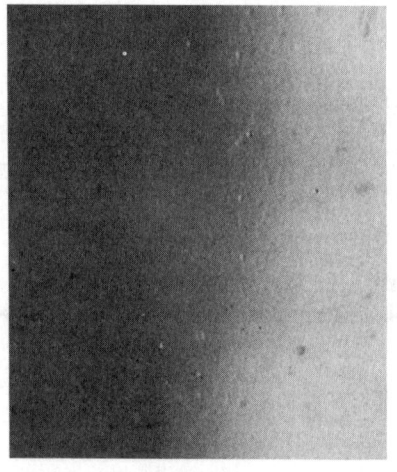

그림 15-3. 상피의 액포

날이 많을수록 액포의 수도 늘어나며 얼룩이나 반점 등 이러한 것들이 모여서 생길 수 있다. 자각증상은 별로 없으나 착용감이 나빠진다. 미세낭종과 달리 액포는 이동하지 않는다.

액포도 숫자가 적으면 큰 문제가 없으나 확대되어 서로 합체되고 상피를 오염시킨다면 렌즈 착용을 중지해야 한다.

4) 상피의 손상(epithelial staining)

각막상피는 외상과 병원균, 화학세제에 대한 방벽의 기능을 한다. 상피에 대한 손상은 세포를 파괴하거나 세포질의 침투성을 증가시키므로 상피의

손상은 다른 2차 감염의 요인이 된다.

하이드로겔 렌즈 착용에 의한 상피손상의 형태는 각양각색이며 세포 한 개에서 전체적인 상피에 이르기까지 다양하다.

상피의 손상은 발생에 따라 외상, 노출, 신진대사, 유독성 알레르기 등 4가지로 크게 분류된다. 저산소증으로 상피의 신진대사 기능이 상실되었다면, 상피손상은 각막 전체에 일반화된 반응으로 관찰된다.

그 밖에도 보존액, 렌즈 침전물, 렌즈표면의 항원에 대한 유독성 알레르기 등이 원인이 되기도 한다.

상피손상은 종류, 심도, 범위에 따라 다르지만 광범위하게 실질에 확산되면 완전히 가라앉을 때까지 렌즈 착용을 중지해야 한다. 상피손상은 일반적으로 원인을 제거하면 빨리 회복이 된다. 이물질의 제거를 위한 세척, 파손된 렌즈의 교환, 재피팅(refitting), 느슨한 렌즈 착용(loose fitting)으로 눈물교환과 산소공급량을 늘려주는 등의 조치가 효과적이다.

상피손상이 회복단계에서 렌즈를 착용하면 손상된 부분이 회복되는 데 더 많은 시간이 소요되며, 각막감염의 기회도 증가되므로 완전히 회복된 후 렌즈를 사용하는 것이 좋을 것이다.

5) 내피 polymegethism(endothelial polymegethism)

정상적인 내피세포층은 규칙적이고 세포크기와 형태가 일관된 모자이크형으로 나타나는 데 반해 polymegethism은 내피세포 크기의 변이(기포, 작은 물방울)를 나타내는 말이다.

불편감, 눈부심, 시력저하 등의 증상을 보일 수 있고, 심한 충혈이나, 사용중인 관리용액에 포함된 Thimersosal과 Chlorhexidine 등의 항생물질에 대한 과민반응이나 민감성 등으로 나타난다.

원인은 분명하지 않지만 함수성 소프트렌즈의 연속착용과 일일착용, PMMA 렌즈의 오랜기간 일일착용으로 나타난다고 보고되고 있으며 내피세포조직의 변화가 렌즈를 착용한 기간에 나타나는 실질 pH의 감소로부터

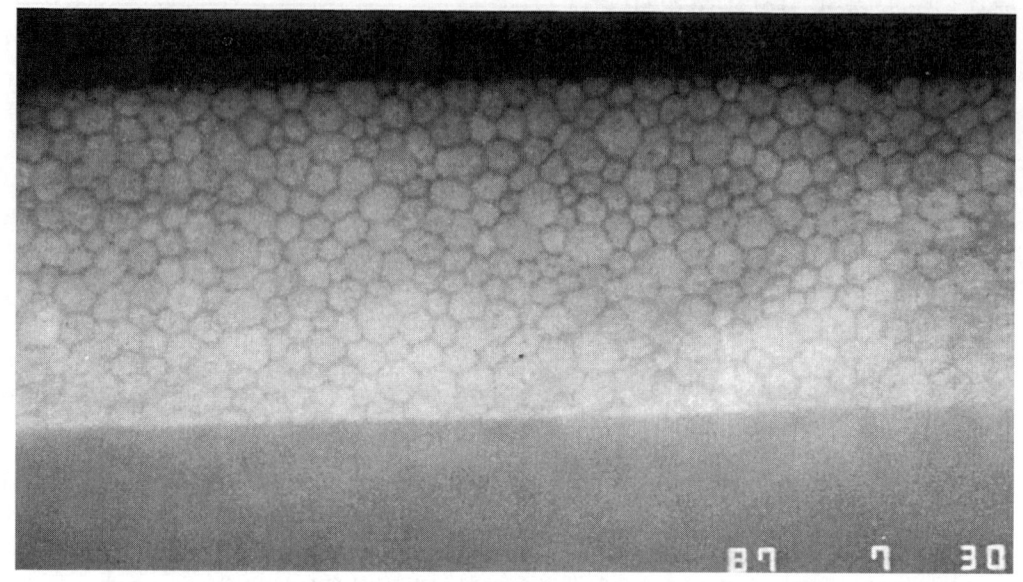

그림 15-4. polymegethism

기인한다는 설은 젖산의 축적과 관련된 저산소증이나 이산화탄소의 유출과 관계가 있다는 것이다.

렌즈의 착용초기에는 polymegethism이 시작되더라도 자각증상은 없지만 각막소모증후군(corneal exhaustion syndrome)의 출현으로 인해 증상이 심함을 알 수 있고 착용자들은 현저히 렌즈 내성의 약화를 초래한다.

polymegethism의 변화는 잠복성이며 반복되어 일관되게 나타날 수 있고 렌즈 착용을 중지하면 다소 감소하는 것으로 밝혀졌다.

6) 각막소모증후군(corneal exhaustion syndrome)

저산소증으로 인해 나타나는 부작용 중에 각막소모증후군은 각막이 비정상적으로 팽창하고 느리게 이완되며, 각막의 팽창을 적당히 조절하는 내피세포층의 기능을 저하시키게 된다. 후부각막의 외관에 생기는 변화와 불규칙하고 왜곡된 내피세포의 모자이크, 세포의 투명도 저하, polymegethism 현상 등이 각막소모증후군에 포함된다.

이것은 렌즈에 대한 내성의 저하, 부종, 착용감의 악화 등으로 나타나며 이를 예방하기 위해 내피세포의 모자이크에서 변화가 나타나는 첫 단계에서 적절한 관리를 취해야 하며, 렌즈 착용을 계속할 경우에는 아주 높은 산소투과성 렌즈를 착용해야 한다.

7) 각막침윤물(corneal infiltrates)

침윤물은 염증성 반응으로 정확한 원인은 알려지지 않았으나 심하게 충혈된 눈과 각막궤양, 각막결막염, 국소외상, 용액 민감성, 만성 저산소증, 면역반응, 착용하고 있는 렌즈의 물리적 자극 등이 원인으로 나타나며 기계적 요인, 유독성, 미생물 그리고 화학세제 등이 될 수 있다.

침윤물은 상피와 상피 아래쪽이나 실질에서 희끄무레한 빛의 반점과 큰 반점의 형태이며, 구성요소는 림프구나 백혈구와 같은 염증성 세포의 집합체로 추정된다.

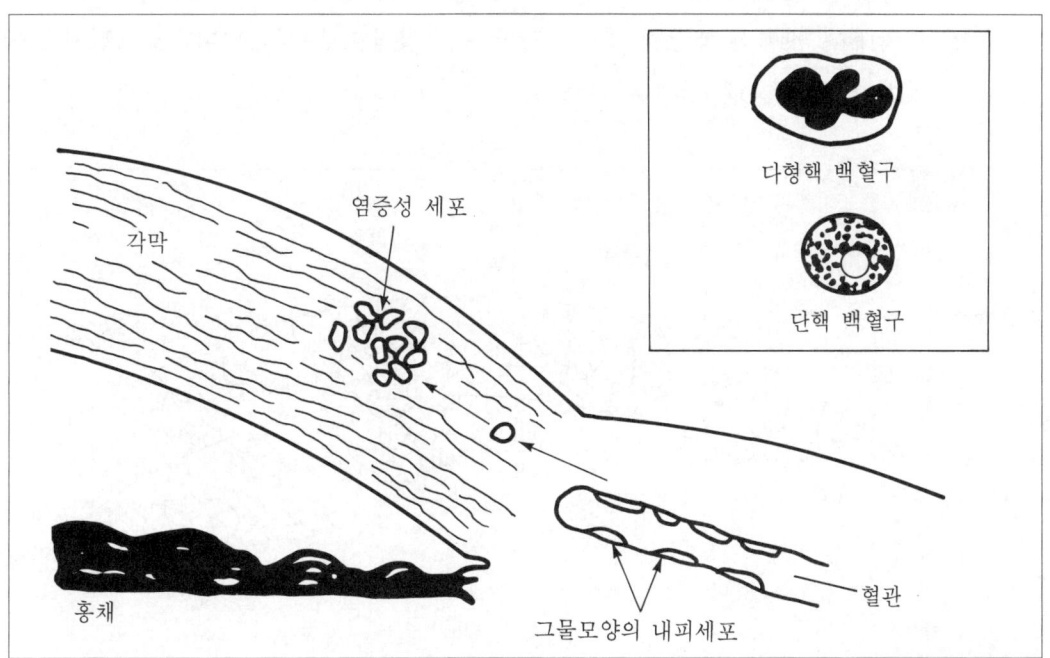

그림 15-5. 각막실질 침윤물의 병적 메커니즘

침윤물 역시 완전히 제거될 때까지는 렌즈 착용 중지와 관리가 요구되며 침윤물이 나타나는 동안에는 렌즈를 착용할 수 없다. 침윤부위가 확대되어 상피손상의 형태로 된다면 감염성 각막염으로 추정되므로 적절한 조치를 취해야 한다.

이러한 때에는 연속착용렌즈인 경우 2주일 정도를 일일착용으로 제한하고 착용시간을 감소시키며, 사용하던 관리방법을 바꾸는 것이 좋다. 또한 하이드로겔 렌즈 착용으로 인한 침윤물 발생인 경우 산소투과성이 높은 하드렌즈로 교체하는 것도 좋다.

8) 각막신혈관신생(corneal neovascularization)

정상적인 각막은 혈관이 없는 투명한 조직으로 되어 있지만, 어떤 원인으로 혈관이 진입되어 가는 경우가 있다. 이 혈관을 각막신혈관이라 한다. 이것은 모양체혈관에서 유래된 것으로 생각된다.

많은 요인이 있겠지만 렌즈 착용으로 인한 원인으로는 효소부족에 따른 각막대사 장애와 렌즈에 의한 각막윤부 압박으로 생각되며, 소프트렌즈를 장기간 착용할 때 발생하기 쉽다.

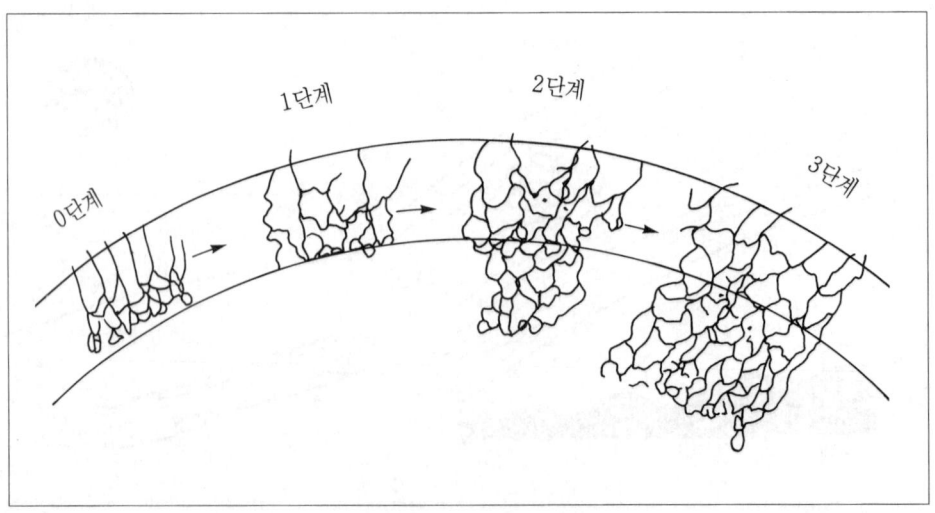

그림 15-6. 각막신혈관신생의 단계별 분류

또한 두꺼운 렌즈 착용시 문제가 되는 각막신혈관신생은 산소투과성이 높은 하이드로겔 렌즈의 출현으로 발생빈도는 줄어들었다. 신혈관신생의 원인은 여러 가지가 있는데 외상, 각막부종, 용액 민감성, 염증성 세포에 의한 혈관자극, 잘못된 착용이나 손상된 렌즈 사용, 저산소증에 의한 젖산 누적, 빡빡한 렌즈 착용 등으로 다양하다.

신혈관신생은 각막에 혈관이 생성되어 시력이 방해받을 만큼 확장될 때까지는 자각증상은 없다. 혈관이 눈동자를 덮어 시력이 흐려지고 눈동자에 혈관이 침입하면 렌즈 착용은 불가능해진다. 신혈관신생 후 연속착용 하이드로겔 렌즈를 계속 착용하려면 저산소증과 용액 민감성, 외상과 같은 원인은 반드시 제거해야 한다.

9) 궤양성 각막염(ulcerative keratitis)

일일착용방식보다 연속착용방식의 경우 각막 감염률이 높은 것으로 알려져 있다. 또 일일착용렌즈를 밤새 착용하면 그 위험은 더욱 더 커진다. 그리고 흡연이나 렌즈 관리, 보존에 문제가 있는 경우 착용자의 위험성은 높은 것으로 밝혀졌다.

저산소증으로 인해 손상된 상피는 궤양성 각막염을 일으킬 수 있으며 시력에 대한 중요한 위험요소이며, 약해진 상피의 유착이 원인이 될 수 있다.

궤양성 각막염은 심한 염증증세로 통증과 눈부심, 극도의 충혈성 결막염이 나타나며, 각막실질의 국소적 손상과 상피파열이 일어난다.

증상은 이물감을 느끼는 정도에서 통증과 고통에 이르기까지 다양하다. 궤양성 각막염은 치료보다 사전예방이 중요한데, 이를 위해 수면시 렌즈 착용을 피하고, 각막에 산소공급을 증가시키며, 올바른 렌즈 관리와 보존이 필요하다.

10) 각막주름(corneal wrinkling)

렌즈 중심과 주변부의 두께 차이가 심한 경우, 얇은 렌즈 중심부에서 잔

물결 효과가 나타나 각막에 영향을 주어 각막 왜곡으로 인한 급격한 시력 저하가 있을 수 있는데, 각막주름은 적절한 관리로 본래의 상태로 돌아갈 수 있다.

각막주름이 생긴 렌즈를 다시 착용하면 재발 가능성이 있으므로 다른 디자인의 렌즈로 교체, 착용해야 된다.

2. 결막변화

1) 거대돌기결막염(giant papillary conjunctivitis ; GPC)

거대돌기결막염은 윗연골결막에서 발생하는 거대한 돌기의 비정상적인 커짐을 의미한다. 이것은 하드렌즈보다 소프트렌즈가, 그 중에서도 연속착용자에게 더 많이 발생한다고 알려져 있다.

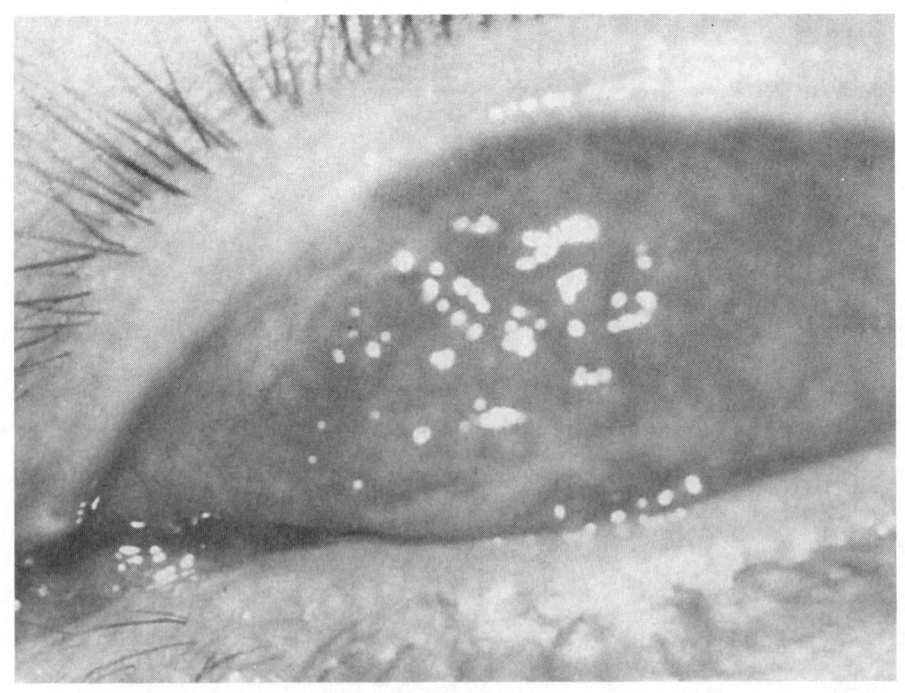

그림 15-7. 거대돌기결막염

렌즈가 기계적 압박을 가하거나 렌즈 표면에 이물들이 침착되어 충혈과 가려움증 등으로 인한 과민반응증상으로 오래 지속되는 경우 나타난다. 거대돌기결막염은 소프트렌즈의 표면에 부착되어 있는 단백질과 같은 유기성 부착물에 의한 오염이 항원으로 작용하여 일어나는 면역반응으로, 소프트렌즈를 착용한 후 3~6개월경부터 발생하는 경우가 많다.

이는 구결막과 윗 연골막이 붉게 충혈된 상태로 돌기가 커져 있고 종종 끈적한 점액질이 묻어 있는 것을 발견할 수 있다. 이것을 예방하기 위해서 부착된 단백질을 정기적으로 제거하고, 관리용품과 취급방법을 철저하게 해야 한다.

또한 렌즈에 기스나 흠이 많으면 새로운 렌즈로 교환하며, 증상이 심하면 착용을 중지하고 치료를 받는다.

2) 화학적 결막염(chemical conjuntivitis)

이 질환의 주원인은 렌즈의 관리용품과 많은 관련이 있다. 생리식염수의 농도, 크리너, 단백질 제거제, 소독제 등을 사용한 후 잘 헹궈주지 못했을 경우 그 자극으로 인하여 일어나기 때문이다.

또한 관리용품 자체, 특히 Thimerosal과 Chlorhexidine과 같은 살균제는 안건조증과 알레르기 반응의 과민증상으로 인하여 결막염이 유발된다. 이는 이 약품이 들어있지 않는 다른 용품으로 바꾸든지, 화학소독방법을 열소독방법으로 바꾸면 이내 사라진다.

3) 구결막외상(bulbar conjunctiva lession)

원인은 콘택트렌즈 착용으로 인한 기계적 손상, 즉 렌즈와 관련된 유독성물질 또는 침전물의 누출로 인한 렌즈의 손상으로 일어난다. 일반적으로 가벼운 찰과상과 과도한 압력으로 충혈이 일어나는데 결막을 검사하기 위해서는 나트륨, 플루오레신(fluorescein) 점안과 백색광 블루라이트가 필요하다.

4) 메이봄 내분비과다(hyperseretion of meibomian)

눈꺼풀막 아래에 있는 메이봄선에서 분비이상이 있으면 안검록에 누런색의 점모양 분비물이 붙기도 하고 때로는 안검록과 안각부에 흰 포말 모양으로 되어 부착된다.

전신분비물과의 관계도 생각해야 되지만 원인은 확실하지 않다. 안검록의 압박으로부터 분비물을 적절히 제거해서 청결을 유지하도록 하고, 이 증상의 경우 착용중인 콘택트렌즈가 더러워지기 쉽고 흐려지게 되므로 렌즈를 깨끗하게 세척해야 한다.

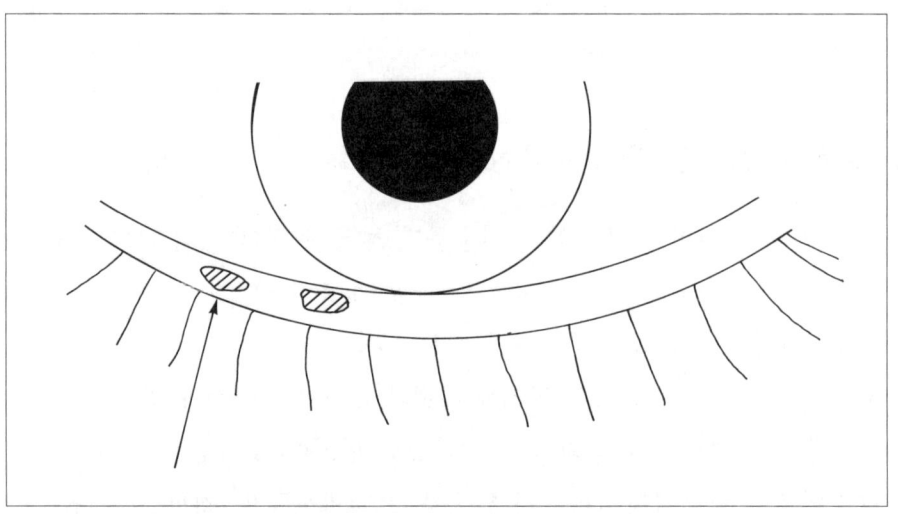

그림 15-8. 메이봄 내분비과다

3. 기타 부작용 및 사후관리

앞에서 설명한 부작용과 합병증 외에도 렌즈를 착용한 채로 눈을 문지르거나 파손된 렌즈가 각막을 자극하는 경우의 외상(lesion)과 삽입과 제거과정에서 각막찰과상(corneal scratch) 등으로 렌즈의 착용이 어렵게 되거나 일시 중지해야 하는 경우도 있겠다.

　이상과 같이 렌즈 착용으로 인한 부작용과 합병증을 최소화하기 위해서는 정기검사가 필수적이다. 특히 연속 렌즈 착용자들은 정기검사가 대단히 중요하다는 것을 알아야 하며 또한 내원하는 착용자들에게 주지해야 할 사항은 다음과 같다.

　정기적으로 눈의 건강상태, 시력, 렌즈의 움직임을 정검하고 오염된 생리식염수를 사용하지 않으며 만약 자극감이 있으면 세척한 다음 재착용해야 한다. 그래도 자극이 계속된다면 부작용을 의심해야 하며 렌즈를 제거하고 전문가를 찾아 상담해서 충분한 조치를 제공받아야 한다.

　따라서 예방과 올바른 관리방법의 숙지로 꼭 실행에 옮겨야 한다는 것이 무엇보다 중요하며 아무리 강조해도 부족하다 하겠다.

제 5 편

콘택트렌즈의 제조

제16장 역사

1. 세계사

렌즈를 눈에 접촉시키려는 시도는 오래 전부터 시작되었다. 1508년에 Leonardo Da Vinci가 큰 glass ball에 물을 넣고 수면에 얼굴을 담궈서 각막의 굴절력을 중화시켜 물렌즈로 손상된 시력을 교정하였다고 설명했으며, 1636년에 출판한 Rene Descartes의 저서인 『Way of perfecting vision』에서는 굴절차를 교정하기 위하여 물이 가득찬 tube를 이용하였다.

1801년에 Thomas Young은 각막의 표면에 대한 중화법을 설명했는데, 이때부터 콘택트렌즈 실제 역사는 시작되었고, 1823년 영국의 천문학자인

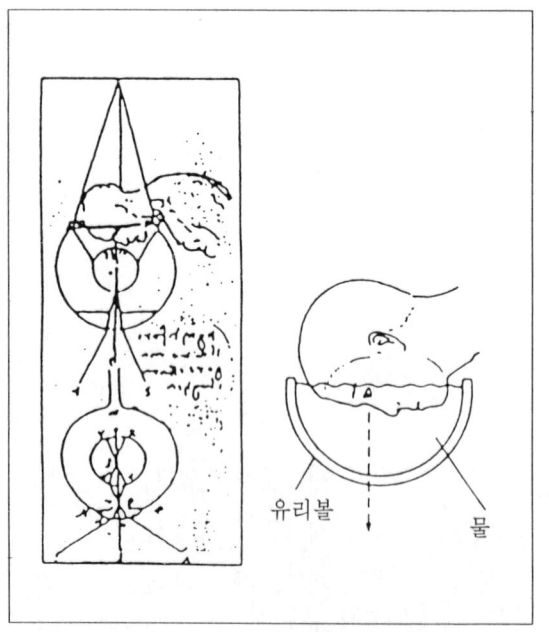

그림 16-1. Leonardo Da Vinci의 시력교정원리

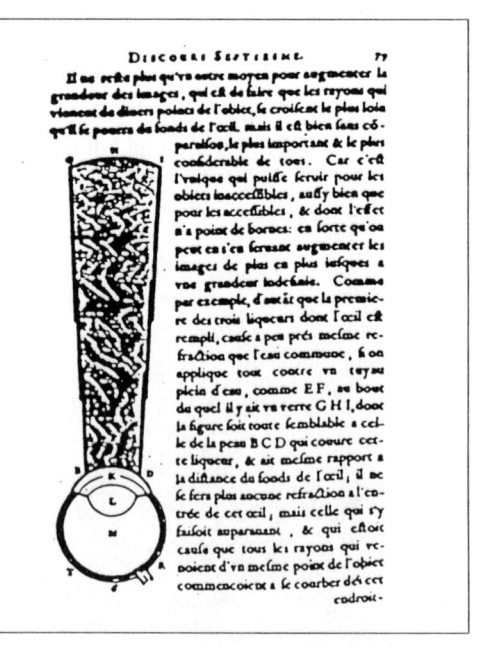

그림 16-2. Rene Descartes의 시력교정원리

표 16-2. 콘택트렌즈 역사

연 대	세계사	국내사
1500년대	이론적 배경	
1880년대	공막 유리렌즈	
1930년대	공막 플라스틱렌즈	
1940년대 후반	각막 플라스틱렌즈	
1958년		콘택트렌즈 도입
1960년		콘택트렌즈 제작
1960년대 초반	함수성 소프트렌즈	
1968년		콘택트렌즈 원료개발
1975년		소프트렌즈 제작
1980년대 이후	가스투과성 하드렌즈, 특수렌즈, 중성렌즈	

John. F. W. Herschel은 전면에 눈의 굴절력을 가지고 후면에 불규칙한 각막 표면에 맞게 설계한 렌즈를 소개하였다.

1859년 William White Cooper는 화상으로 인한 검구유착을 막기 위해 'glass mark'를 사용하였으며, 1888년 A. E. Fick는 처음으로 콘택트렌즈란 용어를 사용하였고, 시력교정용 콘택트렌즈를 쓸 수 있도록 설명하여, 처음에는 원추각막 치료를 위해 나중에는 광학적인 목적으로 사용하였다. 같은 해에 E. Kalt는 각막계를 사용하여 원추각막을 교정하였는데 각막과 같은 곡률반경을 가지고 있으며, 큰 압박감 없이 착용할 수 있었다.

1889년 Müller가 처음으로 안검 제거 수술을 받은 환자의 눈에 안구를 보호하기 위한 렌즈를 피팅시켜 투명한 각막을 가질 수 있었다. 이 렌즈가 눈을 보호하고 탈수상태가 되지 않도록 해준 결과, 환자는 20여 년 동안이나 착용하였다고 하나 Müller 자신은 −14.0D의 근시를 교정하기 위해 ground glass를 고안하여 사용하였지만 30분 정도밖엔 사용하지 못하였다고 한다.

1940년 전까지 소개된 모든 콘택트렌즈는 공막렌즈로 눈 전체를 덮을 수 있도록 설계되었다. 또한 유리로 만들어졌으며, 직경이 20~30mm 정도이며 렌즈와 눈 사이는 용액으로 채워졌다.

그러나 이것은 각막에 산소가 부족해지고 신진대사에 영향을 미쳐, 종종 각막부종을 일으키는 등의 부작용으로 인해 몇 시간이 지나면 불편감과 시력저하를 가져오기도 했다.

또한 렌즈가 제거된 후에는 각막이 회복되는 데 상당한 시간이 요구되었다. 그래서 렌즈에 구멍을 뚫고 홈을 내는 연구가 거듭되었으나, 유리는 잘 파손되므로 이 문제의 해결은 제2차 세계대전 이후 플라스틱렌즈의 발명으로 이어졌다.

1942년 T. Obrig은 완전히 플라스틱(PMMA)으로 된 공막렌즈를 만들었는데 이 플라스틱은 원래 Rhom & Haas사가 항공기 조종실 덮개용으로 개발한 것으로 사람의 눈에 맞도록 제조한 것이다. 1946년에는 영국의 Ridley에 의해 플라스틱렌즈의 lathe cutting법을 개발하여 체계적으로 콘택트렌즈를 제조하는 데 성공하였다.

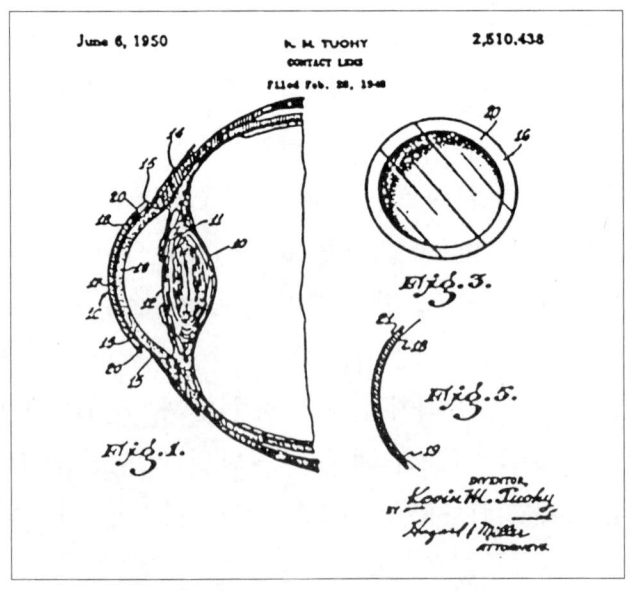

그림 16-3. K. Touhy가 고안한 각막렌즈

K. Touhy는 공막렌즈의 단점을 보완, 1947년 PMMA를 사용하여 직경이 11.5mm인 최초의 플라스틱 각막렌즈를 개발했으며, 렌즈 밑으로 산소가 공급되려면 눈물이 교환되어야 한다는 점을 인식하고 하드렌즈의 피팅에 대한 표준을 설정했다.

이것은 얇고 작게 렌즈를 만들 수 있기 때문에 많은 문제점들을 한꺼번에 해결할 수 있었다. PMMA 렌즈는 1970년대까지 넓게 사용되었으며, 요즘도 일부 사용하고 있다.

그러나 아무리 얇고 작게 만든다고 해도 플라스틱렌즈의 문제점인 각막이 필요로 하는 산소의 부족은 여전하였고 따라서 근본적인 문제점들을 해

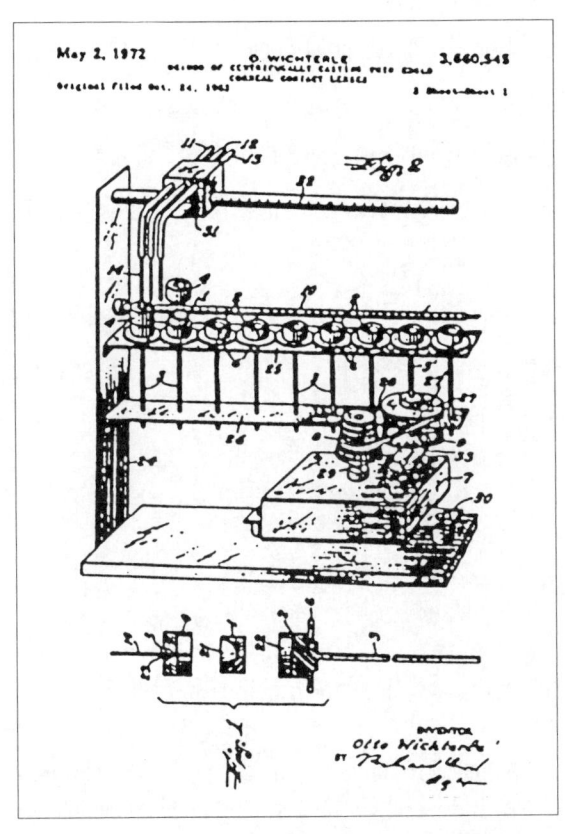

그림 16-4. O. Wichterle의 spin casting

결하지는 못하였다. 또한 이물감과 각막부종의 문제점에 막혀 소프트렌즈의 재료개발은 필연적인 것이었다.

1950년대 후반, 체코의 O. Wichterle와 D. Lim은 우리가 요즘에야 알게 된 소프트렌즈 재질의 기본이 되는 하이드로겔(hydrogel)[60] 중합체인 PHEMA (Polyhydroxyethyl methacrylate)를 개발하였다.

PHEMA는 물을 흡수하는 성질을 가진 투명한 플라스틱이다. 따라서 부드럽고 연하여 착용감이 좋으며, 물과 산소를 흡수하는데, 미국에서는 1965년에 The National Patent사에 의해 소개되었다.

1966년에는 체코에서 개발된 제조방법으로, 형틀을 이용한 회전주조 (spin casting) 렌즈가 소개되었으며, Baush & Lomb사가 이들로부터 제작과 공급의 특허권을 획득했다.

또한 Silicon rubber나 Butyl rubber에 의한 비함수성(non-hydrated) 소프트렌즈도 개발되었다.

CAB(Cellulose acetate butylate)를 이용한 가스투과성(gas permeable) 하드렌즈가 만들어지고 PMMA-Silicone 공중합체 렌즈 등이 FDA의 허가를 받기도 했다.

최근에 Silicon/Acrylate, Fluoro/Silicon 등의 가스투과성 하드렌즈의 재료가 소개되었으며, 현재 다양한 함수율(water content, WC)과 Dk값[61]을 가진 렌즈가 연구중이다.

2. 국내사

국내에는 처음으로 1958년 공병우 박사에 의해서 미국으로부터 기술이

---

60) 친수성으로 물을 흡수(adsorb)하거나 물과 잘 결합(bind)하는 분자구조를 가진 고분자 (polymer)를 말하며, 물을 흡수하는 성질로 인해 유연성(flexible)을 가지는 콘택트렌즈 재료들을 말한다.
61) 산소투과계수(oxygen permeability coefficient, Dk)
산소투과도(oxygen transmissibility, Dk/L)

도입되어 2년간의 시험제작 끝에 성공하여 PMMA 하드렌즈를 제조 가공하였다.

그리고 1968년에 원료를 개발했으며, 1974년에 이르러 의료용구로 보건복지부의 전신인 보건사회부의 콘택트렌즈 법규 개정하에 1975년부터 제조사의 승인을 받았으며, 이때부터 소프트렌즈를 정식으로 제작하여 시판에 이르렀다.

최근의 개발은 비구면 toric, 2중 초점렌즈를 비롯한 가스투과성이 높은 연속착용렌즈가 출현하였고, 이후 갖가지 고함수렌즈와 RGP 렌즈 및 중성렌즈가 개발되어 보급되고 있다.

제 17 장 재료

표 17-1. 재료의 분류

A. 하드렌즈(hard lens)

  A) 산소 불투과성 재료(oxygen no permeable materials)

      Methyl methacrylate

  B) 산소 투과성 재료(oxygen permeable materials)

      Cellulose derivatives

      Silicone derivatives

      Styrene copolymer

      Fluorinated polymer

B. 소프트렌즈(soft lens)

  A) 소수성 재료(non-hydrated materials)

      Dimethyl siloxane

      Butyl acrylate

  B) 친수성 재료(Hydrated materials)

      Hydroxy alkyl group

      Vinyl pyrrolidone

      Polyethyleneglycol group

      Amide group

      Methacrylate group

      Glycerol group

C. 기타

콘택트렌즈의 재료는 하드렌즈와 소프트렌즈의 재료로 크게 분류할 수 있고 하드렌즈의 재료는 산소가 투과되지 않는 불투과성 재료와 산소가 투과되는 재료로 나눌 수 있으며, 소프트렌즈의 재료는 연질이면서 수화되지 않는 재료와 수화되어서 연질이 되는 재료가 있다.

1. 하드렌즈의 재료

PMMA는 오래전부터 하드렌즈의 재료로 사용되어 왔으며 최근에는 RGP 렌즈용 재질이 비중있게 연구되고 있다. 이것은 광학적 장점에 산소 투과성을 겸비한 재질로 특히 하드렌즈를 선호하는 국가에서 더욱 심도있게 다루고 있다.

1) Methyl methacrylate(MMA)

소프트렌즈가 출현하기 전에 거의 모든 렌즈는 MMA 고분자를 이용했으며 보통 아크릴이라 부르기도 한다. PMMA는 습윤성(wettability)은 좋지 않으나 뛰어난 광학적 특성을 가지고 있으며, 따라서 흡습성을 높이기 위해 적심액(wetting solution)을 사용하고 있다.

Methyl methacrylate(MMA)   Polymethyl methacrylate(PMMA)

PMMA는 칼라렌즈나 자외선 흡수성 렌즈, 유기용매에 강한 렌즈, 편하고 안전한 디자인의 렌즈 등으로 많은 발전을 했다. 또한 다른 재료와 합성하여 물성을 개선하는 데 사용되기도 했으나, 산소투과성이 없어서 지금은 산소투과성을 가진 재료로 대체되고 있다.

중합반응은 이중결합(double bond)을 가진 monomer(단량체)에 개시제(initiator)를 혼합하여 약한 π결합을 끊어 라디칼(radical)을 생성하고, 서로 공유결합(covalent bond)해서 긴 chain을 형성하는데, 이렇게 고분자(polymer)를 만드는 라디칼중합(radical polymerization)이 많이 사용된다.

2) Cellulose group

Cellulose

esterification
CH_3COOH Acetic acid
$CH_3CH_2CH_2COOH$ Butyric acid

$$R \left\{ \begin{array}{l} H \\ CH_3CO \\ CH_3CH_2CH_2CO \end{array} \right.$$

Cellulose acetate butyrate(CAB)

Cellulose acetate butyrate(CAB)는 Cellulose의 Alcohol group을 초산(Acetic acid)과 부틸산(Butyric acid)으로 에스테르화(esterification) 반응을 시켜 얻는다. 에스테르화시킬 때 반응조건을 달리 해서 물성이 다른 CAB를 얻을 수 있으며 이렇게 얻어진 재료는 높은 산소투과도를 갖는다.

Cellulose의 골격은 MMA에 비해 높은 가스 투과성을 가지는 구조이며, CAB의 경우 가스 투과성 하드렌즈의 재료 중에서 가장 일찍 실용화된 재료로 안정하고 비독성이며, 광학적으로 우수하다.

CAB는 열가소성(thermoplastic) 재질로 주조(mould)가 가능하다. 일반적으로 사용되는 고분자중합반응에 의한 재료생산방법과 차이가 있어, 교차결합되지 않으므로 가끔 틀어지는 현상이 일어나며 유연성(flexibility)은 좋으나 흡습성(wettability)이 떨어진다.

3) Silicon derivative

실리콘 유도체는 끝부분에 위치하고 있는 실록사닐기(Siloxanyl group)에 의해 산소 투과성을 높이고, 친수성의 수산기(Hydroxy group, -OH)를 가진 형태로 많이 사용된다.

$$CH_2 = \overset{\overset{\displaystyle CH_3}{|}}{C} - \overset{\overset{\displaystyle }{\|}}{\underset{\displaystyle O}{C}} - O - CH_2 - \overset{\overset{\displaystyle OH}{|}}{CH} - CH_2 - O - CH_2 - CH_2 - CH_2 - \overset{\overset{\displaystyle CH_3 - \overset{\overset{\displaystyle CH_3}{|}}{Si} - CH_3}{|}}{\underset{\displaystyle O}{\underset{\displaystyle |}{Si}}} - CH_3$$

Methyl di-(trimethyl siloxy) silyl propyl glycerol methacrylate

4) Styrene

Polystyrene은 잘 알려진 Styrene 수지이며, 벤젠 고리를 포함하므로 광학적으로 고굴절률($n=1.59$, PMMA의 경우 $n=1.49$)을 갖는다.

$$CH_2 = CH —— Polymerization ——CH_2-CH-CH_2-CH-CH_2-CH-CH_2-CH—$$

Styrene   Polystyrene

5) Fluorinated polymer

Fluorinated polymer는 불소화합물로 인하여 화학적으로 안정하며, 낮은 굴절력을 갖는다. 이것은 homopolymer의 경우 CAB 재료의 산소 투과율보다 약 2배 정도로 높다.

$$CH_2 = C —— C —— O —— (CH_2)_n —— (CF_2)_n —— H$$

Fluoroalkyl methacrylate

표 17-2. 가스투과성 하드렌즈의 재료

상품명	제조회사	재료
Polycon	Syntex Ophthelmics, Inc.	PMMA/Silicone
Rx-56	Rynco Scientific, Co.	CAB
Meso	Danker Laboratories, Inc.	CAB
Silcon	Dow Corning Ophthalmics, Inc.	Silicone
Cabcurve	Soft Lenses, Inc.	CAB
Boston	Plastic Contact Lens	CAB/PMMA/Silicone
4Hyperm	Hydron	Silicone copolymer
Menicon O_2	N&N Optical	Silicone copolymer
Calgary	Calgary Contact	CAB/PMMA/Silicone

2. 소프트렌즈의 재료

소프트렌즈의 재료개발은 유연성이 갖는 매력 외에도 높은 산소 투과성(oxygen permeability)과 생체적합성(biocompatibility)을 가지며, 제작방법 및 관리방법의 변화를 가져와 가히 획기적인 성과라고 할 수 있다.

소프트렌즈의 재료는 함수성과 비함수성으로 나눠지는데, 현재 개발과정에서 주요 관심사는 하드렌즈와 마찬가지로 산소 투과성이며, 함수성재질인 경우 함수율도 빼놓을 수 없는 물성이다.

1) Dimethyl siloxane(Silicon rubber)

Polydimethyl siloxane

실리콘 고무는 대표적인 의료용 고분자 중의 하나이며, 아주 높은 산소 투과성 때문에 많은 회사들에 의해 연구되어 지금은 렌즈재료로도 많이 사용하고 있다.

Polydimethyl siloxane은 비함수성 소프트렌즈의 재질로 유연하고 안정하며 광학적으로도 우수하다. 그러나 흡습성이 적고 오염이 잘 되는 결점이 있다. 이 렌즈의 표면을 친수성으로 만들기 위해 메틸기(Methyl group, $-CH_3$)를 수산기로 치환하거나, 친수성 monomer로 공중합(copolymerization)하거나, 친수성 side chain을 가진 것으로 블록공중합(block copolymerization)을 하기도 한다.

2) Butyl acrylate(Butyl rubber)

최근 Butyl rubber의 가공기술이 발달하여 렌즈 제조에 시도되고 있으며, 그에 대한 보고가 나오고 있다. 이것은 산소투과성이 CAB와 거의 비슷하며 앞으로 연속착용렌즈를 만드는 데 사용될 것으로 기대된다.

$$
\begin{array}{c}
CH_2 = CH \\
| \\
C = O \\
| \\
O \\
| \\
CH_2 \\
| \\
CH_2 \\
| \\
CH_2 \\
| \\
CH_3
\end{array}
\quad \xrightarrow{\text{polymerization}} \quad
$$

Butyl acrylate   Polybutyl acryate

3) Hydroxyalkyl group

HEMA는 1960년경에 최초로 수화된 소프트렌즈의 재료로 사용되었고, 현재 가장 많이 사용되는 재질 중에 하나이다. 이런 형태의 고분자는 side chain에 있는 수산기 때문에 물을 흡수하는 성질이 있어 약 30~40% 정도의 함수율을 가진다.

PHEMA는 광학적으로도 우수한 투명도 97%, 굴절률 1.43으로 각막의 1.36에 가깝고 독성이 없으며 유연하고 안정한 고분자다. 또한 함유하고 있는 물로 인해 산소 투과성이 있어 종래의 PMMA를 기초로 만들어진 하드렌즈에 비해 좋은 착용감과 생체적합성을 가진다.

순수한 PHEMA도 재료로 사용할 수 있지만 Isobutyl methacrylate (BMA), Ethoxyethyl methacrylate(EOEMA) 등과 합성하여 재질을 강화시키거나, n-Vinyl pyrrolidone(NVP)이나 Acryl amide 등과 공중합시켜 함수율을 높이는 등의 시도가 광범위하게 연구되고 있다.

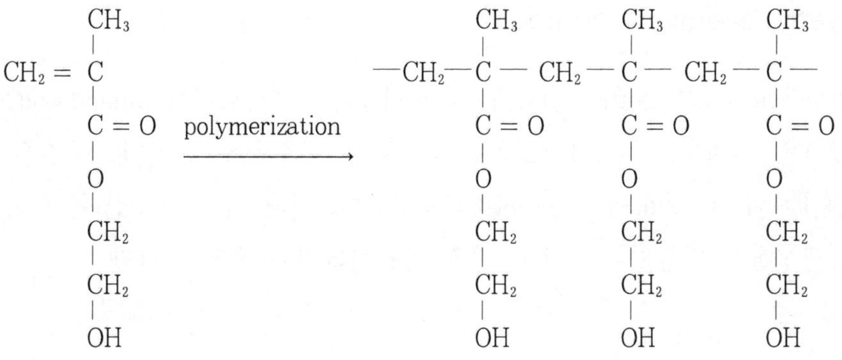

$$
\begin{array}{ccc}
& CH_3 & \\
& | & \\
CH_2 = & C & \\
& | & \\
& C = O & \\
& | & \\
& O & \\
& | & \\
& CH_2 & \\
& | & \\
& CH_2 & \\
& | & \\
& OH & \\
\end{array}
\quad \xrightarrow{\text{polymerization}} \quad
$$

2-Hydroxyethyl methacrylate
(HEMA)

Polyhydroxyethyl methacrylate
(PHEMA)

4) Vinyl pyrrolidone

n-Vinyl pyrrolidone(NVP)은 락탐고리(Cyclic-Lactam, —NCOCH$_2$CH$_2$ CH$_2$)를 포함하는 구조로 생체조직과 비슷하며, 많은 물을 흡수하므로 PHEMA와 같이 대표적인 함수성 렌즈 재료이다.

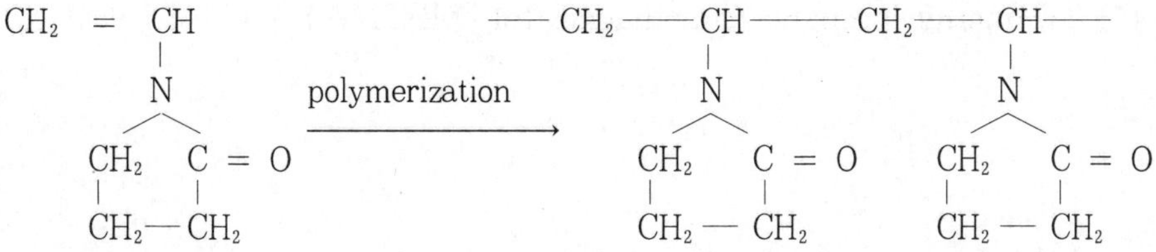

n-Vinyl pyrrolidone(NVP)

Polyvinyl pyrrolidone(PVP)

이것은 고함수율을 갖는 재료로 적당한 반응조건으로 50~80%에 이르는 넓은 범위의 함수율을 가질 수 있으며, 산소투과도도 높다. NVP는 재질의 강도가 다소 떨어지며 변형변색의 우려가 있고 단백질의 흡착이 잘되는 등의 결점이 있어, 이를 극복하기 위한 여러 가지 방법이 시도되고 있다.

5) Polyethyleneglycol group

Polyethyleneglycol methacrylate는 side chain에 에테르결합(ether bond, -C-O-C-)을 가지고 있어, PHEMA보다 높은 함수율을 가진다. 이것은 HEMA에 Ethylene oxide을 첨가하여 합성하는데, 이때 거의 비슷한 분자량을 가진 생성물을 만들기가 어려워 아직 실용화되지는 못하고 있다.

$$
\begin{array}{l}
\quad\quad\quad CH_3 \\
\quad\quad\quad | \\
CH_2 = C \\
\quad\quad\quad | \\
\quad\quad\quad C = O \\
\quad\quad\quad | \\
\quad\quad\quad O-(-CH_2CH_2O-)_n-H
\end{array}
$$

Polyethyleneglycol monomethacrylate(PEGMMA)

$$
\begin{array}{c}
CH_2 \!-\! CH_2 \\
\diagdown \quad \diagup \\
O
\end{array}
$$

Ethylene oxide

Ethyleneglycol dimethacrylate(EGDMA)는 라디칼을 생성할 수 있는 부분 즉, 탄소와 탄소 사이의 2중결합을 2개 가지고 있으므로 고분자를 중합하는 과정에서 긴 사슬과 다른 사슬 사이를 연결하는 교차결합(cross-link)을 형성할 수 있어, 대표적인 교차결합제(cross-linking agent)이다. EGDMA 외에도 Tri-methyl propane trimethacrylate(TMPTMA) 등이 사용되고 있다.

$$
CH_3-\overset{\displaystyle }{\underset{\underset{CH_2}{\|}}{C}}-\overset{\overset{O}{\|}}{C}-O-CH_2-CH_2-O-\overset{\overset{O}{\|}}{C}-\overset{\displaystyle }{\underset{\underset{CH_2}{\|}}{C}}-CH_3
$$

Ethylene glycol dimethacrylate(EGDMA)

6) Amide group

NVP 이후 Amide group은 광범위하게 연구 조사되었다. 이것은 락탐고리가 풀어져 변형된 선형 사슬구조로 NVP의 성질과 유사하다.

```
          R
          |
CH₂ =  C              R : CH₃    Dimethyl methacryl amide
          |
          C = O        R : H      Dimethyl acryl amide
          |
          N
         / \
      CH₃   CH₃
```

7) Methacrylate salt group

나트륨(Na^+)이나 칼륨(K^+)이온을 포함하는 Methacrylate 염의 경우, 매우 강한 흡습성을 보이며, 또한 칼슘(Ca^{2+})과 같은 2가 이온의 첨가에 의해 물을 흡수하는 용량은 더욱 커진다. 그러나 pH에 의한 변화가 심하며, 약한 광저항성(low light resistance)을 가진 것으로 여겨진다.

```
          CH₃
          |
CH₂ =  C              CH₂ = CH
          |                    |
          C = O                C = O
          |                    |
          O⁻                   O⁻

   Methacylate salt        Acrylate salt
```

8) Glycerol group

Glycerol group은 HEMA과 비슷한 성질을 가지는데, 50% 이상의 함수율을 가지도록 만들기가 어렵다. 이것은 합성되는 동안 분자내 가교(intramolecular cross-link)로 만들어지기 때문이다.

이것은 EGDMA를 사용한 교차결합의 경우와는 달리 라디칼이 생성되었을 때 분자내 자유라디칼의 자리이동(intramolecular rearrangement) 때문이며, 이중결합이 끊어진 곳에 Glycerol 부분에 있는 Alcohol group의 수소가 원래 끊어진 부분으로 이동되고 여기에 고분자사슬이 이어지는 경우이다.

```
      CH₃                              CH₂ = CH
       |                                    |
CH₂ = C                                C = O
       |                                    |
      C = O                                O
       |                                    |
      O—CH₂— CH —CH₂               CH₂— CH —CH₂
              |     |                     |     |
             OH    OH                    OH    OH
```

Glycerol methacrylate   Glycerol acrylate

표 17-3. 소프트렌즈의 재료

상품명	제조회사	재 료
Flexlens	Flexlens	HEMA + NVP
Permalens	Coopervision	HEMA + NVP + MA
Aquaflex	UCO Optics, Inc.	HEMA + NVP + MMA
Soflens	Bausch & Lomb, Inc.	HEMA
Cibasoft	Ciba Vision Care, Inc.	HEMA
Soft Site	Paris Soft Site Contact Lens	HEMA + NVP
AO Soft	American Optical	HEMA + NVP + MMA
Menicon Soft	Menicon Contact	HEMA
Weicon 60	Titmus Eurocon	HEMA + PVP
Duragel 75	Coopervision	Amino amide
OW 60	Contactlinsen	HEMA
Snoflex 38	Smith & Nephew	HEMA

※ note   PVP : Polyvinyl pyrrolidone

3. 재료의 혼합과 교차결합제

지금까지 설명한 이들 재료들은 제조에 사용되는 일반적인 monomer
와 교차결합제(cross-linking agent)이다. 교차결합제는 polymer chain을

표 17-4. 일반적인 재료

종 류	약 어	장 점	단 점
Methyl methacrylate	MMA	광학적 특성 양호 손쉽게 이용 가능	소수성 산소 투과도 불량
Cellulose acetate butylate	CAB	산소 투과율 양호 광학적으로 우수	가끔 뒤틀림 습윤성 적음
2-Hydroxy ethyl methacrylate	2-HEMA	산소 투과율 적정 함수율 양호 유연하고 부드러움	제조하기 어려움
n-Vinyl pyrrolidone	NVP	산소 투과율 높음 함수율 높음 부드러움	변색 재질 약함 단백질 부착 용이
Methacrylic acid	MA	친수성 물리적 성질 양호	재질 변화율 높음
Glycerol methacrylate	GMA	함수율 양호 산소 투과율 양호 친수성	변색 가능 제조하기 어려움
Dimethyl siloxane	DMS	유연하고 탄력성 산소 투과율 높음	소수성 오염 잘됨

표 17-5. 교차결합제

종 류	약 어	monomer
Ethylene glycol dimethacrylate	EGDMA	HEMA, HEMA+NVP, HEMA+MA, MMA+NVP, HEMA+NVP+MA
Tetraethylene glycol dimethacrylate	TEGDMA	MMA+GMA
Trimethylpropane trimethacrylate	TMPTMA	HEMA+DAA+AA
Divinyl benzene	DBV	HEMA+NVP+MMA

※ note   DAA : Diacetone acrylamide,   AA : Acrylic acid

유지시켜 주며, 적은 양으로도 렌즈 재질의 일반적인 성질에 많은 영향을
미친다.

EGDMA에 의한 HEMA chain의 교차결합은 다음과 같다.

$$
\begin{array}{cccc}
 & CH_3 & & CH_3 \\
 & | & & | \\
CH_2 = C & & CH_2 = C \\
 & | & & | \\
 & C = O & & C = O \\
 & | & & | \\
 & O & & O \\
 & | & & | \\
 & CH_2 & & CH_2 \\
 & | & + & | \\
 & CH_2 & & CH_2 \\
 & | & & | \\
 & OH & & O \\
 & | & & | \\
 & CH_3 & & C = O \\
 & | & & | \\
CH_2 = C & & CH_2 = C \\
 & | & & | \\
 & C = O & & CH_3 \\
 & | & \\
 & O & \\
 & | & \\
 & CH_2 & \\
 & | & \\
 & CH_2 & \\
 & | & \\
 & OH &
\end{array}
\quad \xrightarrow{\text{cross-link}} \quad
\begin{array}{cc}
CH_3 & CH_3 \\
| & | \\
\text{--}CH_2\text{--}C\text{--}CH_2\text{--}C\text{--} \\
| & | \\
C=O & C=O \\
| & | \\
O & O \\
| & | \\
CH_2 & CH_2 \\
| & | \\
CH_2 & CH_2 \\
| & | \\
OH & O \\
| & | \\
CH_3 & C=O \\
| & | \\
\text{--}CH_2\text{--}C\text{--}CH_2\text{--}C\text{--} \\
| & | \\
C=O & CH_3 \\
| \\
O \\
| \\
CH_2 \\
| \\
CH_2 \\
| \\
OH
\end{array}
$$

4. 소프트렌즈의 재료조성과 함수율

소프트렌즈는 촉간이 부드럽고 유연하며 재질에 따라서 함수성과 비함수
성으로 분류할 수 있지만 여기서는 함수성 렌즈를 기준으로 하여 정리하기
로 하겠다.

함수성 소프트렌즈는 하이드로겔 렌즈로서 친수성기로 인하여 물을 흡수
하는 polymer이다. 이는 함수율에 따라 분류해 보면 저함수율과 고함수율
렌즈 또는 저함수율과 중함수율 및 고함수율 렌즈로 나눌 수 있다.

함수율에 따른 재료의 종류와 조성은 다음과 같다.

표 17-6. 재료의 조성과 함수율

재 료	함수율(%)
HPMA, HEMA+MMA, GMA+MMA, HEMA	30~40
HEMA+NVP, HEMA+NVP+MMA, HEMA+DAAM+MA, HEMA+MA, HEMA+PVP+MMA	40~50
MMA+PVP+G-MEMA, HEMA+PVP	50~60
Amino amide, PVP+MMA, HEMA+NVP+MA, NVP+MMA	60~80

※ note   HPMA : Hydroxypropyl methacrylate

DAAM : N-(1, 1 dimethyl-3-oxobutyl)-acrylamide

G-MEMA : 3-methoxy-2-hydroxypropyl methacrylate

제18장 재료의 성질

1. 대표적인 성질

콘택트렌즈는 각막 표면에 투명한 물체로 접촉하여 각막과 일체가 됨으로써 함께 굴절현상을 일으키는 것으로, 사용되는 재료는 여러 가지이며 성질 또한 매우 다양하다.

이렇게 다양한 성질들 사이의 중요한 관계는 렌즈의 용도 즉, 각막의 신진대사에 영향을 주지 않으면서 광학적 성능(시력교정)이 좋고 취급이 간편한 재료를 찾아내는 것이다.

렌즈의 재료로 사용되기 위해 영향을 주는 대표적인 성질은 다음과 같으며, 렌즈를 제작하거나 제작된 후 품질을 결정하는 요인이 된다.

표 18-1. 재료의 성질

A) 밀도(density)

B) 굴절률(refractive index)

C) 광 투과성(optical transmittance)

D) 물리, 화학적 안정성(physical & chemical stability)

E) 표면의 친수성 또는 흡수성(surface hydrophilicity or wettability)

F) 함수율(water content)

G) 가스 투과성(permeability to oxygen, carbon dioxide 등)

H) 생체적합성(biocompatibility)

I) 기계적 성질(mechanical properties)

J) 기타

1) 밀도(density)

부피에 대한 질량의 비를 밀도(g/cm^3, kg/m^3)라고 하고, 물의 밀도에 대한 다른 물체의 상대밀도를 그 물체의 비중(specific gravity)이라고 하며 밀도는 재질의 강도와 굴절률 및 함수율 등과 밀접한 관계를 가지고 있다.

함수성 렌즈 재료가 되는 하이드로겔 고분자(hydrogel polymers)의 밀도는 물함량과 monomer의 조성에 의존한다. HEMA나 그보다 더 친수성인 monomer를 포함하는 공중합체(copolymers)의 경우 밀도는 함수율의 증가에 따라 감소하며, 소수성 monomer를 포함하면 낮은 함수율을 가진 거의 단단한 형태의 재료로 대단히 높은 밀도를 가진다.

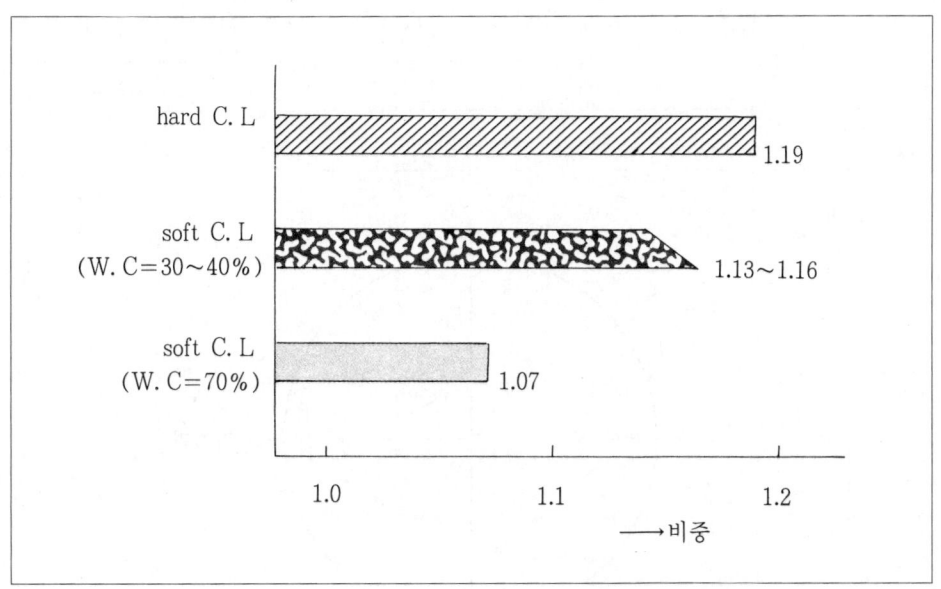

그림 18-1. 렌즈의 비중

2) 굴절률(refractive index : n)

굴절률은 빛이 재질의 경계면을 통과할 때 어느 만큼 굽는가를 나타내는 상수이다. 재료의 굴절지수가 높을수록 광학의 질도 우수해지며, 이것은 렌

표 18-2. 굴절률

매체	매개물	굴절률
medium	air	1.000
	water	1.333
eye	aqueous	1.336
	vitreous	1.336
	cornea	1.376
	lens	1.410
	tears	1.337
material	PMMA	1.491
	HEMA	1.430
	CAB	1.470
	Silicone	1.439

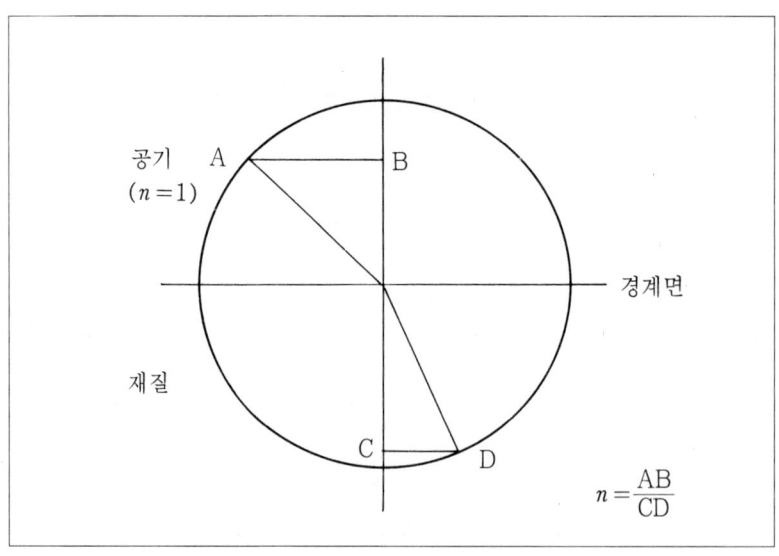

그림 18-2. 굴절률

즈의 도수가 굴절률과 비례하며, 파워커브와 베이스커브 차이를 줄일 수 있어 보다 얇은 렌즈를 만들 수 있다.

소프트렌즈의 경우, 굴절률은 재질에 따라 약간 다르나 일반적으로 밀도
와 같이 함수율에 반비례한다. 렌즈도수는 굴절률과 커브변화 및 중심두께
에 따라 변하며, 다음식과 같이 계산할 수 있다.

$$P = \left[\cfrac{1}{\cfrac{r_1}{n-1} - \cfrac{t}{n}} + \frac{1-n}{r_2} \right] \times 1000$$

$$r_1 = \left[\cfrac{1}{\cfrac{P}{1000} + \cfrac{n-1}{r_2}} + \frac{t}{n} \right] \times (n-1)$$

P : 렌즈도수(power : D)

r_1 : 전면커브(front curve, FC : mm)

t : 중심두께(center thickness : mm)

r_2 : 후면커브(base curve, BC : mm)

n : 굴절률(refractive index)

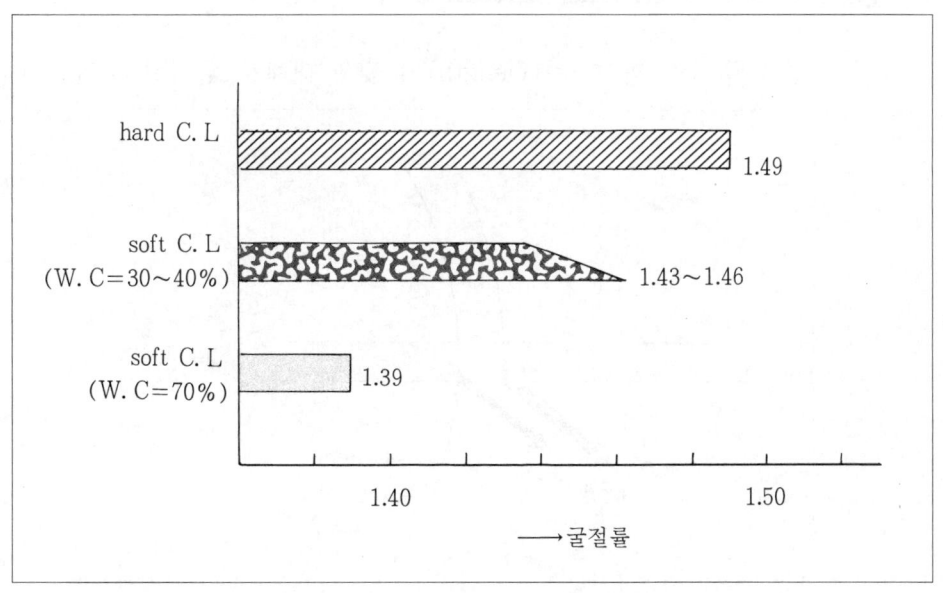

그림 18-3. 렌즈 재료의 굴절률

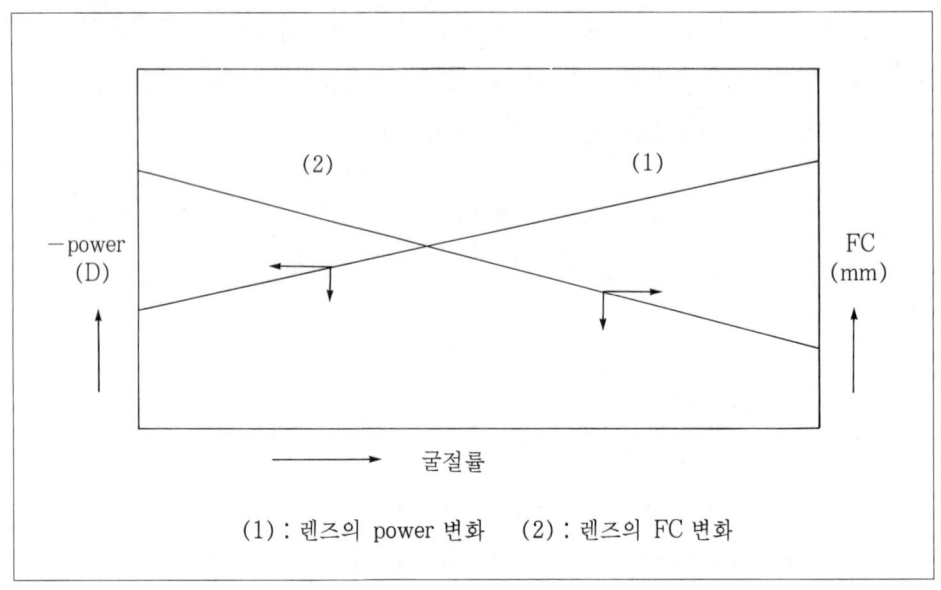

(1) : 렌즈의 power 변화   (2) : 렌즈의 FC 변화

그림 18-4. 렌즈의 power와 전면커브(FC)의 변화

3) 광 투과성(optical transmittance)

광 투과성은 주어진 파장(wavelength)의 빛에 대해서 입사된 양과 투과

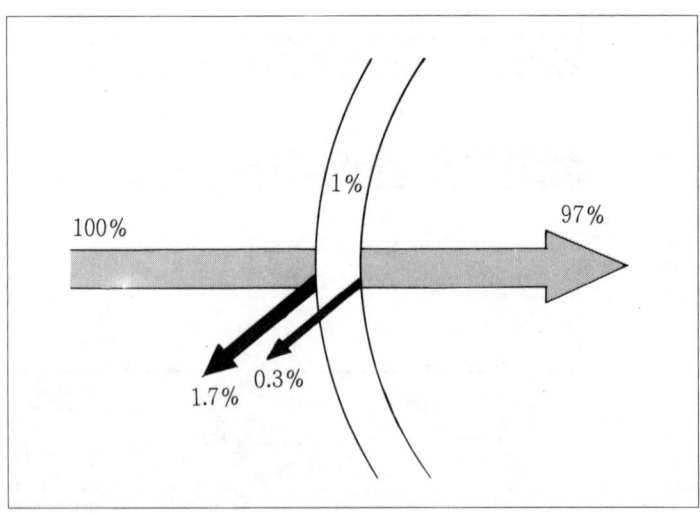

그림 18-5. 빛의 투과, 반사, 흡수

된 양의 상대계수를 나타내며, 백분율로 나타낸다. 즉, 100이란 빛이 입사되어 97 정도의 빛이 투과(transmittance)되었다면 투과율은 97%이며, 나머지 3중에서 2는 반사(reflection)되었다면, 반사율은 2%, 그리고 나머지가 흡수(absorption)되었다면 흡수율은 1%가 된다.

렌즈 재료에서 관심이 있는 광투과성은 물론 가시광선 영역의 빛이며, visible ray transmittance(V. R. T)로 표현된다. 콘택트렌즈는 안경렌즈에 비해 반사율이 적고, 눈에 착용하고 있는 경우에는 공기중에 있을 때보다 반사율은 더욱 적어진다.

그 이유는 2차 표면반사(second surface reflection)가 줄어들기 때문인데, 안경렌즈 중에 멀티코팅(multi-coating)렌즈가 일반렌즈에 비해 광 투과성이 좋다는 것을 생각하면 쉽게 이해될 것이다.

렌즈 재료가 갖는 광흡수성을 잘 활용하면 몇가지 이점이 있는데, 특히 자외선 영역의 빛을 흡수하는 성질을 가지면 자외선흡수렌즈(ultra-violet absorbing lens)를 만들 수 있다.

이 자외선은 가시광선보다 파장이 짧은 180~400nm 영역의 빛을 말하며, 파장이 짧을수록 눈에 나쁜 영향을 미치는 강한 에너지의 빛이다[61].

4) 물리, 화학적 안정성(physical & chemical stability)

콘택트렌즈는 세척과 소독시 열이나 pH 등의 변화에 강해야 하며, 자극성이나 반응성이 없어 화학적으로 안정하여야 한다. 또한 소프트렌즈의 경우에는 신축성(elasticity)이 있어 외부의 힘이 가해져 원형이 변화되어도 빨리 원래의 모양으로 돌아와야 한다.

현재 사용되고 있는 대부분의 렌즈의 재료는 이러한 것들을 충분히 만족시키고 있다.

---

61) 자외선(ultraviolet radiation)은 UV-A(315~400nm), UV-B(280~315nm) 그리고 UV-C(100~280nm) 3가지로 세분된다. UV-C는 오존층(ozone layer)에 의해 대부분 차단되지만, 공해에 의한 Nitric oxide나 스프레이의 Fluorocarbon에 의한 환경오염은 오존층을 파괴하여 300nm보다 짧은 자외선의 투과를 증가시킨다. 이것은 백내장과 같은 안질환 외에도 점차로 심각한 실명요인이 되어가고 있다.

5) 표면친수성 또는 흡습성(surface hydrophilicity or wettability)

콘택트렌즈의 젖음(wetting)은 미세하고 얇은 형태로 각막 앞에 펴진 눈물층의 유지를 위해서 매우 중요하며, 렌즈와 환자 눈의 생리적인 적응에 일차적인 요건으로 인식된다.

재질이 친수성일 경우는 물이 표면 위에서 자발적으로 넓게 퍼지게 되어 재질과 물 사이에 많은 접촉면을 가지게 되며, 반대로 소수성일 경우는 재료의 흡습성이 거의 없으며, 표면이 물과 접촉되었을 때 최소의 표면을 가지기 위해 둥글게 방울이 지며 접촉각(contact angle)이 커진다.

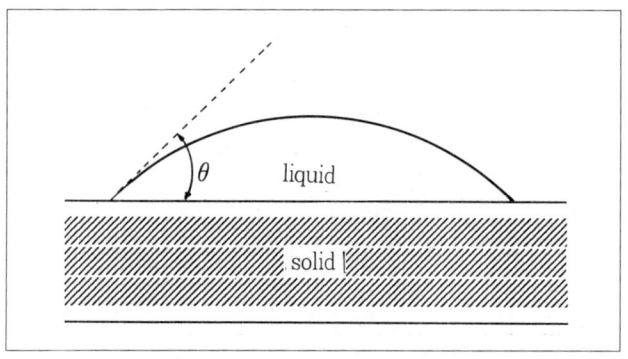

그림 18-6. 표면의 접촉각(contact angle, θ)

6) 함수율(water content, WC)

이것은 하이드로겔 재질에서 가장 중요한 단일성질인데 더 정확히 말해 평형함수율(equilibrium water content, EWC)이다.

함수율의 측정값은 온도와 용액의 농도에 따라 달라지므로, 20℃로 물에서 측정한 것과, 눈의 온도로 등장성 식염수(isotonic saline solution)에서 측정한 것은 분명히 다를 것이다.

PHEMA의 하이드로겔의 경우 평형함수율은 39% 정도(측정시 조건에 따라 다르지만)이다. 이 수치는 조작이 가능한데, 예를 들어서 MMA나 Styrene 같은 소수성 monomer의 투입량을 증가시키면서 공중합(copolyme-

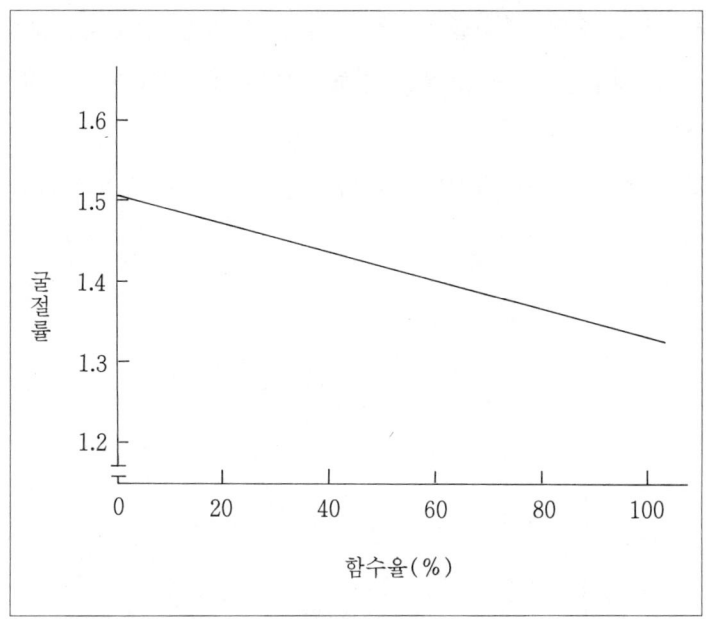

그림 18-7. 함수율과 굴절률의 상관관계

rization)해서 줄일 수 있고 반대로 NVP나 Acryl amide 같은 친수성 mon-
omer의 투입량을 늘리면서 공중합시켜 높일 수 있다.

  NVP와 Acryl amide는 예를 들어 MMA와 같은 monomer와 함께 규칙
적인 배열의 공중합을 시킬 수 있는데, 고분자의 함수율은 친수성과 소수
성 monomer의 비율관계에 의존한다.

  순수한 HEMA homopolymer의 경우보다 중합시 교차결합(cross-link-

표 18-3. 주요 소수성작용기와 친수성작용기

hydrophobic group	$-C_nH_{2n+1}$ $-(-\overset{\overset{\displaystyle CH_3}{\vert}}{\underset{\underset{\displaystyle CH_3}{\vert}}{Si}}-O-)_n-$
hydrophilic group	$-SO_3H$ $-SO_3M^*$ $-COOM^*$ $-COOH$ $-NH_3$ $-OH$ $-NH_2CONH_2-$ $-CH_2OCH_3$ $(CH_2CH_2-O-)-_n$ $-COOCH_3$

※ note M* : metal(Na, K 등)

ing)을 증가시켜 주면 함수율은 35% 정도로 약간 감소하는데, 친수성인 HEMA는 수소결합을 하는 성질로 인해 교차결합에 의한 함수율의 변화는 비교적 적다.

친수성일 경우 평형함수율은 보관하는 염화나트륨용액의 농도 및 온도에 따라 변한다.

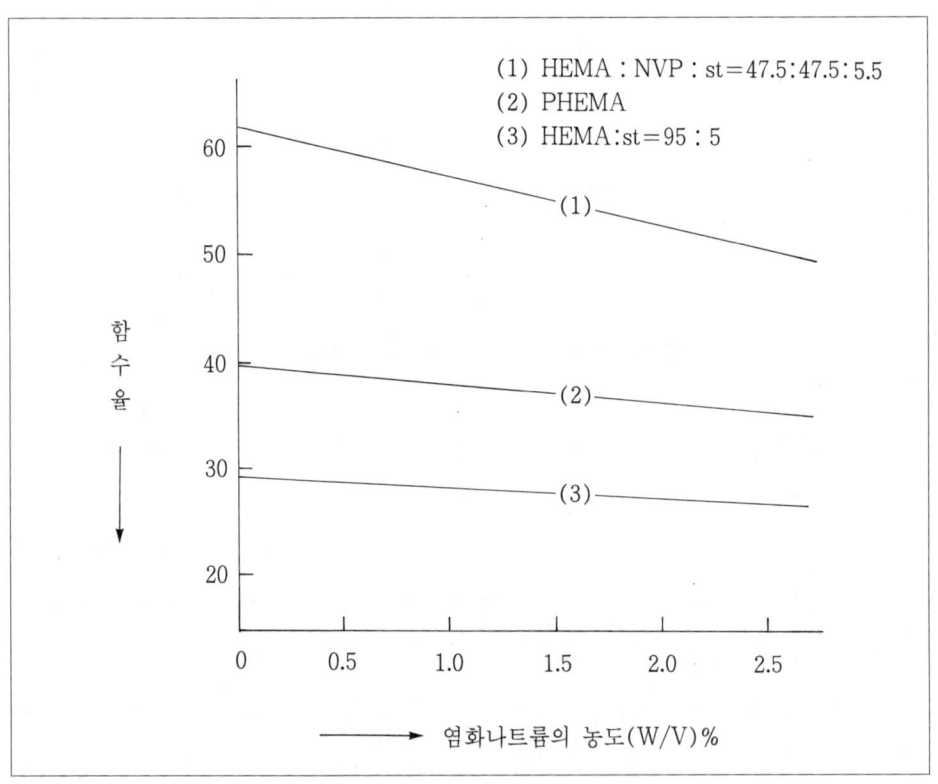

그림 18-8. 염화나트륨의 농도와 함수율과의 관계(20℃)

렌즈의 함수율(water content)과 물흡수율(water uptake) 그리고 팽윤율(swelling ratio)을 식으로 나타내면 다음과 같다.

$$함수율(\%) = \frac{함수상태의\ 무게 - 건조상태의\ 무게}{함수상태의\ 무게} \times 100$$

$$흡수율(\%) = \frac{함수상태의\ 무게 - 건조상태의\ 무게}{건조상태의\ 무게} \times 100$$

$$팽윤율(\%) = \frac{함수상태의\ 직경 - 건조상태의\ 직경}{건조상태의\ 직경} \times 100$$

7) 가스 투과성(gas permeability)

각막의 신진대사에서 산소의 중요성은 이미 잘 알려져 있다. 각막상피가 정상적인 기능을 유지하고, 투명하기 위해서는 산소공급과 이산화탄소 배출이 필요하다.

인간의 눈은 필요로 하는 산소의 대부분을 공기에서 눈물을 통해 섭취하고, 극히 일부는 전방에서 내피를 통하여 섭취한다. 따라서 렌즈의 재료가 높은 산소 투과성(oxygen permeability)을 가지면 보다 안전하며 좋은 착용감을 갖게 된다.

CAB나 Silicon 유도체와 같은 재질로 만든 RGP 렌즈나 Silicon rubber와 같은 비흡수성 소프트렌즈의 산소 투과성은 재질의 구조 내에 기공크기(pore size)가 영향을 준다.

하이드로겔 소프트렌즈의 경우 그 재질 중에 포함되어 있는 물로 인해서 산소 투과성을 가진다. 이것은 주로 함수율에 상관관계가 있으며 렌즈의 두께에 의해 투과도가 결정된다.

따라서 산소 투과도(oxygen transmissibility)를 향상시키기 위해서는 콘택트렌즈를 얇게 하고, 함수율이 높은 재질로 만들어야 한다. 렌즈의 산소 투과도를 표시하는 다른 방법으로 EOP(equivalent oxygen percentage)가 사용되는데 이것은 대기중 산소의 %농도로 표시한 값이며 예를 들어 어떤 렌즈가 대기중의 모든 산소를 다 투과시키면 EOP는 20.9%가 된다.

결국 렌즈의 연속착용 여부는 산소 투과도에 의해 결정되는데, 연속착용 렌즈가 되기 위해서는 최소한 산소 투과도(oxygen transmissibility, Tm)가 $34.3 \times 10^{-9}ml(O_2) \cdot cm/sec \cdot cm^3 \cdot mmHg$ 또는 EOP가 12.1% 이상이 되어야 하는 것으로 외국에서 보고된 바 있다. 국내에도 이미 이 정도의 산소투과성을 만족시키는 렌즈를 개발하여 시판 중이나 이것만이 꼭 절대값이 아님을 알아야 한다.

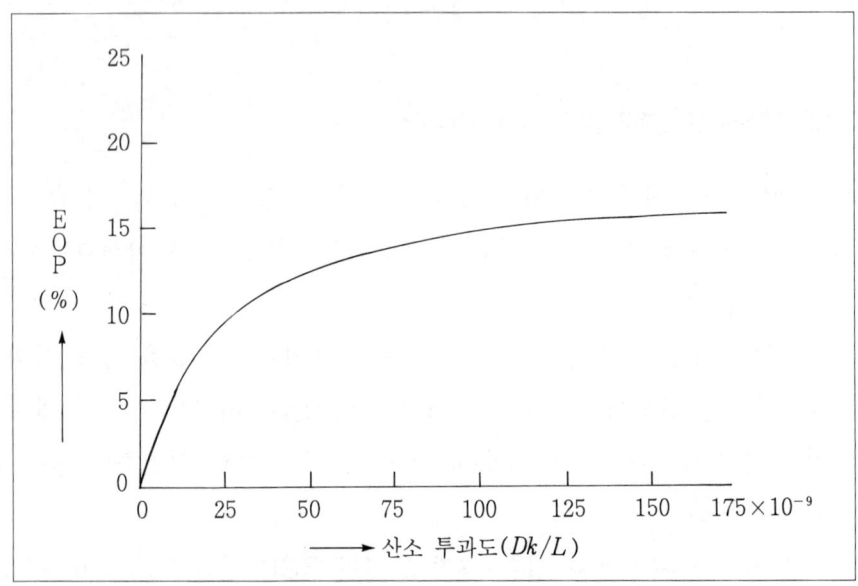

그림 18-9. 산소투과도와 EOP와의 관계

그림 18-9는 렌즈 내부의 산소 투과를 결정하는 요인은 용해(dissolution)와 확산(diffusion)이다. 먼저 대기중의 산소가 렌즈재질 속으로 용해되고, 이것이 확산현상에 의해 이동한다.

렌즈재료의 산소 투과계수(permeability coefficient, Dk)는 다음과 같은 식으로 표현된다. 이것은 각 재질이 갖는 고유한 값이며, 높을수록 일반적으로 각막에 부담이 적다.

$$Dk = D \times k$$

Dk : 산소 투과계수(permeability coefficient) ml(O$_2$) · cm^2/cm^3 · sec · mmHg

D : 확산계수(diffusion coefficient) cm^2/sec

k : 용해계수(solubility coefficient) ml(O$_2$)/cm^3 · mmHg

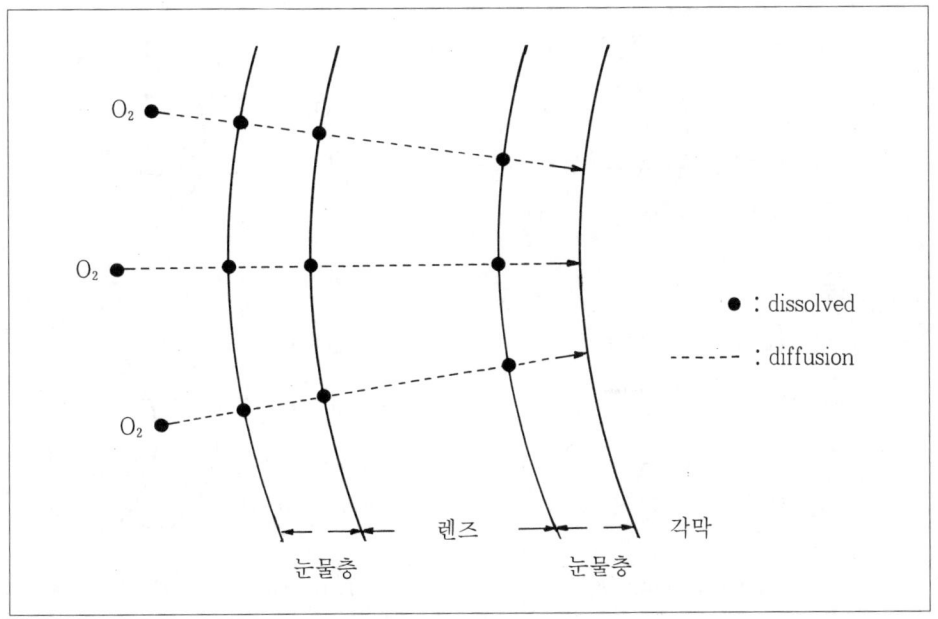

그림 18-10. 콘택트렌즈 착용시 용해와 확산에 의한 산소 투과

산소투과계수와 렌즈의 두께에 의해 산소 투과도(transmissibility, Tm)가 결정되는데, 산소 투과도는 렌즈 두께(thickness, L)에 반비례한다.

$$Tm = \frac{Dk}{L}$$

Tm : 산소 투과도(transmissibility) ml(O_2) · cm/cm³ · sec · mmHg

L : 두께(thickness) cm

결론적으로 산소 투과량(permeation volume, Q)은 다음과 같다.

$$Q = Dk \cdot \frac{P_1 - P_2}{L} \cdot A \cdot t = Tm \cdot (P_1 - P_2) \cdot A \cdot t$$

Q : 산소 투과량(permeation volume) ml(O_2)

Dk : 산소 투과계수(permeability coefficient) ml(O_2) · cm²/cm³ · sec · mmHg

Tm : 산소 투과도(transmissibility) ml(O_2) · cm/cm³ · sec · mmHg

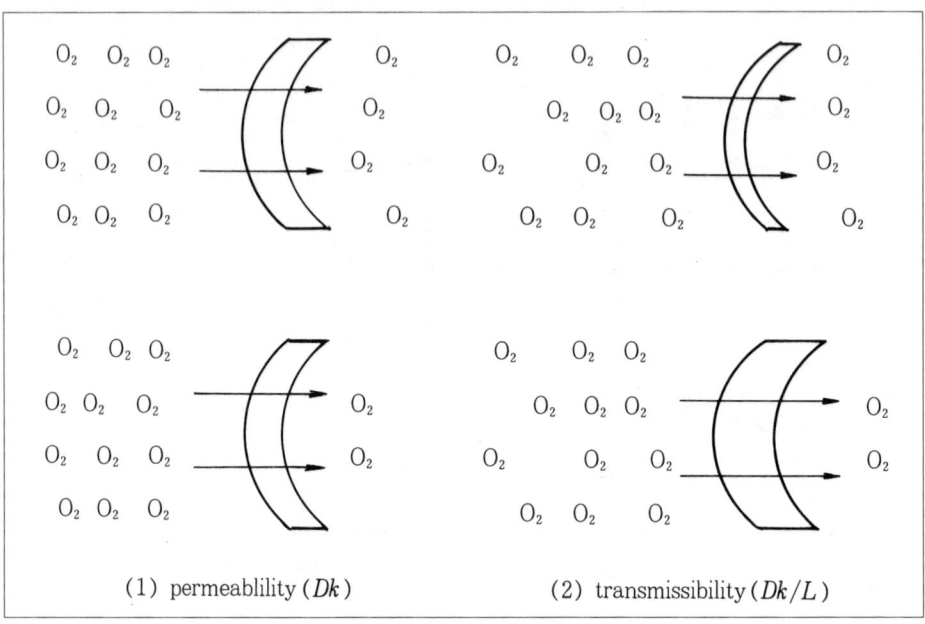

(1) permeablility (Dk)   (2) transmissibility (Dk/L)

그림 18-11. 산소 투과성(permeability)과 산소 투과도(transmissibility)

L : 두께(thickness) cm

A : 표면적(surface area) cm²

t : 시간(time) sec

P_1-P_2 : 투과된 산소의 분압차 mmHg

8) 생체적합성(biocompatibility)

렌즈의 재료로 사용되는 고분자들은 불활성이며 생분해되지 않고 염증성 반응이나 항원-항체 반응을 유발하지 않는다. 특히 PHEMA는 소수성의 α-methyl기와 주사슬에서 떨어진 위치에 친수성의 수산기를 가지므로 소수성과 친수성을 동시에 나타내는 양쪽성을 가진 하이드로겔로서, 3차원 망상구조를 가지며, 물에 의하여 팽윤된다.

구조 내에 포함된 물은 3가지로 세분된다. PHEMA 내의 친수성기에 강하게 붙어 있는 bound water와 PHEMA의 분절 사이에 있는 소수성기에 붙어 있는 intermediate water와 수용액 속에 존재하는 free water이다. 이러한 결합력의 근원은 물이 가진 수소결합 때문이며, 이것은 전기음성도 (electronegativity) 차에 의해서 생기는 힘이다.

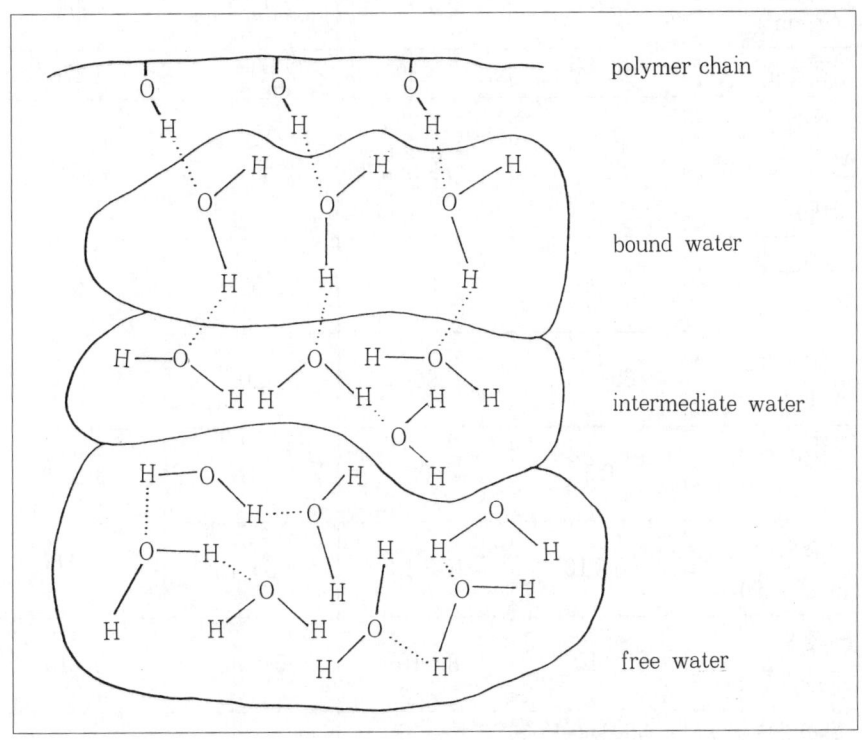

그림 18-12. 하이드로겔 고분자와 물

표 18-4. 재료의 성질(25℃)

	Poly MMA (열가소성)	Silicon고무 (탄성중합체)	PHEMA (하이드로겔)	각막
밀도 (g/cm²)	1.18	1.10	1.16	1.03
굴절률	1.490	1.439	1.430	1.376
안정성 (시간, 온도, pH, 탄력상태)	좋음	좋음	좋음	—
임계표면장력 (dyne/cm²)	39	25	50	30
접촉각 (°)	65~70	96	20	47
함수율 (%)	0.5	0	39	8
장력 (dyne/cm²)	50×10^7	10×10^7	0.5×10^7	5×10^7
경도 (dyne/cm²)	1×10^{10}	8×10^7	5×10^7	10×10^7
인장강도 (g/mm)	강하지만 부서짐	2000	10	1500
산소투과도 (0.1mm 두께) Pg(cc(STP)mm· cm⁻²·sec⁻¹·cm Hg⁻¹)	1×10^{-10}	5000×10^{-10}		
Pd(cc(STP)mm· cm⁻²·sec⁻¹·cm Hg⁻¹)	1×10^{-10}	1500×10^{-10}	7.5×10^{-11}	300×10^{-10}

(Pg : gaseous, Pd : dissolved coefficients)

2. 재료 조성과 물리적인 성질의 비교

표 18-5. 재료들의 조성과 물리적인 성질(1)

examples	1	2	3	4	5	6	7	comparative 1	comparative 2
components(parts by weight)									
N-MMP	75	75	75	75	75	95	70	—	—
MVP	—	—	—	—	—	—	—	75	75
2-HEMA	—	—	—	—	—	—	3	—	—
MMA	—	—	25	—	—	—	13.5	25	25
BuA	—	25	—	—	—	—	—	—	—
DMA	25	—	—	25	25	5	13.5	—	—
ECDMA	0.3	0.3	0.3	—	—	0.3	0.3	0.3	—
AMA	—	—	—	0.3	—	—	—	—	0.3
VMA	—	—	—	—	0.3	—	—	—	—
AIBN	0.1	0.1	0.1	0.1	0.1	0.1	0.1	0.1	0.1
physical properties									
W. C(%)	58.8	80.9	80.2	64.2	62.8	82.2	66.7	69.6	72.5
L. S. R	1.34	1.78	1.71	1.40	1.40	1.78	1.46	1.46	1.50
Dk	2.7	3.4	4.3	2.7	2.8	3.5	3.1	2.9	2.3
N. P. S(g)	150	38.0	32.7	179	211.0	55.0	96.5	—	61.8
El.(%)	150	81	109	584	567	96	202	91.6	106
R. H.	—	—	7.4	—	—	—	12.5	—	—
V.R.T (%)	at least 95	at least 95	at least 95	at least 95	at least 95	at least 95	at least 95	at least 95	at least 95

표 18-6. 재료들의 조성과 물리적인 성질(2)

examples	8	9	10	11	12	13	14	15	16	17	18
components(parts by weight)											
N-MMP	42.5	40.0	37.5	51.0	48.0	45.0	56.7	53.3	50.0	34.0	32.0
NVP	42.5	40.0	37.5	34.0	32.0	30.0	28.3	26.7	25.0	51.0	48.0
MMA	7.5	10.0	12.5	7.5	10.0	12.5	7.5	10.0	12.5	7.5	10.0
3FEMA	—	—	—	—	—	—	—	—	—	—	—
n-BuMA	—	—	—	—	—	—	—	—	—	—	—
OcMA	—	—	—	—	—	—	—	—	—	—	—
DMA	7.5	10.0	12.5	7.5	10.0	12.5	7.5	10.0	12.5	7.5	10.0
EGDMA	—	—	—	—	—	—	—	—	—	—	—
AMA	0.5	0.5	0.5	0.5	0.5	0.5	0.5	0.5	0.5	0.5	0.5
AIBN	0.1	0.1	0.1	0.1	0.1	0.1	0.1	0.1	0.1	0.1	0.1
physical properties											
W. C(%)	76.2	72.9	69.0	76.6	72.3	68.5	76.9	72.6	68.8	75.3	71.6
L. S. R	1.62	1.56	1.48	1.65	1.56	1.50	1.66	1.56	1.49	1.62	1.55
Dk	4.3	3.6	3.8	3.8	3.6	3.4	3.7	3.9	3.5	3.8	3.5
N.P.S(g)	58.7	92.7	94.8	48.7	71.3	90.7	42.3	64.5	82.3	68.0	80.0
El.(%)	112	159	140	107	158	173	127	158	191	105	113
R.H.	12.6	14.7	17.0	11.2	12.8	15.2	7.9	11.3	12.8	14.6	17.1
V.R.T (%)	at least 95	at least 95	at least 95	at least 95	at least 95	at least 95	at least 95	at least 95	at least 95	at least 95	at least 95

표 18-7. 재료들의 조성과 물리적인 성질(3)

examples	19	20	21	22	23	24	25	26	27	28	29
components(parts by weight)											
n-MMP	30.0	42.5	40.0	37.5	51.0	48.0	45.0	56.7	53.3	50.0	34.0
NVP	45.0	42.5	40.0	37.5	34.0	32.0	30.0	28.3	26.7	25.0	51.0
MMA	12.5	7.5	10.0	12.5	7.5	10.0	12.5	7.5	10.0	12.5	7.5
3FEMA	—	—	—	—	—	—	—	—	—	—	—
n-BuMA	—	—	—	—	—	—	—	—	—	—	—
OcMA	—	—	—	—	—	—	—	—	—	—	—
DMA	12.5	7.5	10.0	12.5	7.5	10.0	12.5	7.5	10.0	12.5	7.5
EGDMA	—	—	—	—	—	—	—	—	—	—	—
AMA	0.5	0.5	0.5	0.5	0.5	0.5	0.5	0.5	0.5	0.5	0.5
AIBN	0.1	0.1	0.1	0.1	0.1	0.1	0.1	0.1	0.1	0.1	0.1
physical properties											
W.C(%)	68.6	76.2	72.9	69.0	76.6	72.3	68.5	76.9	72.6	68.8	75.3
L.S.R	1.48	1.62	1.56	1.48	1.65	1.56	1.50	1.66	1.56	1.49	1.62
Dk	3.5	4.3	3.6	3.8	3.8	3.6	3.4	3.7	3.9	3.5	3.8
N.P.S(g)	97.0	58.7	92.7	94.8	48.7	71.3	90.7	42.3	64.5	82.3	68.0
El.(%)	113	112	159	140	107	158	173	127	158	191	105
R.H.	18.8	12.6	14.7	17.0	11.2	12.8	15.2	7.9	11.3	12.8	14.6
V.R.T (%)	at least 95	at least 95	at least 95	at least 95	at least 95	at least 95	at least 95	at least 95	at least 95	at least 95	at least 95

※ note

N-MMP : N-methyl-3-methylene-2-pyrrolidone

NVP : n-Vinyl-2-pyrrolidone

2-HEMA : 2-Hydroxyethyl methacrylate

MMA : Methyl methacrylate

BuA : Butyl acrylate

DMA : Dodecyl methacrylate

EGDMA : Ethylene glycol dimethacrylate

AMA : Allyl methacrylate

VMA : Vinyl methacrylate

3FEMA : Trifluoro ethyl methacrylate

n-BuMA : n-Butyl methacrylate

AIBN : Asobis isobutyronitrile

W.C : water content(% by weight)

L.S.R : linear swelling late

Dk : oxygen permeability coefficient($\times 10^{-10}$ml(O_2)cm^2/cm$^3 \cdot$ sec $\cdot$ mmHg)

N.P.S : needle penetration strenth(g)

El. : elongation(%)

R.H. : rubber hardness(degree)

V.R.T : visible ray transmittance(%)

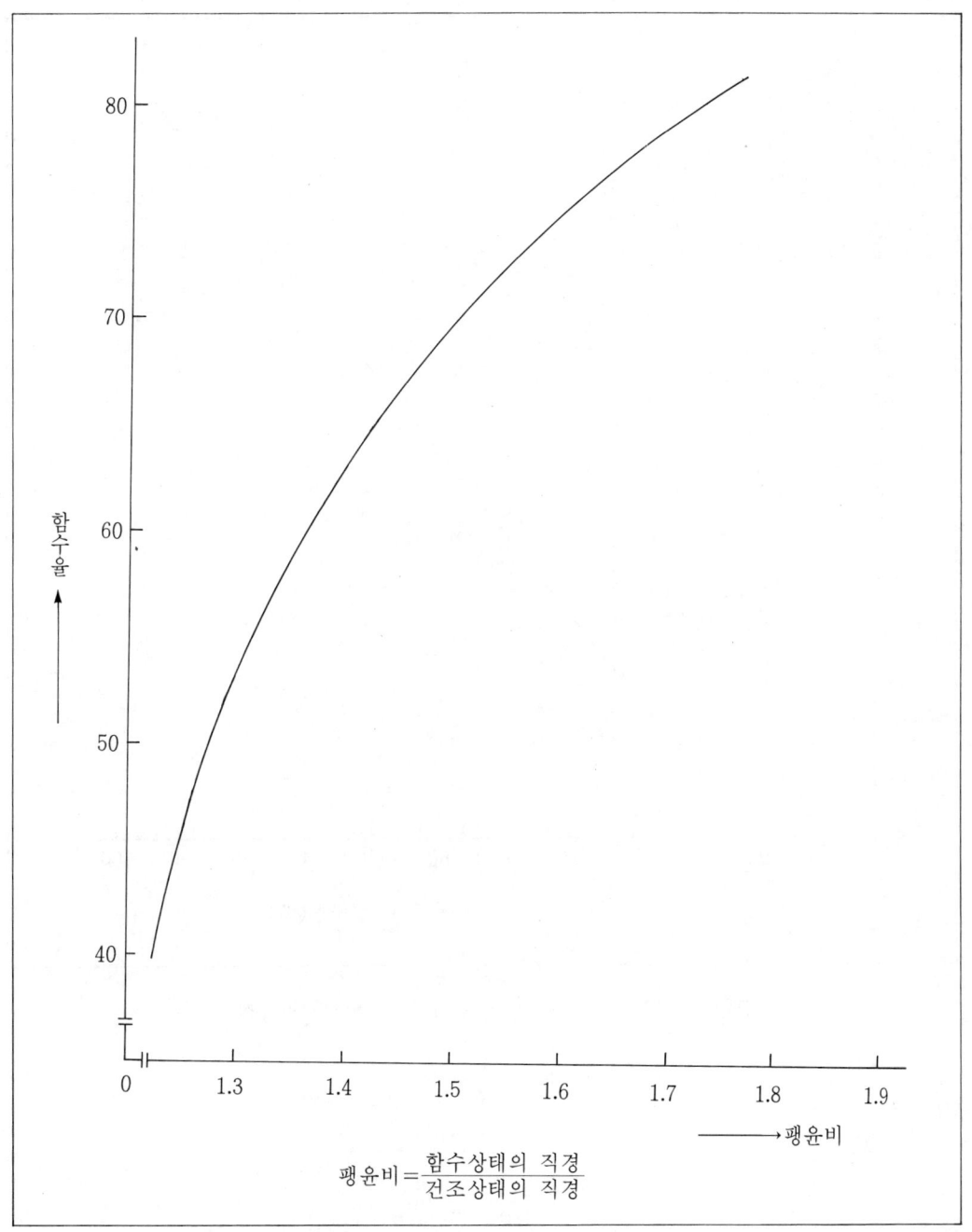

그림 18-13. 함수율과 팽윤비의 상관관계그래프

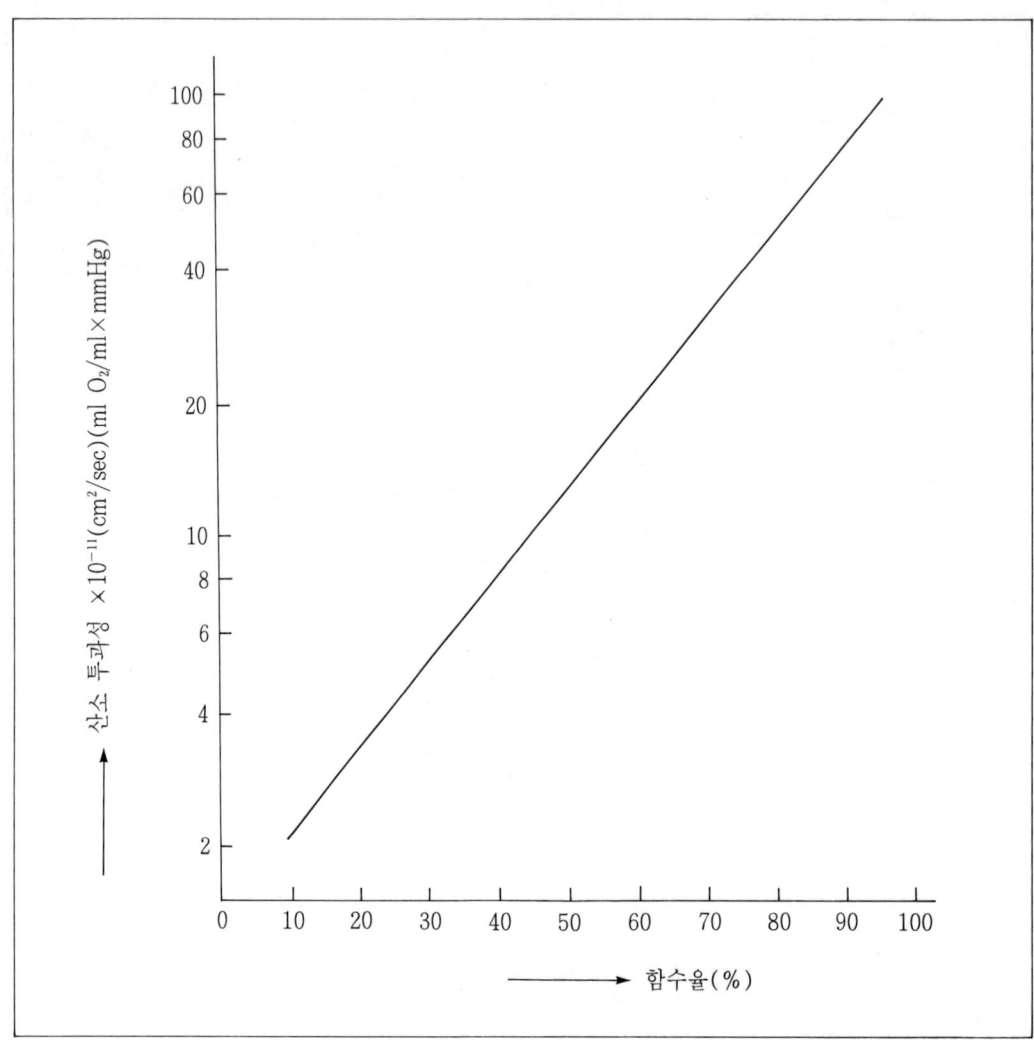

그림 18-14. 함수율과 산소 투과성의 상관관계 그래프

제19장 디자인

콘택트렌즈의 디자인(design)은 제조방법과 밀접한 관계가 있고, 디자인의 변화는 곧바로 제조방법의 변화를 의미한다. 따라서 제조방식에 따라 디자인이 다를 수 있고, 원하는 디자인을 얻기 위해서 적절한 형태로 제조법을 달리 할 수 있다.

표 19-1. 디자인의 분류

A. 구면렌즈(spherical lens)

   A) 전면(anterior surface) : monocurve, bicurve, tricurve

   B) 후면(posterior surface) : monocurve, bicurve, tricurve

B. 원주렌즈(cylinderical lens, toric lens)

   A) truncated lens

   B) prism ballast lens : front-toric lens, back-toric lens

   C) double slab off lens

C. 이중초점렌즈(bifocal lens)

이러한 것들은 렌즈 제조업체에서 담당할 문제이지만 도움이 될 것이므로 렌즈 제조방법에 대해 제20장 『제조법』에서 한 번 더 설명하겠다.

디자인의 변화라든가 새로운 재료의 개발은 콘택트렌즈가 성장하고 발전하는 과정이 된다. 디자인은 착용하는 목적 및 용도에 의해 변화될 수도 있으며, 기존제품이 갖는 결점의 보완과 성능 및 안전성을 높이기 위해 알맞는 형태로 연구 개발되고 있다.

난시교정용 콘택트렌즈인 경우 특히 독특한 디자인이며 그 자체만으로도 높은 상품성과 부가가치를 창출할 수 있다. 따라서 편하고 안전한 디자인의 렌즈를 생산하기 위한 노력이 필요하며, 이것은 제조사들의 끊임없는 연구과제이다.

렌즈의 디자인은 제조회사, 재료, 제조법 등에 따라 조금씩 다르지만, 굴절력을 갖고 눈에 착용할 수 있는 형태로 만들어져야 하므로 본질적인 차이는 없다. 따라서 전후면에 형성되는 각종의 커브와 이것에 의해 생기는 부위에는 일반적인 명칭이 있다. 여기서 설명할 렌즈는 일반근원시 및 난시교정용으로 나누었다.

1. 일반렌즈(구면렌즈)

1) 곡선가공커브

콘택트렌즈는 전면(anterior surface)과 후면(posterior surface)에 여러 가지의 커브가 있는데, 각이 지거나 직선으로 가공되는 경우는 거의 없다.

먼저 전면에는 광학부(optical zone, OZ)를 담당하는 power curve(PC)와 렌즈 전체의 두께 및 balance를 위해 만들어진 front curve(FC)가 있으며, 후면에는 눈의 모양에 맞춘 base curve(BC)와 눈물순환과 착용감 개선을 위한 bevel curve(BV)가 있다.

디자인에 따라 여러 가지 종류의 렌즈가 있을 수 있는데, 먼저 도수(power, diopter)와 내곡면(base curve)의 곡선가공을 넣는 방식에 따라 전후면 만곡도가 정해지는 monocurve lens가 있다.

전면커브수에 의해 분류해 보면, 전면광학부(anterior optical zone)에 있는 power curve와 렌즈의 balance를 위해 만들어진 전면주변부에 front curve가 있는 bicurve lens, 그리고 이물감을 줄이고 착용감을 더욱 좋게 하기 위해 bicurve lens의 front curve 끝부분에 전면주변부커브(anterior peripheral curve, APC)를 넣은 tricurve lens가 있다.

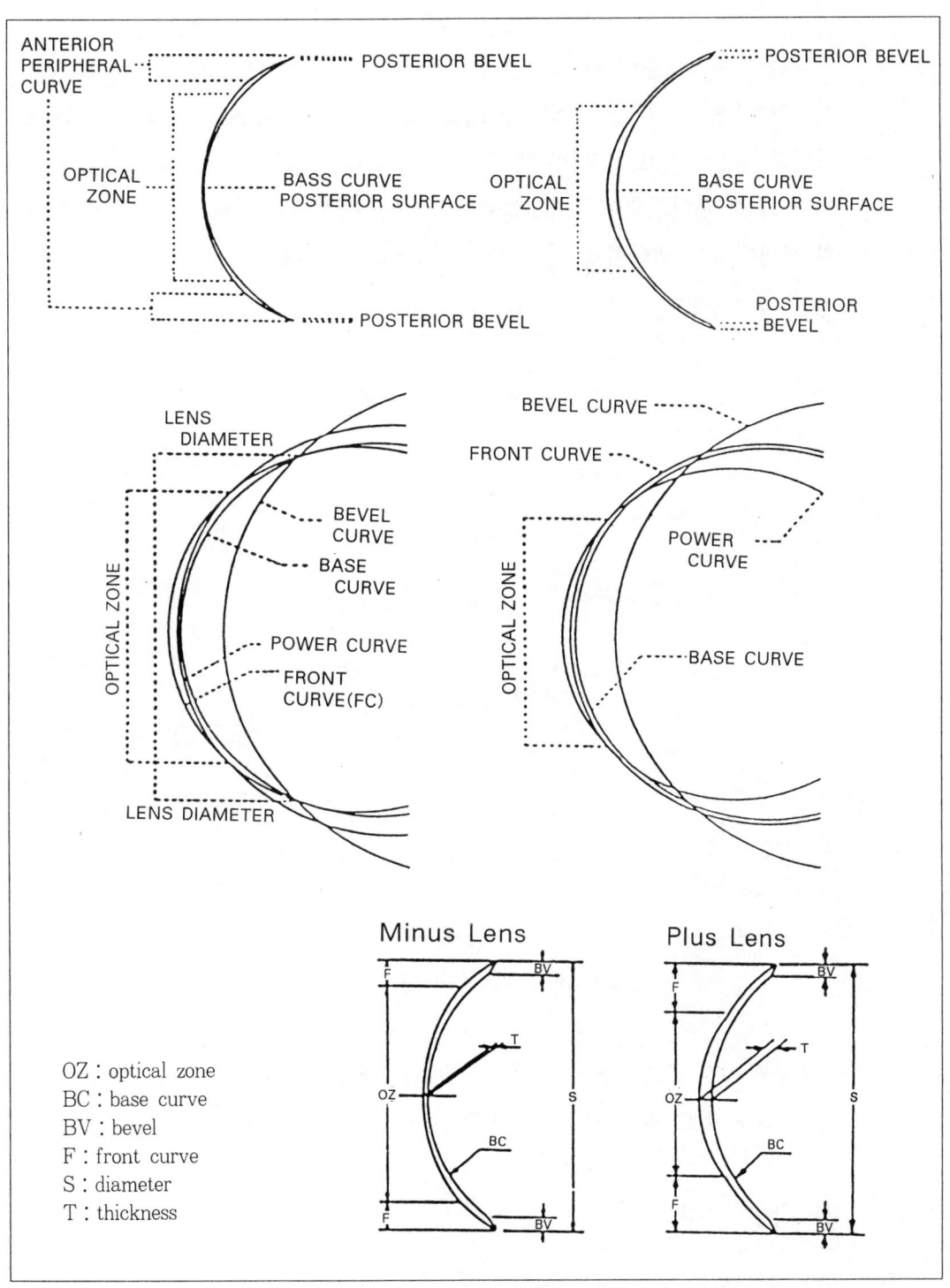

그림 19-1. 일반렌즈의 디자인

또한 후면커브수에 따라 분류해 보면, 후면중심커브(central base curve)
와 후면주변부커브(posterior peripheral curve)로 이루어진 bicurve lens,
내면이 3개의 커브로 되어 있는 tricurve lens, 그리고 후면 bevel curve에
여러 개의 후면주변부커브(posterior peripheral curve)를 넣어 눈의 생리
와 신진대사를 용이하게 한 multicurve lens가 있다.

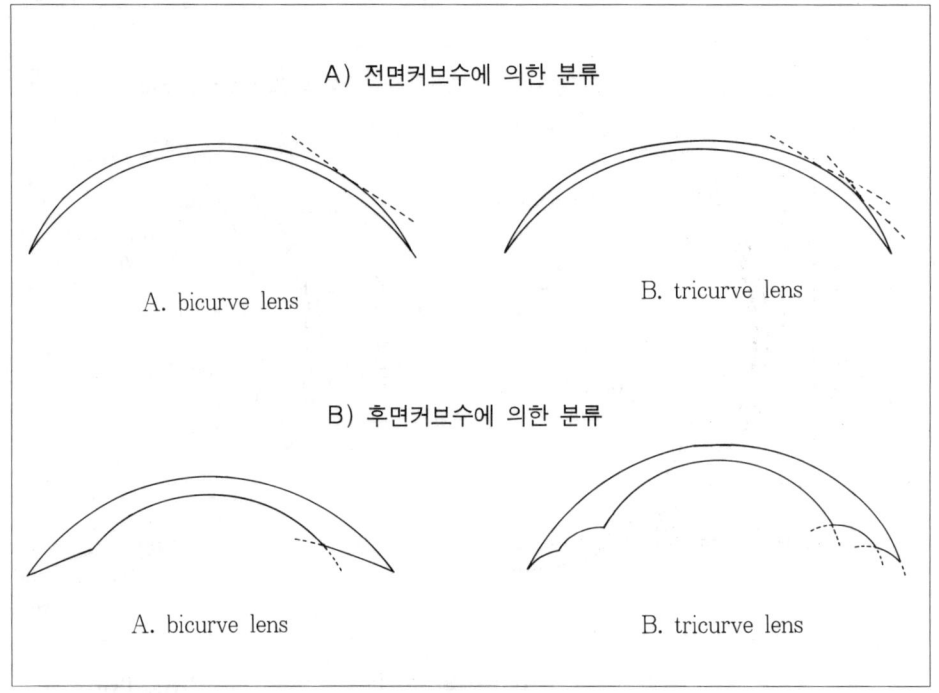

그림 19-2. 커브수에 따른 렌즈의 디자인

결과적으로 콘택트렌즈의 전면커브수는 렌즈의 balance와 착용감에 상당
한 영향을 주고 후면커브수는 각막의 생리와 밀접한 관계가 있다.

2) 각부 명칭

(1) 광학부(optical zone, OZ)

렌즈에 있어서 중앙부의 굴절, 결상을 담당하는 부분으로 최소한 동공보

다는 크게 확보되어야 한다.

(2) 직경(diameter, size)

콘택트렌즈 전체직경을 말한다. 직경이 너무 작거나 크면 문제가 되는데 hard type은 8.0~9.0mm 정도이고, Soft type은 13.0~14.5mm의 것이 대부분이다. 일반적으로 size라고 불리며, 측정방법은 contactlens screen이나 contactlens analyzer 등으로 한다.

(3) 베이스커브(base curve, BC)

곡률반경을 말하며, 렌즈의 후면곡률을 형성하고 있는 부분이다. 렌즈를 눈에 삽입했을 때 각막의 표면에 밀착되는 곳으로서 두 개의 의미가 있는데, 중심부의 곡률반경과 후면전체커브를 의미한다.

(4) 파워커브(power curve, PC)

콘택트렌즈 전면의 광학부에 형성된 곡선을 말하며, 일반적인 근시 및 원시 렌즈는 단일구면이지만 Front-toric과 같이 특수한 것도 있다.

(5) 전면커브(front curve, FC)

전면광학부에서 바깥쪽 부분의 곡면을 말하며, 렌즈의 전체적인 두께 balance를 맞추기 위해 만들어진 커브를 말하며, 도수나 제조법에 따라 차이가 있을 수 있다.

(6) 베벨커브(bevel curve, peripheral curve, BV)

후면의 base curve 끝부분의 완만한 커브를 말한다. 눈은 각막부분이 볼록하므로 단일 후면커브만 있으면 눈의 모양과 꼭 맞지 않아 곡선가공이 추가되는 경우가 많다. 이것은 렌즈의 모양을 최대한 눈의 모양에 맞추고, 렌즈 움직임을 용이하게 한 것으로 눈물순환에 도움을 주며 각막에 찰과상을 입히지 않도록 하기 위하여 만들어진 커브이다.

(7) 중심두께(center thickness, T)

렌즈의 중심두께는 광학적으로 +렌즈에 비해 −렌즈가 얇다. 또한 −렌즈는 도수가 높을수록 얇고 +렌즈는 그 반대이다. 두께가 두꺼우면 광학적인 성능은 좋아지나 착용감과 산소 투과도가 극도로 저하되므로 알맞은 두께를 가져야 한다. 보통 −렌즈인 경우, Hard type의 중심두께는 0.10∼0.30mm 정도이고, soft type은 0.03∼0.12mm 정도가 일반적이다.

(8) 가장자리(edge)

가장자리(끝모서리)는 렌즈의 끝부분을 말하며, 날카롭게 각이 지면 곤란하므로 둥글게 처리해야 한다. 특히 이 부분은 가공공정에서 생기는 절단된 모양이 그대로 있어서는 안된다. 따라서 착용시 이물감을 주는 부분은 렌즈의 전후면보다 끝부분임을 감안할 때, 착용감을 좋게 하기 위해 가장자리를 반드시 연마해야 한다.

(9) 접합부(blend, junction)

power curve와 front curve 및 후면의 base curve와 bevel curve가 연결되는 부분으로 각이 지는데, 이것을 매끄럽게 처리한 것을 말한다.

2. 소프트토릭렌즈(원주렌즈)

하드렌즈는 재질이 갖는 단단함 때문에 각막난시에 대해 눈물렌즈로 인한 교정효과를 가지고 있다. 그러나 소프트렌즈는 난시교정효과를 갖기 위해서 구면(spherical)도수와 원주(cylinderical)도수를 동시에 가진 토릭렌즈(toric lens)로 만들어야 한다.

난시교정을 목적으로 하는 소프트토릭렌즈(soft toric lens)는 일반렌즈와 달리 좀더 복잡한 디자인을 갖는다.

또한 각막난시는 축이 있으므로 광학부의 축에 따른 난시교정도수를 갖도록 하는 가공공정이 추가될 뿐만 아니라, 그 축을 맞추기 위해 각 제조사마다 독특한 디자인을 갖게 되는데 일반적으로 truncated lens, prism ballast lens, double slab off lens 등이 있다.

1) truncated lens

truncated lens의 디자인은 렌즈의 하단 또는 상하단을 잘라 놓아 눈꺼풀에 의해 고정시키는 방법으로, 고정은 잘 되지만 절단된 부분이 두꺼워 민감한 눈꺼풀에 의해 불편을 호소하는 경우가 많다.

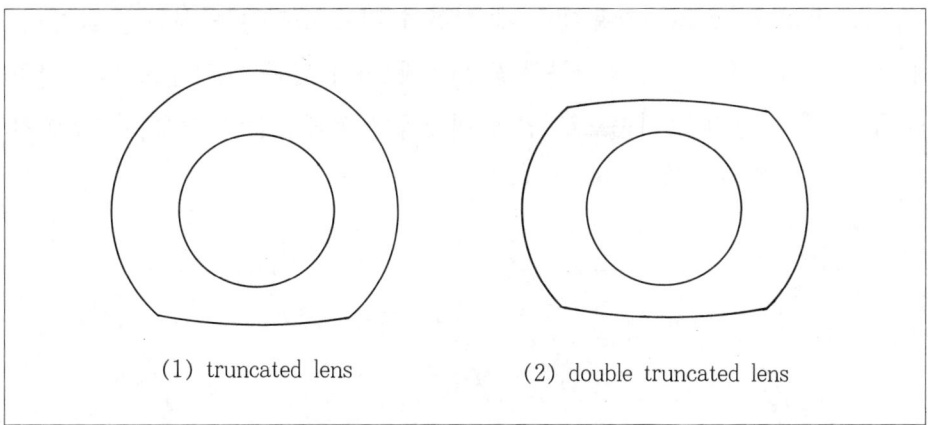

(1) truncated lens   (2) double truncated lens

그림 19-3. truncated lens

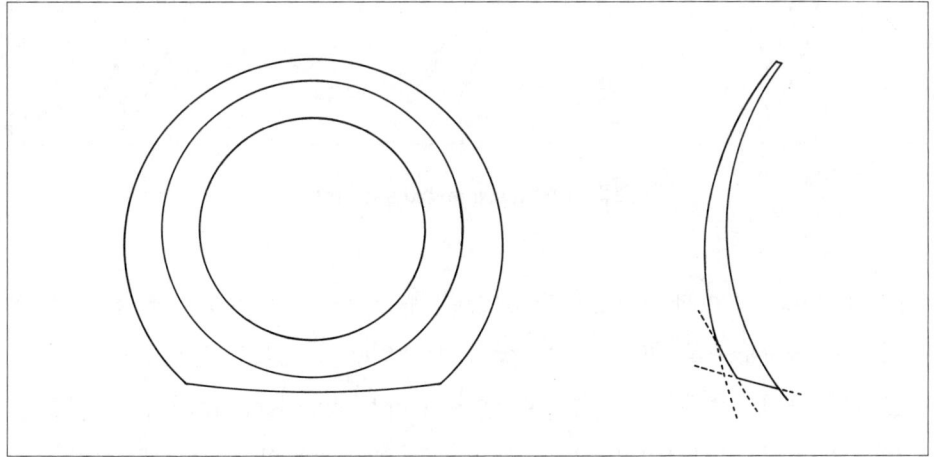

그림 19-4. truncated prism ballast lens

또한 일반 truncated lens 방식에 prism을 가미하여 만든 토릭렌즈가 소개되었는데, 이것은 각 디자인의 장점을 살리기 위한 것으로 truncated prism ballast lens라 한다.

2) prism ballast lens

prism ballast lens는 착용했을 때 회전과 위로 올라가는 성질을 막기 위해 렌즈의 상단을 얇게, 하단부분을 두껍게 하여 만든 토릭렌즈이다. 상하의 두께 차로 생긴 프리즘으로 인해 아래쪽에 무게중심이 있게 되고, 이것을 이용하여 축을 맞추는 렌즈이다.

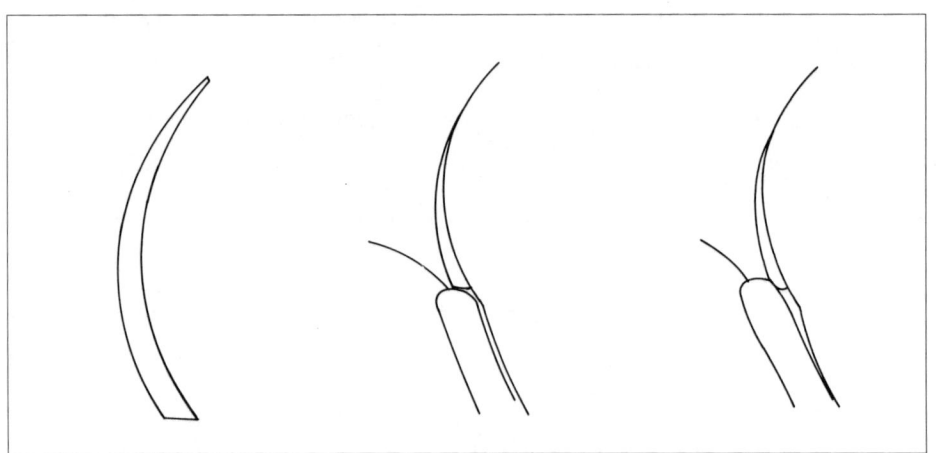

그림 19-5. prism ballast lens

prism ballast lens에는 2종류가 있는데 후면커브에 난시도수를 넣고 전면 광학부에 근시도수를 형성시키는 back-toric lens가 있고, 전면광학부에 난시도수와 근시도수를 모두 형성해 놓은 front-toric lens가 있다. 이것들은 물론 장단점이 있겠지만 back-toric lens는 각막커브와 일치되게 설계하였기 때문에 제조과정에서 도수형성에 변수가 많다. front-toric lens의 경우 후면커브(base curve)를 일정하게 할 수 있고, 난시도수와 근시도수가 선

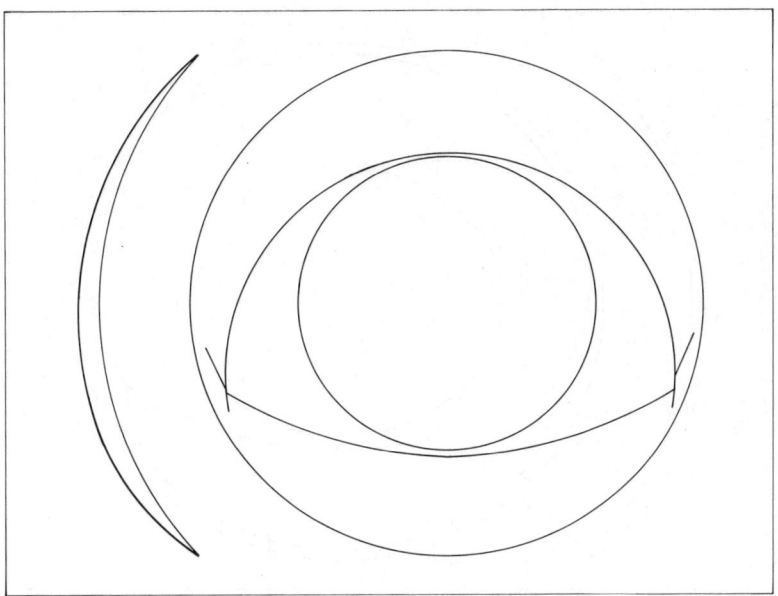

그림 **19-6.** back-toric lens의 디자인

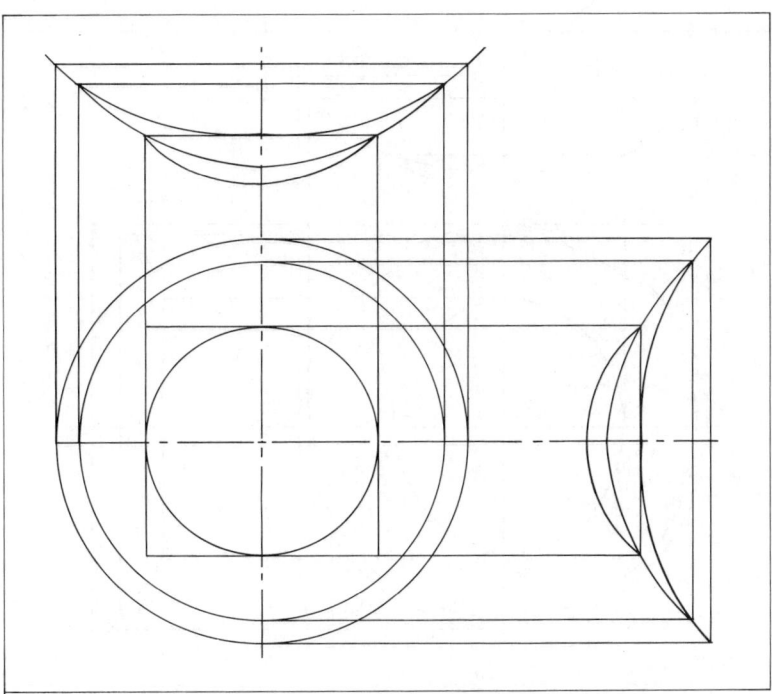

그림 **19-7.** back-toric lens의 후면커브

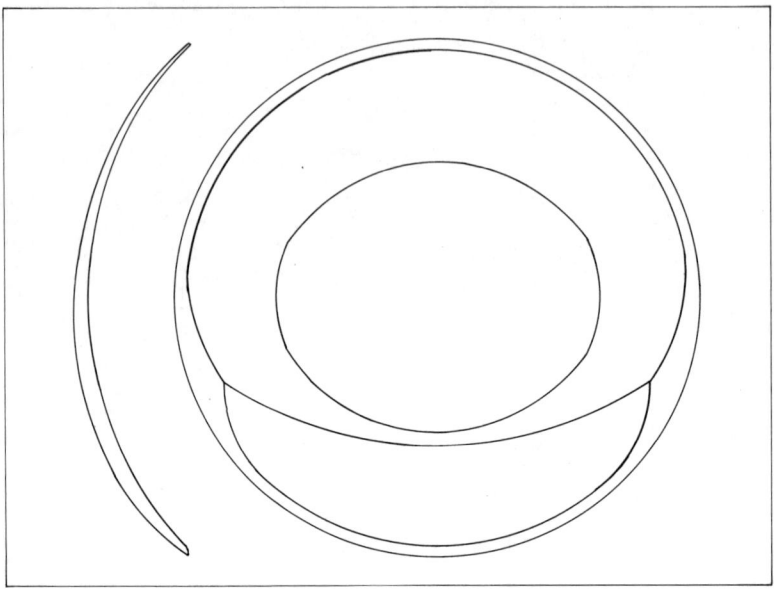

그림 19-8. front-toric lens의 디자인

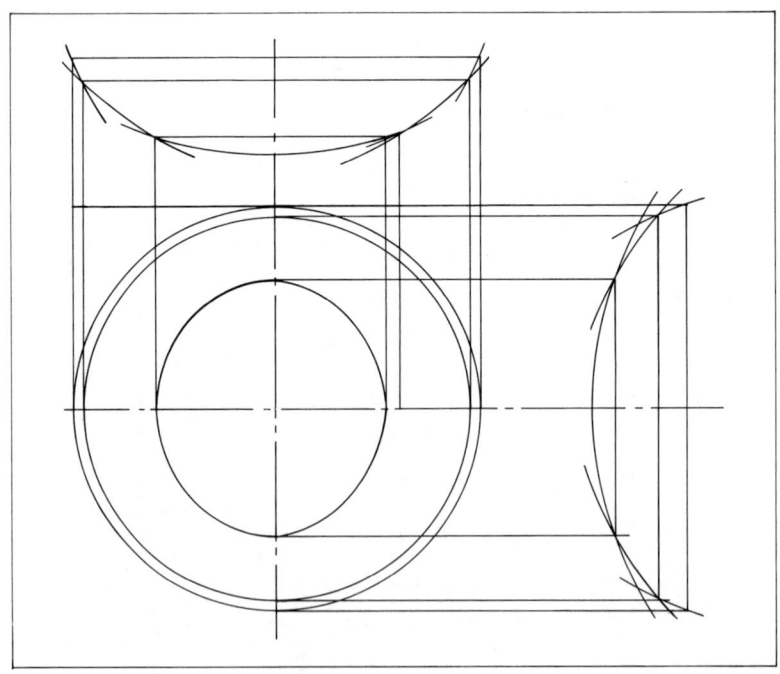

그림 19-9. front-toric lens의 전면커브

명하고 부정난시의 보정에도 좋으므로 한단계 더 진보한 토릭렌즈이다.

3) double slab off lens

토릭렌즈의 상하단부를 얇게 해서 눈꺼풀을 이용하여 렌즈를 고정하는
double slab off lens 또는 periballast lens가 있는데, 이는 다른 디자인의
렌즈보다 착용감은 좋으나 회전하려는 경향으로 고정이 잘 되지 않는 단점
이 있다.

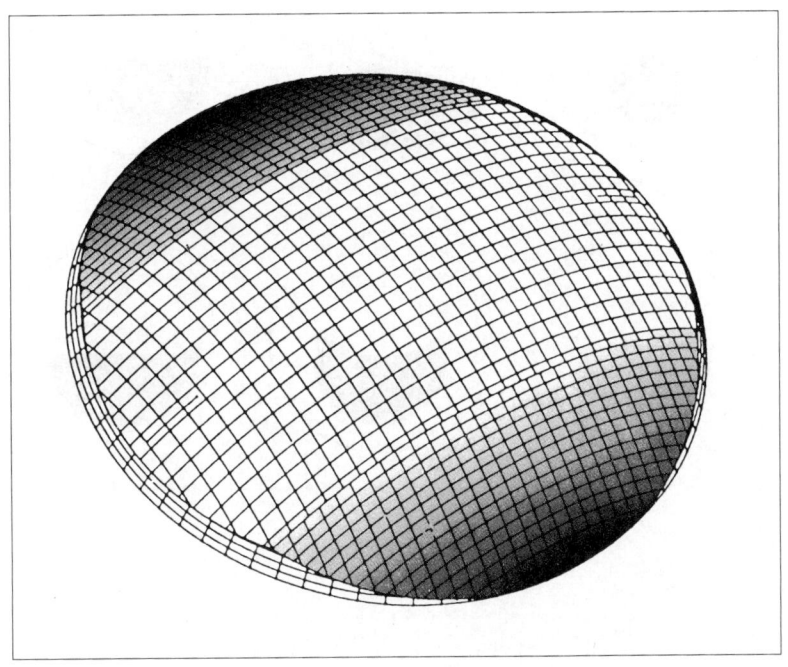

그림 19-10. double slab off lens

3. 이중초점렌즈

눈의 원근 조절력은 나이가 들수록 수정체의 탄력성이 떨어져 약해지고
변형이 어렵게 되는데 이것을 노안(presbyopia)이라 하며 근시, 원시, 난시

환자에게도 똑같이 일어난다.

　이중초점렌즈(bifocal lens)는 이와 같은 생활상의 불편을 해소하기 위해 디자인되어 만들어진 콘택트렌즈이며 렌즈광학부에 2개의 초점을 맺는 즉, 원용과 근용에 상당하는 굴절력을 갖는 렌즈이다. 이 밖에도 전문성을 살린 많은 디자인의 렌즈가 응용되어 현재 제작되고 있다.

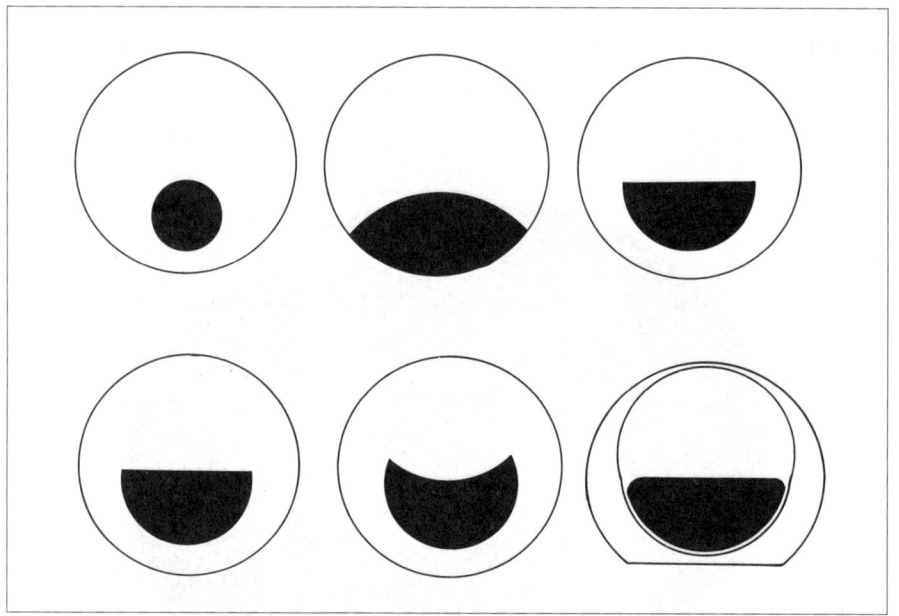

그림 19-11. 이중초점렌즈

　앞에서 설명한 렌즈의 디자인은 제조법이나 재료 및 각 제조회사의 특성을 완전히 고려하지 못해 미흡할 수도 있지만, 가장 일반적인 내용으로 현재 시판되고 있는 디자인의 대부분이다.

　완벽한 디자인과 최상의 착용감을 가진 완전한 렌즈는 아직 완성되지 않은 상태이지만 좋은 렌즈를 만들기 위해서, 또 끊임없는 노력으로 미루어 볼 때 앞으로 더욱 다양한 디자인의 렌즈가 출현할 것이며, 계속 변화 발전할 것이다.

제 20 장 제조법

콘택트렌즈의 제조법은 크게 나누어 선반절삭(lathe cutting)법과 회전주조(spin casting)법 그리고 고정주물(static moulding)법으로 나눌 수 있으며, 같은 type의 제작방법이라도 각 회사마다 그 방법은 독자적이고 고유한 형태이며 보이지 않는 많은 부분이 know-how로 여겨진다. 이들 제조방식은 재료가 기본적으로 화학적 구조의 차이를 갖는 것이 대부분이며, 이러한 방법들 중에서 현재 선반절삭법이 많이 사용되며, 다른 방법은 대량생산을 목적으로 비교적 근래에 시도되었다.

렌즈 재료를 만드는 방법도 여러 가지가 있는데, 가장 일반적인 방법은 액상의 monomer를 중합(polymerization)하여 고분자(polymer)를 합성하는 것이다. 그 외에도 CAB 제조 때 사용되는 에스테르화(esterification) 반응과 자외선을 사용한 광중합(photopolymerization) 반응 등이 있고, collagen같이 자연에서 얻는 천연생성물도 있다.

현재 가장 많이 사용되는 고분자중합도 여러 가지 화학적 방식이 있는데, 액상의 monomer에 반응개시제(initiator)를 혼합하여 알맞는 온도조건과 반응시간으로 라디칼중합 방식의 덩이중반응(bulk or mass polyreaction, 괴상중합)을 시키는 것이 보통이다. 이 방법이 밀도와 순도가 높은 재료를 생산하는 가장 일반적이고 손쉬운 방법이다.

이것은 반응중 온도제어 및 반응속도가 문제이며, 만약 반응중에 비정상적인 온도상승이 있으면 자체발열(exothermic) 반응으로 인해 자동가속화(autoacceleration) 반응을 일으켜 불량재료가 얻어진다.

라디칼중합반응 때 사용되는 반응개시제는 여러 가지가 있다. 이중결합의 질소원자쌍을 갖는 아조화합물(Azo compounds)과 산소원자 2개가 직접 연결된 과산화물(Peroxides)이 대표적인 계열로, Azobis isobutyro nitrile(AIBN)과 Benzoyl peroxide(BPO) 그리고 액상반응개시제인 Tert-butyl peroctoate 등이 있다. 물론 그 외에도 여러 가지 종류가 있고 서로 혼합하기도 하며, 고체형과 액체형 등으로 다양하다.

개시제 중에서 AIBN은 그대로 사용하거나, 약산성하에서 알코올가수분해하여 작용기인 Nitrile group을 Imino ester염으로 변화시킨 후 생성되는 침전물을 여과하여 가수분해(hydrolysis)하면 Imino ester염은 Ester 형태로 분해된다. 이것들은 중합시 2개의 자유라디칼이 생성되어 모노머를 중합하게 된다.

$$
\begin{array}{ccc}
\quad CH_3 \qquad CH_3 & & \quad CH_3 \qquad\quad CH_3 \\
\quad| \qquad\quad | & & \quad| \qquad\qquad | \\
H_3C-C-N=N-C-CH_3 & \xrightarrow[CH_3OH]{H^+} & H_3C-C-N=N-C-CH_3 \\
\quad| \qquad\quad | & & \quad|\ \ + \qquad\quad |\ \ + \\
\quad C\!\equiv\!N \qquad C\!\equiv\!N & & \quad C\!=\!NH_2 \qquad C\!=\!NH_2 \\
& & \qquad| \qquad\qquad\ | \\
\qquad\qquad \text{AIBN} & & \qquad O \qquad\qquad\ O \\
& & \qquad| \qquad\qquad\ | \\
& & \qquad CH_3 \qquad\quad\ CH_3
\end{array}
$$

imino-ester salt

$$
\xrightarrow[\text{hydrolysis}]{H_2O}
\begin{array}{c}
\quad CH_3 \qquad\quad CH_3 \\
\quad| \qquad\qquad | \\
H_3C-C-N=N-C-CH_3 \\
\quad| \qquad\qquad | \\
\quad C\!=\!O \qquad\quad C\!=\!O \\
\quad| \qquad\qquad | \\
\quad O \qquad\qquad\ O \\
\quad| \qquad\qquad | \\
\quad CH_3 \qquad\quad CH_3
\end{array}
$$

asobis methyl isobutyrate(AMIB)

$$
\xrightarrow{\triangle 60^\circ C}
N_2\uparrow\ + 2H_3C-C
\begin{array}{c}
\quad CH_3 \\
\quad| \\
\\
\quad| \\
\quad C\!=\!O \\
\quad| \\
\quad O \\
\quad| \\
\quad CH_3
\end{array}
$$

radical

1. 선반절삭법

선반절삭(lathe cutting)법은 액상의 원자재를 감압증류(vacuum distilla-tion)하여 이물질과 반응억제제(inhibitor) 등을 제거하고 적당한 반응조건에서 중합시켜 고체상의 재료를 만든 후 선반으로 절삭 가공하고 연마기로 표면처리를 하여 제품을 만드는 일반적인 방법이다.

선반절삭법의 장점은 제작자가 전후면에 다양한 커브의 변화를 줄 수 있어 일반적인 콘택트렌즈 외에 특수한 광학적 목적으로 디자인된 렌즈의 제작에 쉽게 접근할 수 있다.

그러나 공정마다 많은 인력이 필요하고 그 기능을 숙련시키는 데 시간이 소요된다. 요즘은 선반의 동작과 제어기술이 발전하여 많은 부분이 자동화되고 또한 높은 정밀도를 지니고 있어 이 후에도 상당한 발전이 기대된다.

1) 소프트렌즈의 제조공정

표 20-1. 소프트렌즈의 제조공정도

A) 재료성형(material polymerization)

B) 후면절삭 및 연마(radius-cutting and posterior surface grainding)

C) 곡률 및 후면의 표면검사(radius and posterior surface inspection)

D) 붙이기(blocking)

E) 전면절삭 및 연마(powercutting and anterior surface grainding)

F) 1차 검사(Q.C at dry condition)

G) 가장자리 연마(edge polishing)

H) 세척 및 소독(cleaning and sterilization)

I) 2차 검사(Q. C at wet condition)

J) 도수선별 및 마크표시(diopter checking and marking)

K) 포장(wrapping) 및 출고(out of warehouse)

(1) 재료성형

원료를 감압증류(vbacuum distillation)와 여과(filteration)로 반응억제제 및 기타 불순물을 제거하고 원하는 비율로 모노머와 교차결합제, 개시제 등을 배합한 다음 적당한 반응조건에서 중합시켜 재료를 만들고, 이 재질의 강도와 투명도 등을 검사한다.

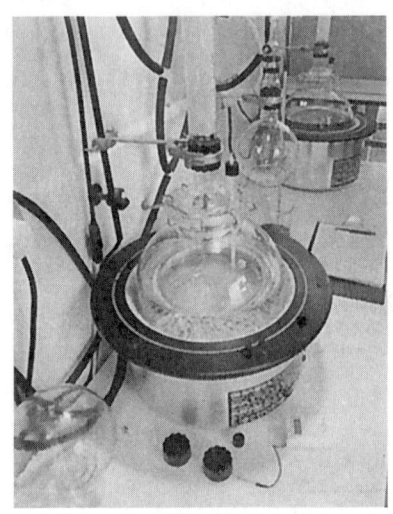
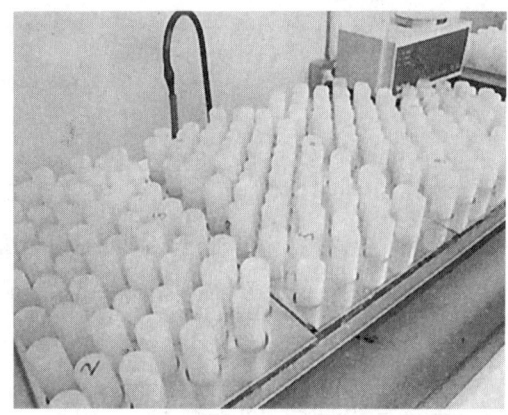
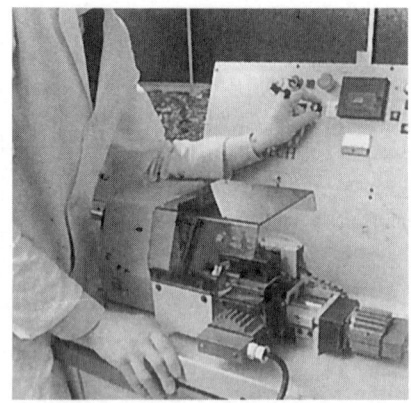
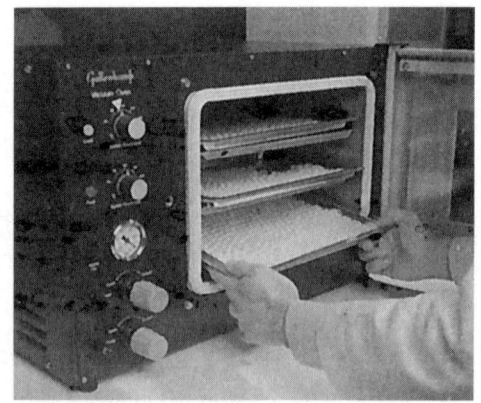

그림 20-1. 재료성형

(2) 후면절삭 및 연마

정확한 곡률을 내기 위해 선반을 이용하여 절삭하고 천과 연마액으로 매끄럽게 연마한다. 렌즈 제조시 곡면의 절삭가공은 높은 정밀도를 요구하는 어려운 과정이다.

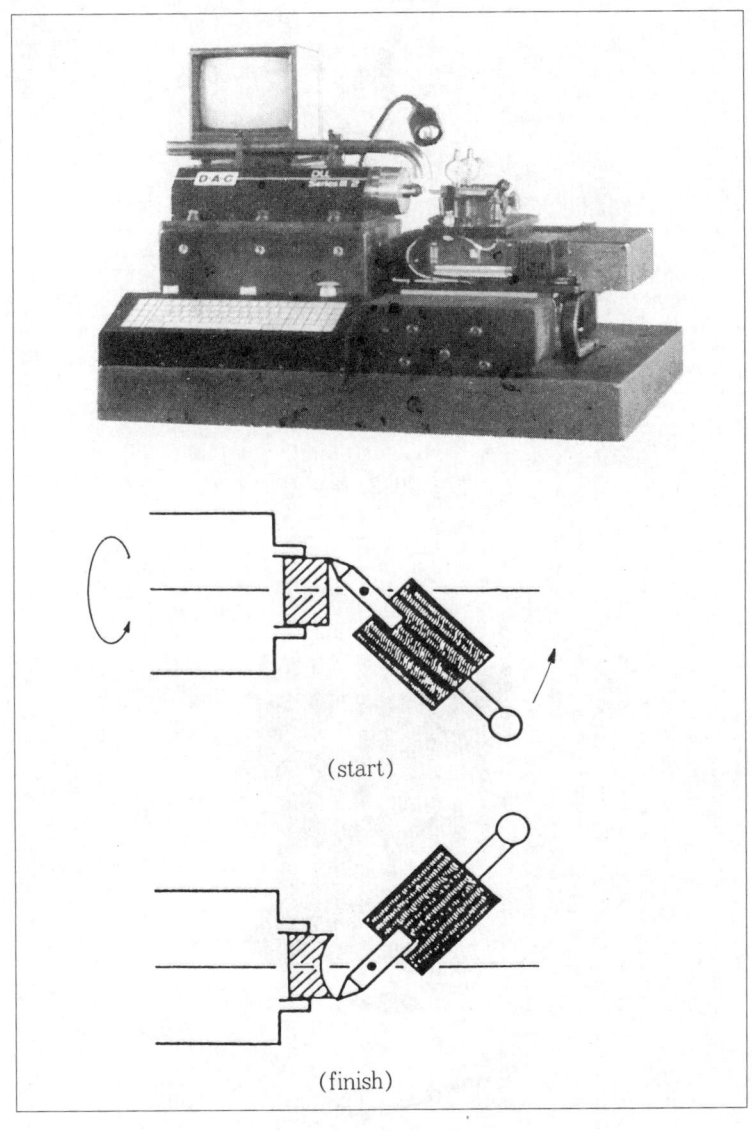

(start)

(finish)

그림 20-2. 후면절삭선반

(3) 곡률 및 후면의 표면검사

확대경을 통하여 표면상태를 검사하고, radiuscope 등을 사용하여 곡률의 정확도를 검사한다.

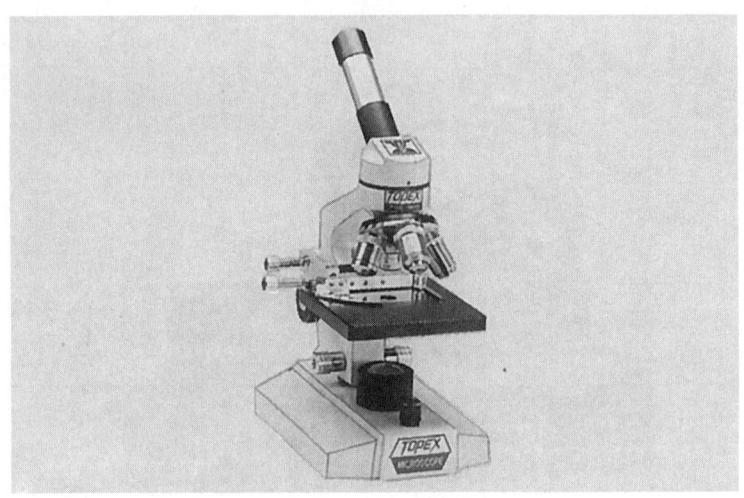

그림 20-3. 현미경

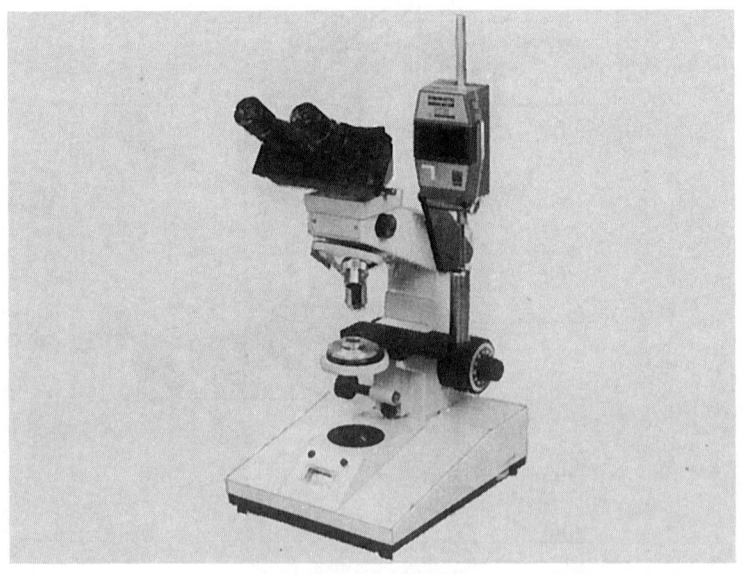

그림 20-4. 레디우스코프

(4) 붙이기

선반절삭법으로 렌즈를 만드는 경우, 전후면을 동시에 가공할 수가 없다. 따라서 후면을 먼저 가공하고 전면을 가공하게 되므로, blocker를 사용하여 재료와 tool 사이에 wax를 넣고 붙여야 한다.

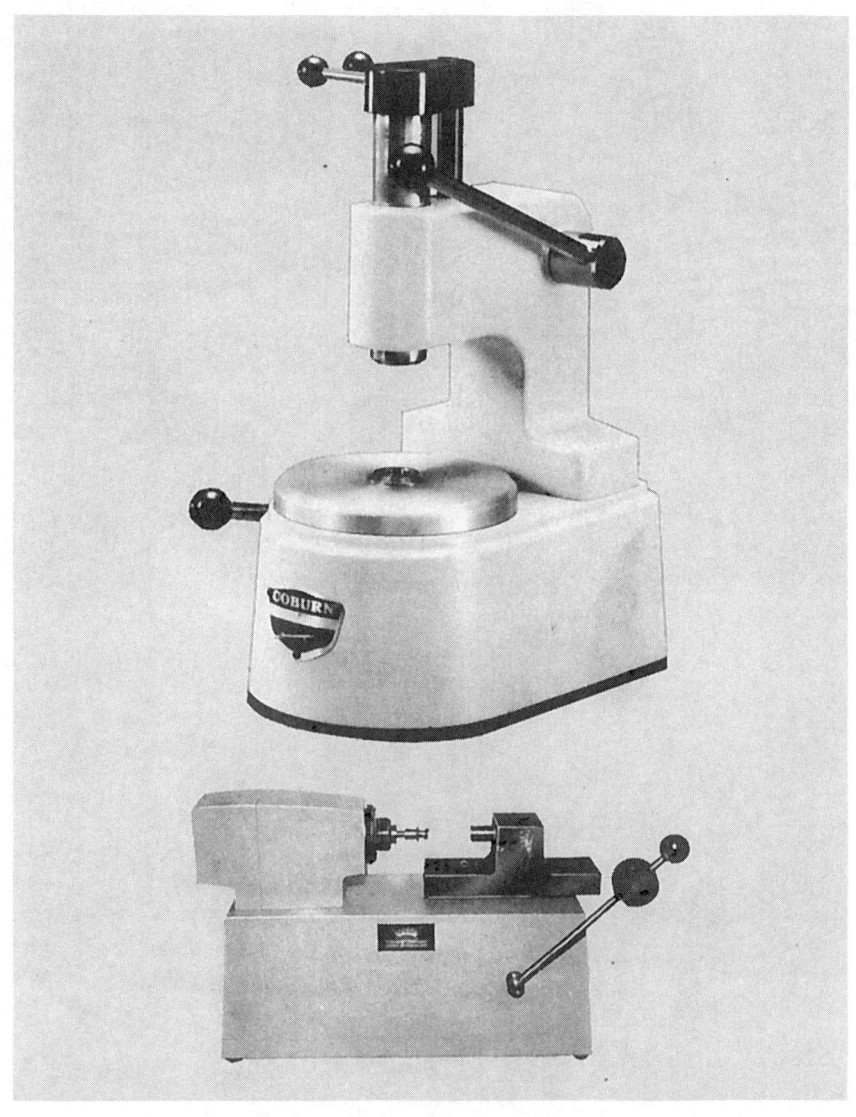

그림 20-5. blocker

(5) 전면절삭 및 연마

tool에 wax를 넣어 붙인 재료를 정해진 도수와 balance에 맞게 전면을 절삭하고, 미세한 요철부분을 연마한다.

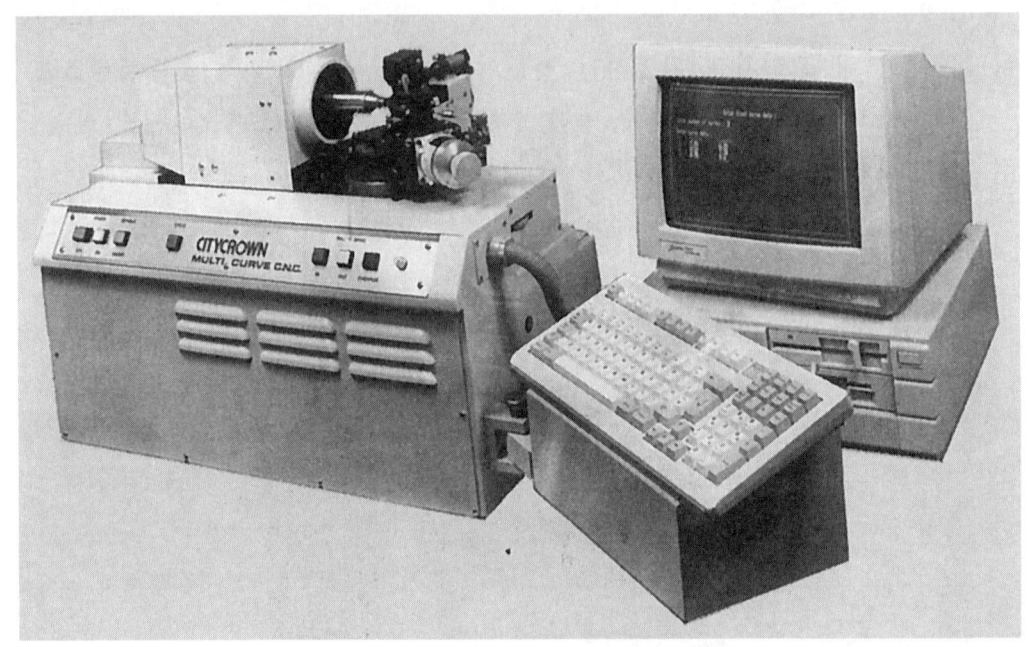

그림 20-6. 전면 절삭선반

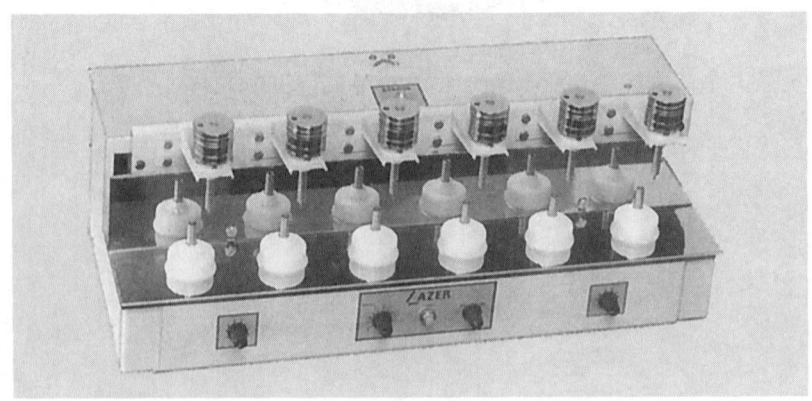

그림 20-7. 연마기

(6) 1차 검사

절삭과정시 생길 수 있는 홈이나 연마과정에서 있을 수 있는 미세한 기스, 그리고 일그러짐 등의 가공상 불량요인이 있는지를 확인하고 두께, 사이즈, 도수 등이 맞는지를 검사한다.

이 검사과정은 매우 중요한 의미가 있는데, 만들고자 하는 렌즈 파라미터를 미리 고려하여 가공하기 때문이다. 수화시키기 전의 렌즈는 작은 크기로 얇고, 투명하다. 이것은 일단 수화되고 나면 다시 말린다 해도 복원성이 전혀 없다. 따라서 철저한 품질관리만이 불량을 해결할 수 있다.

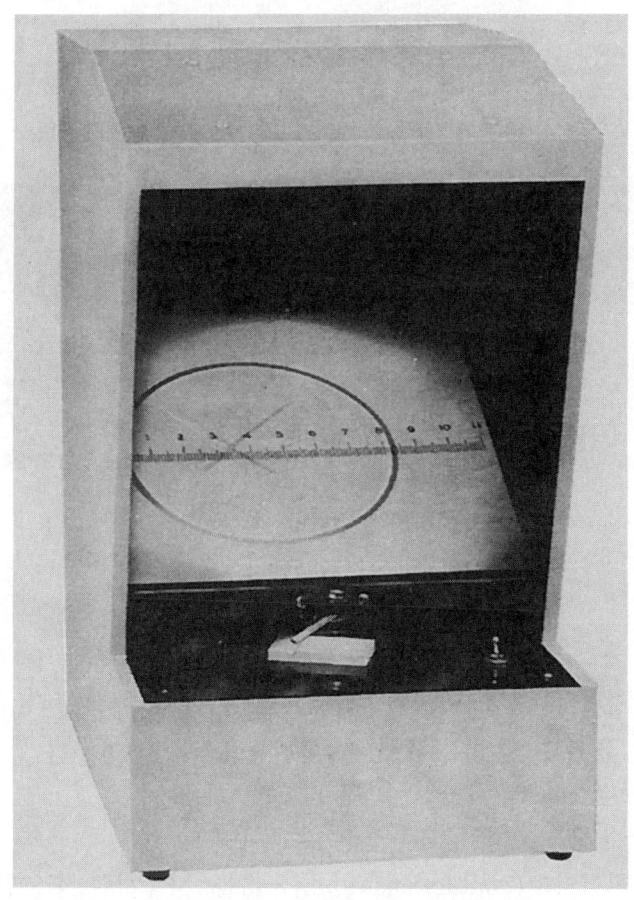

그림 20-8. 콘택트렌즈 스크린

(7) 가장자리 연마

눈물순환과 이물감을 줄이기 위해 가장자리를 둥글게 연마한다. 이때 가장자리의 정점위치는 전면 2/3, 후면 1/3로 가공한다.

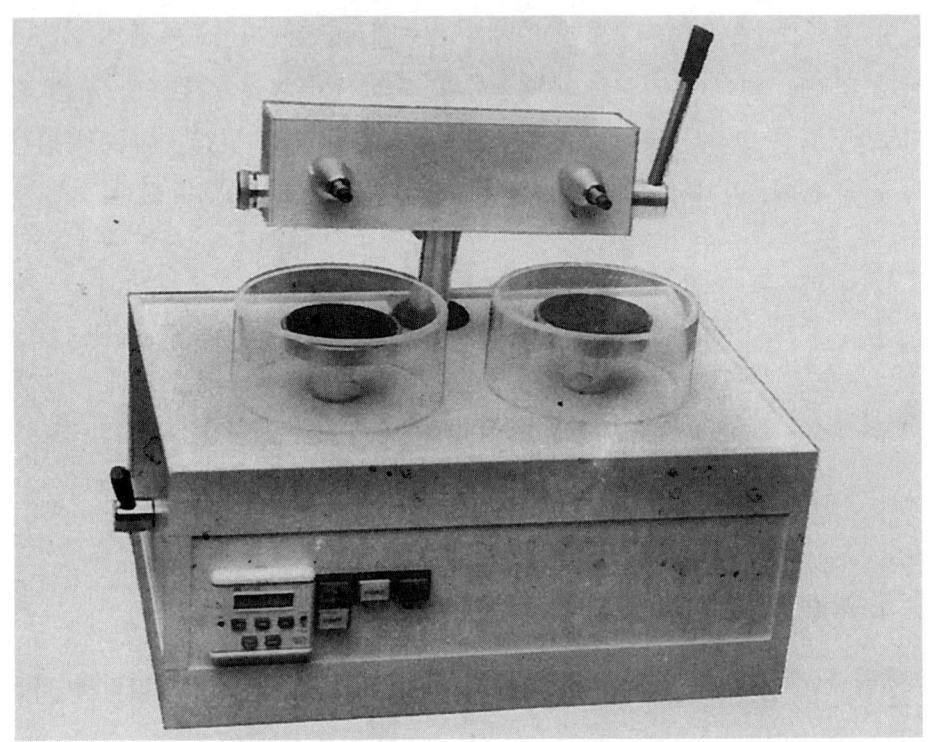

그림 20-9. 가장자리 연마기

(8) 세척 및 소독

초음파 세척기에 식염수와 렌즈를 넣고 수화시키면서 이물질을 제거한 후, 열탕으로 소독을 하여 남아 있는 미반응물질을 제거한다.

(9) 2차 검사

렌즈의 종합검사기(contactlens analyzer)를 사용하여 흠, 일그러짐, 기스, 두께, 직경, 곡률반경, 가장자리의 가공불량 등을 식염수에 의해 팽윤시킨 상태에서 세밀하게 검사한다.

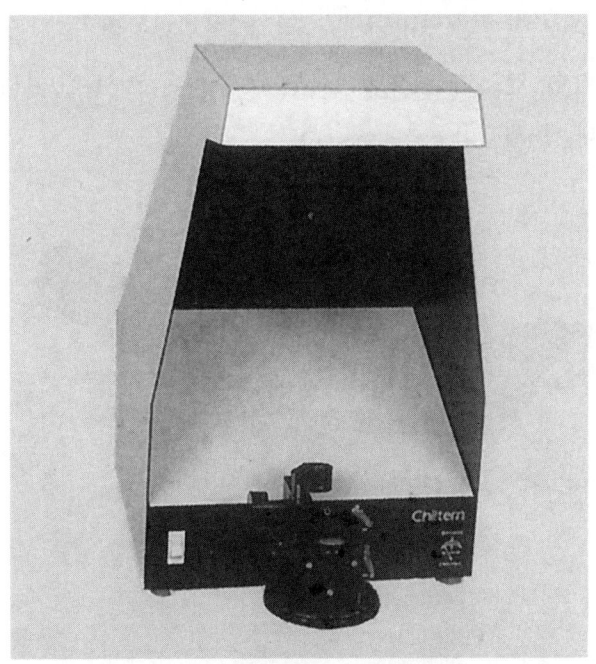

그림 20-10. 콘택트렌즈 종합검사기

(10) 도수선별 및 마크표시

렌즈메타를 사용하여 도수를 0.25단위로 선별하고 렌즈 가장자리에 마크를 넣는다.

(11) 포장 및 출고

용기에 식염수와 렌즈를 넣고 포장한 후 포장검사를 하고 증기 멸균기에 넣어 120℃에서 20분간 열소독한 다음 출고한다.

2) 소프트렌즈의 제조방법

이 제조방법을 좀 더 부분적으로 살펴보면, 단단한 형태의 재료를 가공하기 좋은 직경과 두께로 자른 다음 각막과 접촉하게 될 면 즉, 후면을 선반으로 베이스커브를 고려하여 절삭하고 절삭과정에서 생기는 미세한 요철을 연마기로 연마한다. 그리고 전면은 도수 및 두께를 고려하여 절삭하고 연마한 후 레디우스코프(radiuscope)로 검사한다. 이 과정을 거치면서 재료는 얇고 투명한 렌즈가 되며, 전후면에 형성된 커브에 의해 빛의 굴절력을 가지게 된다.

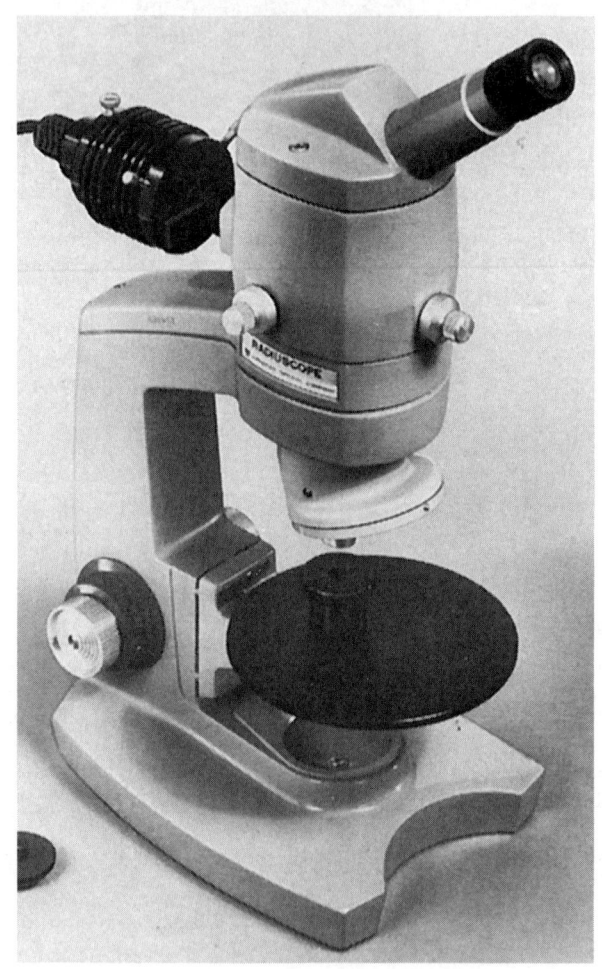

그림 20-11. 레디우스코프

함수성렌즈의 제조에 있어서는 건조상태와 함수상태의 비를 측정하여 그 비율 만큼 환산된 작은 크기의 렌즈를 건조상태에서 제조하고, 물에 의해 팽윤시켜 원하는 곡률, 직경, 도수의 렌즈를 만든다.

이러한 과정에서 각 공정별로 불량을 확인하고 가공상태를 점검한 후 끝마무리작업으로 가장자리를 둥글게 처리하면 일단 제작은 끝난다. 그러나 아직은 사용할 수 있는 상태는 아니다.

hard type이건 soft type이건 렌즈가 된 이후에는 생리식염수 속에서 보관되어야 하며, 그에 앞서 초음파 세척으로 제작과정에서 사용된 연마제를 비롯하여 재질 이외의 것은 모두 제거하고 소프트렌즈인 경우 중탕하여 미반응물 제거 및 열소독을 하고, 기타 살균소독, 도수 선별 및 포장과정을 거쳐 완제품이 된다.

2. 회전주조법

1960년대에 체코에서 개발된 방법으로 형틀에 혼합한 재료를 주입하여 회전시켜 평형이 되게 펴고, 자외선으로 광중합(photopolymerization)시키는 등의 방법으로 렌즈를 생산한다. 초기에 단순한 형태의 spin casting 렌즈재료는 HEMA와 EGDMA 그리고 촉매를 넣은 형태이다.

회전주조(spin casting)에 사용되는 재료는 어떤 형태의 고분자라도 제조가 가능하다. 예를 들어 열가소성(thermoplastic)이거나 열경화성(thermosetting) 또는 유연성(flexible)이거나 경성(rigid) 모두 이 공정을 사용해서 렌즈를 만들 수 있다. 이 기술은 초기부터 함수성(hydrogel) 렌즈 제조에 적용되었으며 여기서 찾아낸 자료를 바탕으로 가장 많이 또 광범위하게 생산에 적용되고 있다.

친수성재료의 중합 혼합물을 수화되지 않은 상태에서 용매(solvent)나 팽윤시약(swelling agents)과 섞은 상태에서 만들 수 있다. 그리고 이 렌즈를 수화시킨 후, 표준화된 기술로 수정할 수 있다. 이때 팽윤계수의 변화에 따라 수화된 렌즈의 파라미터를 원하는 형태로 얻을 수 있도록 적절히 바꿔야 한다.

회전주조렌즈의 전면은 금형곡선에 의해 일정하게 결정된다. 그러나 후면은 여러 가지 힘의 상호작용에 의해 비구면으로 다양하게 형성된다. 이

표 20-2. 회전주조렌즈의 디자인 결정인자

A) 오목한 금형의 곡선
B) 금형의 회전속도
C) 모노머의 주입량과 혼합 비율 및 양 그리고 밀도
D) 중합시 반응속도와 소요시간
E) 중합시 발생하는 재료의 부피 감소비 등

렌즈의 모양은 금형의 회전속도, 모노머의 표면장력, 밀도, 혼합의 비율반응속도와 시간, 중합시 부피의 감소비, 투입되는 용매의 양, 재질의 신축(팽창)계수뿐만 아니라 다른 요인까지 포함된다. 결국 렌즈의 후면은 변수가 너무 많기 때문에 실제 표면의 모양을 계산하거나, 예측하기가 대단히 힘들다.

 spin casting에 의한 제조법의 가장 큰 특징은 금형을 회전시키면서 렌즈를 만드는 것이라고 설명을 했었다. 따라서 여기에는 중력(gravity)과 원심력(centrifugal force) 그리고 표면장력(surface tension) 등이 작용하는데, 이 힘을 적절히 이용하여 렌즈의 디자인을 결정한다.

 먼저 중력은 금형 내의 액체를 중심으로 잡아 놓는 작용을 한다. 원심력은 회전축에 90° 방향으로 작용하며, 표면장력은 금형의 홈 안에서 모노머 혼합액을 초승달 모양의 오목한 면(meniscus)을 갖게 하는 힘이 된다.

 금형을 각기 다른 속도로 중심축에서 회전시켜 렌즈의 도수에 변화를 줄 수 있다. 제조시 회전속도를 증가시키면 중심 쪽이 얇고 가장자리 쪽이 두꺼운 근시도수를 갖는 렌즈가 만들어지며, 회전속도를 점차 감소시키면 낮은 근시도수나 원시도수를 갖는 렌즈를 생산할 수 있다.

 spin casting으로 만든 렌즈의 주된 관심은 후면커브에 있다. 후면의 정점곡률(apical radius)은 특별히 posterior apical radius(P.A.R)로 불린다. 그리고 렌즈의 직경과 sagittal depth[62]는 실제 목적에 따라 여러 변수를 조

---

62) 시상깊이를 말하며 렌즈의 후면 곡선 중앙과 edge를 이은 선 사이의 직각거리를 말한다.

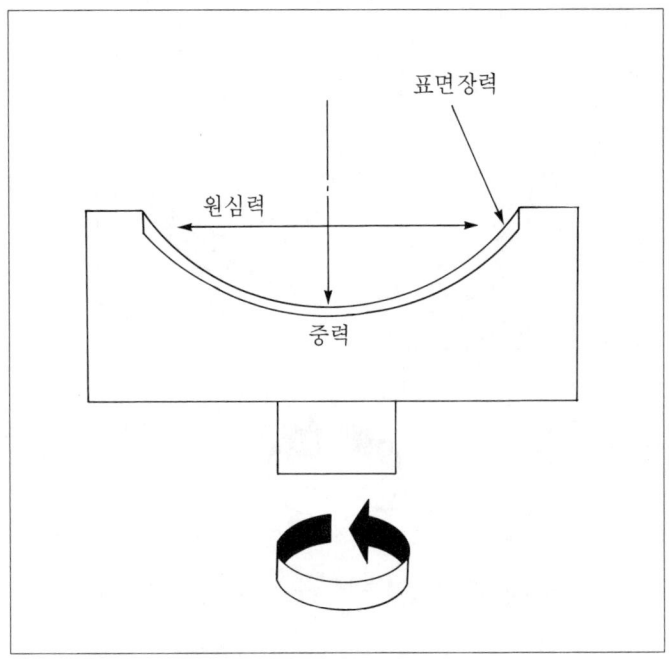

그림 20-12. 회전주조에서 작용하는 힘

작하여 만든다.

　spin casting에 의한 제조방법은 물론 장단점이 있다. 매끄러운 표면을 가지며 대량생산이 가능하고 렌즈의 단가를 저렴하게 할 수는 있지만, 단점은 도수에 따라 후면커브가 다르므로 광학부, 베벨, 중심두께, 직경 등 렌즈 파라미터의 변화를 동반한다. 또한 제조기술상에서 결함이 발생할 수 있다. 예를 들어 여러 가지 제조인자를 결정하여, 회전시킬 때 원료의 주입량이 많거나 모자라면 렌즈의 끝처리에 어려움이 있다.

　그리고 액상의 재료가 성형되는 과정에서 보통의 대기상태에서는 작업이 곤란하여, 적당한 inert gas로 채워진 공간에서 작업해야 한다. 또한 재료와 금형은 온도차에 의한 변화에 안정되어 있어야 하므로, 제조상 작업조건이 매우 까다롭다.

　작업상 절대로 금형이 갖는 원형의 변화는 없다는 조건이 충족되어야 하는데, 재료의 반응전후 수축비율, 금형과 재료의 온도간 신장(팽창)계수 등

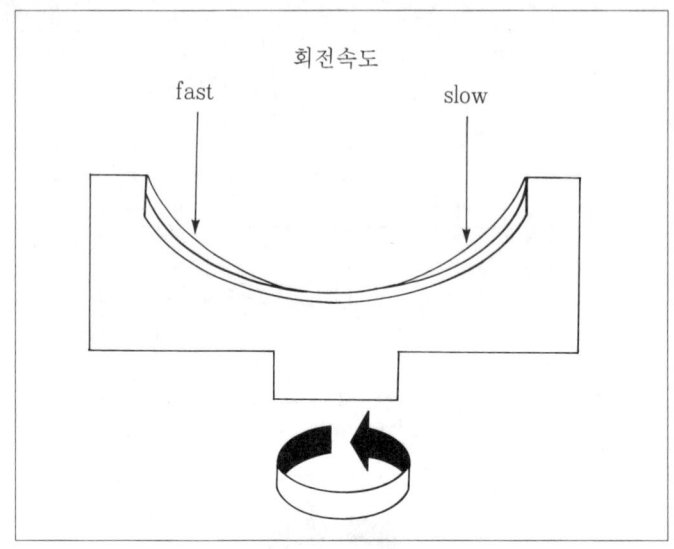

그림 20-13. 회전속도에 따른 후면커브의 변화

은 금형 자체와 최종렌즈에 영향을 줄 수 있다.

 spin casting 방법은 대량생산이 아니면 경제성이 떨어지는데, 수요가 적은 특수렌즈나 난시교정을 위한 프리즘 형태의 렌즈 제작은 사실상 불가능하다. 특히 내면토릭(back-toric)렌즈는 만들 수 없다.

 또한 다양한 디자인의 렌즈를 만들기 어렵고, 재질의 강도가 떨어져 찢어지기 쉽다. 또한 낮은 도수에서는 후면커브가 완만하고 높은 도수에서는 오목하여 각막커브에 꼭 맞게 하기가 어렵고, 명확한 광학부가 확보되지 않아 시력의 교정효과가 떨어질 수 있다. 또한 근시도수가 높을수록 가장자리가 두꺼워져 가장자리의 처리에 어려움이 많아 일회용렌즈로 많이 이용된다.

3. 고정주물법

 고정주물(static moulding)법은 이론적으로는 대량의 하이드로겔 렌즈를 간단하고 적은 비용으로 만들 수 있는 방법이다. 그러나 실제로 고품질의 렌즈를 생산하기 위해서는 엄격한 제어가 필요하고, 제조공정에서 유리나 금속형태로 된 매우 정밀한 고도의 금형도구가 요구된다.

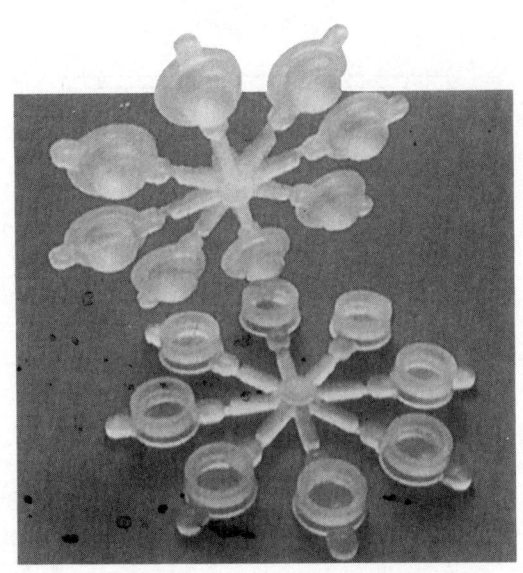

그림 20-14. 고정주물의 금형

기본적으로 모노머를 채우고 눌러서 알맞게 고정시키는 2개의 암수금형이 필요하며, 이것을 중합고형화시키면서 렌즈를 찍어서 만드는 방법이다.

이때 다중금형(multi-cast mould)을 사용하면 비슷한 렌즈를 대량생산할 수 있고 재생이 가능하지만, 금형과 중합시키는 기술이 매우 중요하다.

렌즈의 디자인과 도수를 비롯한 다양한 변화요인 때문에, 모든 가능한 형태의 완전한 금형세트를 갖출 수 없으며, 이것은 기술적인 한계를 나타내는 가장 큰 요인이 된다. 또한 중합반응 동안 생기는 부피의 감소 때문에 금형과 똑같은 형태의 곡선이 렌즈에 생기지 않아 문제가 된다.

주조방법은 여러 가지가 가능하며, 반드시 액상의 모노머를 사용하는 것은 아니다. 액체가 아닌 고운 가루(powder) 형태의 고분자를 금형에 넣고 열로서 가공했을 때, 즉 가루를 녹여서 다시 고체로 만들 수 있다. 이렇게 생산된 렌즈의 인장강도는 각기 입자간 결합력의 정도에 의존한다.

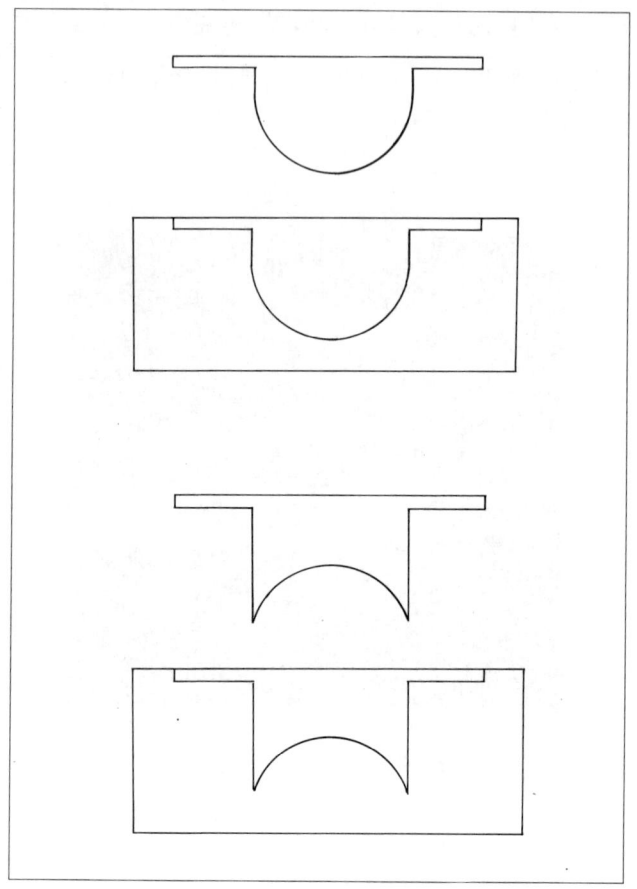

그림 20-15. 고정주물법

　금형 속의 뜨거운 재료는 약간 유동성이 생기는데 완성된 후 비균일성으로 인해 각종 기계적인 강도가 떨어지는 결과가 생기는 것이 보통이다.

　또한 고온으로 액상일 때 금형에 주입시켜 고체로 만드는 주조방법의 렌즈도 있다. 이것은 냉각시킬 때 반드시 천천히 식혀야 열에 의한 비틀림을 막을 수 있으며 이는 많은 시간과 비용의 소요를 뜻한다. 플라스틱과 금형 간의 온도차는 렌즈 표면의 결함과 균열은 물론이고, 2가지 물질간의 수축속도 차이는 곡선의 변화를 일으킬 수 있다.

　마지막으로 얇은 플라스틱을 열을 가하면서 눌러 찍어서 렌즈를 만들 수 있다. 이렇게 만든 렌즈가 얇은 각막렌즈인 경우, 유연해지는 점(softening point)에서 몇 가지 문제가 생길 수 있다.

열을 가해서 눌러 찍은 것은 비틀림이 생기고, 비균일성이 되기 쉽다. 또한 천천히 원래의 모양으로 되돌아가려는 경향이 있어, 렌즈가 불안정하고 착용감이 나빠지는 결과가 된다.

따라서 이 방법은 제작과정에서 가장자리는 연마작업을 해서 끝마무리를 해야 한다.

콘택트렌즈의 기준 및 시험
찾아보기

시력보정용 콘택트렌즈의 기준 및 시험*

　시력보정용 콘택트렌즈(이하 '렌즈'라 한다)는 안구(眼球)에 직접 접촉하여 시력을 보정할 수 있는 것을 말한다. 렌즈의 재료는 내부에 기포나 불순물 및 금이 없어야 하고, 물리적 화학적으로 안정하여야 한다.

　종류에는 경성렌즈와 연성렌즈가 있다. 연성렌즈에는 흡수성 연성렌즈 및 비흡수성 연성렌즈가 있다

1. 형상 및 외관

　렌즈를 루페(10배율)를 사용하여 관찰할 때 렌즈는 투명하고, 표면에 홈집 또는 요철이 없어야 한다. 또한 렌즈의 끝부분은 둥글게 처리되어 각막에 끼웠을 때 장애가 없어야 하며, 끝부분이 절단한 상태의 모양이 되어서는 안된다. 다만, 흡수성 연성렌즈는 습윤상태의 것을 사용한다.

2. 비틀림[63]

　렌즈를 편광판과 예민색판을 조합한 비틀림검사기를 써서 시험할 때 비틀림이나 간섭현상이 없어야 한다. 다만, 흡수성연성렌즈는 습윤상태의 것을 사용한다.

---

*참고 : 보건복지부 고시 제90-52호(90.6.22)

63) 렌즈의 비틀림 현상은 원료와 가공단계에서 있을 수 있다. 비틀림검사기는 편광판을 통한 편광을 렌즈에 통과시켜 적색판이나 녹색판을 통해서 보면 비틀림이 있는 부분은 간섭현상으로 인하여 희게 또는 얼룩이 생기는 원리를 이용한 것이다.

3. 지름

렌즈의 지름을 광학적 측정방법으로 0.01mm까지 측정할 때 어느 개소에 있어서도 그 오차의 범위는 경성렌즈는 표시한 지름의 ±0.05mm 이내이어야 하고, 흡수성 연성렌즈는 표시한 지름의 ±0.15mm 이내이어야 한다. 다만, 흡수성 연성렌즈는 0.9% 염화나트륨수용액 중에서 포화 습윤시킨 습윤상태의 것을 사용한다.

4. 두께

경성렌즈의 중심부를 마이크로미터 또는 다이알게이지(눈금 0.01mm)로 측정할 때 그 오차의 범위는 표시한 두께의 ±0.02mm 이내이어야 한다.

5. 곡률반경

렌즈의 凹면(각막접합면)의 곡률반경을 광학적 곡률반경 측정기를 사용하여 측정할 때 그 오차의 범위는 경성렌즈 및 비흡수성 연성렌즈는 표시한 곡률반경의 ±0.05mm 이내이어야 하고, 흡수성 연성렌즈는 0.9% 염화나트륨수용액 중에서 포화습윤시킨 습윤상태의 것을 사용한다.

6. 정점굴절력

렌즈를 건조시켜 투명한 상태로 하여 그 凹면을 렌즈메타의 광원부로 향하게 하여 정점굴절력을 측정할 때 표시된 정점굴절력의 오차의 범위가 다음 표에 적합하여야 한다. 다만 흡수성 연성렌즈는 0.9% 염화나트륨수용액에서 포화습윤시킨 렌즈 표면의 수분을 가볍게 제거한 것을 사용한다.

（단위 : Diopter）

렌즈의 정점굴절력	오 차	
	경성렌즈 및 비흡수성 렌즈	흡수성 연성렌즈
±5.0 미만의 것	±0.125	±0.25
±5.0 이상±10.0 미만의 것	±0.25	±0.50
±10.0 이상의 것	±0.50	±0.75

7. 용출물시험

1) 탄산나트륨에 의한 용출물

렌즈 1g에 상당하는 양을 취하여 세 편으로 하여, 적당한 용기 중에서 탄산나트륨 0.024g 및 염화나트륨 0.9%에 물을 넣어 100ml로 한 용액 50ml에 담그고 37℃에서 24시간 방치할 때 침출액은 무색이며, 이물이 없어야 한다.

또 이 액을 10분간 끓일 때 액은 착색되어서는 안된다.

2) 구연산에 의한 용출물

렌즈 1g에 상당하는 양을 취하여 세 편으로 하여, 적당한 용기 중에서 구연산 0.1g 및 염화나트륨 0.9g에 물을 넣어 100ml로 한 액 50ml에 담그고 37℃에서 24시간 방치할 때 침출액은 무색이며, 이물이 없어야 한다. 또 이 액을 10분간 끓일 때 액은 착색되어서는 안된다.

3) 물에 의한 용출물

렌즈 1g에 상당하는 양을 취하여 세편으로 하여 적당한 용기에 넣고 물 50ml를 넣어 100℃에서 30분간 가열한 다음 실온이 될 때까지 식힌다. 이 액을 검액으로 하여 다음 시험을 할 때 이에 적합하여야 한다.

(1) 외관

검액은 무색투명하고 이물이 없어야 한다.

(2) 가열변화

검액을 10분간 끓일 때 액은 착색되어서는 안된다.

(3) pH

검액 및 물 20ml씩을 취하여 염화칼륨용액(1→1,000) 1ml씩을 넣고 약전 일반시험법 pH 측정법에 따라 두 액의 pH를 측정할 때 그 차이는 2.0 이하여야 한다.

(4) 중금속

검액 10ml를 취하여 약전 일반시험법 중금속 시험법 제1법에 따라 시험한다. 비교액에는 납표준액 2.0ml를 넣는다.

(5) 과망간산칼륨 환원성물질

검액 10ml를 마개 있는 삼각플라스크에 취하여 0.01N 과망간산칼륨액 20ml 및 묽은 황산 1.0ml를 넣고, 3분간 끓이고 식힌 다음 여기에 요오드화칼륨 100mg 및 전분시액 5방울을 넣고, 0.01N 티오황산나트륨액으로 적정한다.

검액 대신 물 10ml를 써서 같은 방법으로 조작할 때 과망간산칼륨액의 소비량의 차는 2.0ml 이하이어야 한다.

8. 무균시험

연성렌즈를 용기에서 무균적으로 꺼내어 약전 일반시험법 무균시험법에 따라 시험할 때 이에 적합하여야 한다.

9. 안자극시험

1) 검액의 조제

연성렌즈 40매를 취하여 각 렌즈를 오염을 피하여 폭 약 3mm의 크기로 자른다. 이것을 약전주사용 유리용기시험법의 알칼리용출물시험에 적합한 용기에 넣고 생리식염주사액 20ml를 넣어 용봉 또는 적당한 마개로 밀봉하여 70℃에서 24시간 가열하고 실온으로 될 때까지 방치하여 이 액을 검액으로 한다.

2) 시험조건

시험동물체 중 2.0kg 이상의 건강하고 눈에 이상이 없는 흰 토끼를 쓴다. 조작법 시험에는 시험동물 3마리를 쓴다. 각 동물의 한쪽 눈에 검액 다른쪽 눈에는 공시험액 각각 0.2ml씩을 점안한다.

3) 판정

점안후 3, 6, 24, 48 및 72시간 후에 양쪽 눈을 스릿트램프를 써서 비교 관찰할 때 유의하게 강한 자극을 나타내어서는 안된다.

＊비고 : 용출물시험 및 안자극시험은 제품의 종류별로 시행하여 반제품에 대하여 시행할 수 있다.

10. 표시

렌즈의 직접용기 또는 겉포장에는 다음의 사항을 표시하여야 한다.

(1) 명칭
(2) 종류
(3) 곡률반경(mm)
(4) 지름(mm)
(5) 정점굴절력(diopter)
(6) 경성렌즈의 중심부두께(mm)
(7) 제조업소명

찾아보기

1. 국명

2. 영명

콘택트렌즈 교실

지은이 박용복·김수복

인쇄 1996년 8월 20일
발행 2004년 3월 15일

펴낸이 손영일
펴낸곳 전파과학사
등록 1956. 7. 23 제 10-89호
서울·서대문구 연희 2동 92-18
전화 333-8877 · 8855
팩시밀리 334-8092

공급처 한국출판협동조합
서울·마포구 신수동 448-6
전화 716-5616~9
팩시밀리 716-2995

✱ 잘못된 책은 바꿔 드립니다.

ISBN 89-7044-489-0 93510

www.s-wave.co.kr